U0564671

国家医学中心创建经验丛书

总主编 梁廷波 黄 河

浙五年·长风破浪

浙江大学医学院附属第一医院
媒体报道集萃

顾国煜 吴李鸣 主编

ZHEJIANG UNIVERSITY PRESS
浙江大学出版社
·杭州·

图书在版编目（CIP）数据

浙五年·长风破浪：浙江大学医学院附属第一医院
媒体报道集萃 / 顾国煜, 吴李鸣主编. -- 杭州：浙江
大学出版社, 2023.11
ISBN 978-7-308-24381-0

Ⅰ.①浙… Ⅱ.①顾… ②吴… Ⅲ.①医院—概况—
杭州 Ⅳ.①R199.2

中国国家版本馆CIP数据核字（2023）第208507号

浙五年·长风破浪：浙江大学医学院附属第一医院媒体报道集萃

顾国煜　吴李鸣　主编

责任编辑	殷晓彤	
责任校对	潘晶晶	
封面设计	周　灵	
出版发行	浙江大学出版社	
	（杭州天目山路148号　邮政编码：310007）	
	（网址：http://www.zjupress.com）	
排　　版	浙江大千时代文化传媒有限公司	
印　　刷	浙江省邮电印刷股份有限公司	
开　　本	710mm×1000mm　1/16	
印　　张	28.75	
字　　数	500千	
版 印 次	2023年11月第1版　2023年11月第1次印刷	
书　　号	ISBN 978-7-308-24381-0	
定　　价	288.00元	

版权所有　侵权必究　　印装差错　负责调换
浙江大学出版社市场运营中心联系方式：（0571）88925591；http://zjdxcbs.tmall.com

《浙五年·长风破浪：
浙江大学医学院附属第一医院媒体报道集萃》
编委会

主　任　梁廷波　黄　河
主　编　顾国煜　吴李鸣
副主编　王　蕊
编　委　江　晨　朱诗意　胡枭峰
　　　　金丽娜　吴海波

序

习近平总书记指出："做好新形势下宣传思想工作，必须自觉承担起举旗帜、聚民心、育新人、兴文化、展形象的使命任务。"[①]

遵循这一根本思路，如何记录医学发展、讲好医院故事、赋能医院发展，是值得上下求索的时代命题。

在历史的长河中，总有一些特殊年代格外熠熠生辉，给人们以汲取智慧、继续前行的力量。

时间是最忠诚的记录者，也是最伟大的书写者。把每一年装订成册，我们信手翻开，铭刻的记忆伴着书香扑面而来，拓印岁月的雪泥鸿爪，珍藏韶华的吉光片羽。

2018 年底，浙江大学医学院附属第一医院（以下简称浙大一院、浙一）实行党委领导下的院长负责制，加强党对医院事业发展的全面领导，积极探索党建引领医院高质量发展新路子、新举措、新经验。新征程从"浙"一刻起步。

浙五年，长风破浪，锐不可当；浙五年，万物生长，突破想象；浙五年，恰同学少年，续写时代风流；浙五年，海纳百川，无名小丘崛起为峰，天地一时，无比开阔。五年一瞬，是筑梦者披荆斩棘的注脚，是奋斗者栉风沐雨的见证，更是不断超越的每一天。

时代出卷，我们答卷，人民阅卷。在一次次的时代"大考"中，浙大一院始终牢记初心使命，"人民至上，生命至上"是掷地有声的誓言，更是念兹在兹的行动。

在高质量建设国家医学中心的征途中，浙一人紧扣国家健康战略急需，全面

---

① 习近平.论党的宣传思想工作.北京：中央文献出版社，2020：339.

回应医学发展的时代要求，用实干担当的工笔精心作答，每一笔都力透纸背，谱写我国卫生健康事业的璀璨诗篇。

本书遴选了 2018 年至 2023 年这五年间，国内各大主流媒体对浙大一院的宣传报道。全书分为五篇，围绕医院党建引领浙大一院高质量发展、高原筑峰打造卫生健康领域"国之重器"、聚焦从 0 到 1 关键领域"卡脖子"核心技术突破、跨越山海积极承担社会责任以及打赢疫情防控人民战争并为全球抗疫贡献"浙一力量"几个方面，以媒体的视角，全方位述说这五年的"浙一故事"。

我们，"医"心向党凝聚强大奋进合力，党建和业务两手抓、双促进，为高质量创建国家医学中心奠定坚实基础；我们，下好"先手棋"，加快实现高水平科技自立自强，聚焦全生命链条，以加大基础研究和临床合作为改革突破点，全面发力医工信等交叉行业，不断产出原创性成果；我们，积极承担社会责任，扎实完成各类重大援派任务，深入推进"小黄人"公益计划，肩负共富使命，携手奋进"山海"新征程；我们，为患者高擎希望之灯，不负生命重托，"一年三百六十日，多是横戈马上行"，不辞艰辛；我们，弘扬伟大抗疫精神，实现医护人员"零感染"、感染患者"零漏诊"、危重患者"零死亡"的骄人成绩，为中国式抗疫生动注解。

纵观当今世界与中国，百年未有之大变局加速演进，"浙一人"要科学回答中国之问、世界之问、人民之问、时代之问，更要同题共答，回答好"浙一之问"。

栉风沐雨铸辉煌，百尺竿头再攀登。媒体的每一次正面报道，对医院而言都是一次知名度与美誉度的积累，日积月累凝聚成磅礴力量，助推医院在勇扛时代使命、肩负国家重任、心系群众健康的道路上行稳致远。借此书，感谢长期以来关心和支持浙大一院发展的各级媒体，也希望各级媒体继续讲好"浙一故事"，发出时代强音。

浙大一院编辑委员会

2023 年 8 月

目 录

第三篇　跨越山海走好新时代赶考路　163

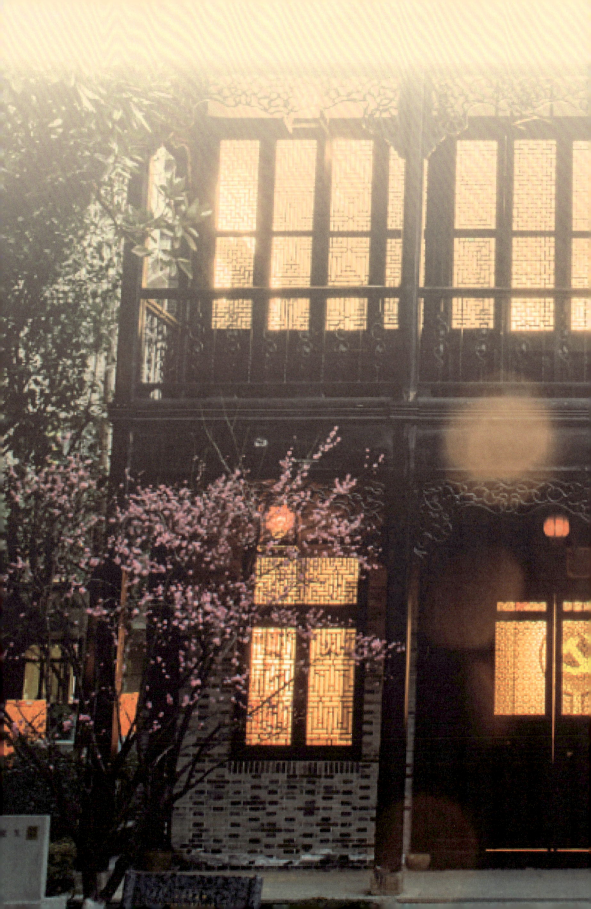

第一篇

党建引领高质量发展

多学科会诊一站式解难题

媒　体：健康报
时　间：2023 年 8 月 14 日
作　者：梁廷波
原标题：多学科会诊一站式解难题

近年来，浙大一院践行以人民为中心的发展理念，创新诊疗模式，调动全院专家资源，加强门诊多学科协作（multidisciplinary team，MDT）会诊、大专科大专病 MDT 中心建设，打造多病种全环节全周期的优质 MDT 服务体系，进一步提升患者体验。

从"单兵作战"到"团体作战"

随着现代医学的不断发展，医院的专科越分越细，学科间壁垒日益增高，单独依靠某一学科、某位专家"单兵作战"，有时候很难为疑难疾病患者提出合理、科学的诊疗方案，多学科协作诊疗已经成为医学领域发展的必然趋势。

MDT 的开展让患者省去了辗转于各科室之间的烦恼，各科医生通过预先的病历收集和整理，提前了解患者病情，再面对面讨论，最后达成统一意见，为患者制定出一套合理的治疗方案。

浙大一院是国内最早开展 MDT 工作的医疗机构之一。早在 1993 年，医院肝胆胰疾病诊治团队就开始了每周一次的多学科协作查房。近年来，浙大一院进一步创新模式，以患者需求为导向，以信息化为支撑，同时面向门诊及住院患者分批分病种提供全流程 MDT 诊疗服务，从"单兵作战"，走向多学科协作、多位专家"团体作战"。

截至目前，浙大一院以器官或系统疾病为中心的 MDT 诊疗团队增长到 102 个，推出固定病种门诊 MDT 号源 108 个。在信息化支撑下，2022 年度，医院开展 MDT 诊疗超 3 万例次，有近 1500 位专家参与，其中跨院区 MDT 诊疗近 8000 例次，为基层医疗机构开展远程 MDT 诊疗近 3000 例次。

创新机制提升诊疗效能

近年来，浙大一院成立 MDT 工作委员会与 MDT 中心，不断创新工作机制，探索形成 MDT 诊疗服务高水平运行的"浙一经验"。此外，浙大一院还强化了互联网 MDT 平台功能，持续扩大基层覆盖面，形成医生广泛参与、患者人人享有的工作机制。

深化门急诊 MDT 诊疗服务。明确专家资质，各学科按病种组建团队，推出恶性肿瘤、心脑血管、罕见病及各类急危重症等多个病种号源；对 MDT 专家进行排班，诊间医生即可发起召集，大幅提升了门急诊患者诊治效能。

深化住院 MDT 诊疗服务。以器官或系统疾病为中心，由优势学科主导组建学科群 MDT，每周固定时间地点集中开展工作，各医疗组提前上报汇总 MDT 病例，专科病种覆盖面更全，专家层级更高，参与学科更多，教学氛围更浓，实现了住院患者疑难病诊治"一锤定音"。

深化 MDT 诊疗云服务。浙大一院已经实现了 MDT 诊疗服务线上线下一体化，打破专家资源利用的空间限制，形成多院区 MDT 诊疗服务统筹运行管理格局。同时，开展面向广大基层患者的互联网医院 MDT 诊疗服务，打造基层医院 MDT

诊疗服务网络；建立国际疑难病 MDT 诊疗服务云平台，打造具有国际影响力的 MDT 诊疗服务品牌。

目前，医院医务部专门设立了 MDT 诊疗服务办公室，全面负责 MDT 诊疗服务组织管理工作，包括拓展门诊 MDT 诊疗病种、协调优势学科主导的住院患者 MDT 诊疗服务、畅通 MDT 诊疗服务流程、审核专家资质等。

信息部负责提供信息支撑，包括 MDT 诊疗服务管理平台的日常运行和维护；构建 MDT 诊疗服务专有云，强化跨院区 MDT 诊疗服务、互联网医院 MDT 诊疗服务及国际远程 MDT 诊疗服务技术保障；构建各专病 MDT 诊疗服务大数据库。

门诊部负责保障门诊 MDT 诊疗服务开展的空间与硬件配置、流程优化及号源维护；开展 MDT 患者现场咨询与导诊服务。护理部负责开展 MDT 患者随访服务，协助学科构建专病 MDT 诊疗大数据。

竞争力提升示范效果明显

在浙大一院，多学科联合门诊专家团队由各个领域经验丰富的资深专家联合组成，分为多个专家小组。专家团队与患者面对面探讨、交流，精准高效为患者制定诊疗方案，有效提升患者就医体验。

2022 年度，接受浙大一院 MDT 诊疗服务患者治愈好转率达 88.7%，平均满意度达到 97.3%。通过与基层医疗机构开展远程 MDT 诊疗，让原本需转诊患者中的 72.5% 无需转诊，在当地就能够完成治疗。

学科竞争力显著提升。基于 MDT 诊疗服务，医院实施了临床研究 56 项，推出了专家共识 10 项，形成各大脏器系统终末期疾病一体化诊疗体系。肝、肾、心、肺与小肠五大器官移植 MDT 团队年均实施移植 1100 余例，牵头开展 30 余项国内外首创技术。

MDT 诊疗服务示范效应显著增强。经过多年临床实践，医院已形成人人参与 MDT 诊疗服务的良好氛围。医院还总结各类疑难复杂病种与急危重症 MDT 诊疗服务经验，编撰 MDT 经典病例集 3 部，供 330 余家医院学习与借鉴。同时，每周连线基层医院超过 100 家，成为基层业务学习新范式。

加大力度促进慈善捐赠向医疗行业投入

媒　　体：人民日报健康客户端
时　　间：2023 年 3 月 13 日
作　　者：石梦竹
原标题：全国人大代表梁廷波：加大力度促进慈善捐赠向医疗行业投入

　　"加大力度促进慈善捐赠向医疗行业投入，是打造国际一流医学中心、推动实现健康共富、助力'健康中国'战略的重要支撑之一。"2023 年 3 月 12 日，第十四届全国人大代表、浙大一院党委书记梁廷波接受人民日报健康客户端独家专访，分享了他在两会期间关于慈善捐赠向医疗行业投入的建议。

　　医院作为公益二类事业单位，接受的政府差额补助较为有限。梁廷波表示，通过社会捐赠补充医院收入，不仅能缓解医院自负盈亏的压力，还能强化公立医院公益属性，帮助优化收支结构，实现医院高质量发展。此外，医疗领域是群众最关切的民生领域之一，以此为切入点加大三次分配投入，是共同富裕可感可及、新时代公益慈善事业高质量发展的新路径。

　　以 2019 年 8 月浙大一院发起的"小黄人"贫困患儿救助项目为例，梁廷波介绍，该项目至今累计投入公益资金超 1.4 亿元，成功救助近 700 位终末期肝病患儿，获得第十九届（2022）中

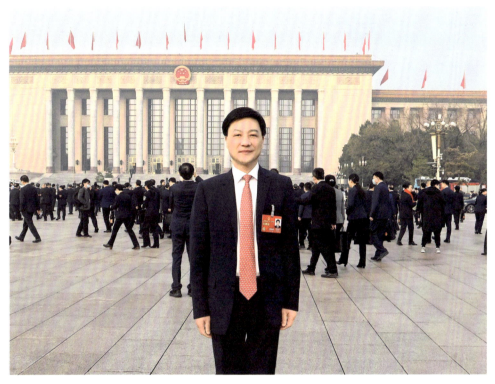

第十四届全国人大代表，浙大一院党委书记梁廷波

国慈善榜"年度慈善项目"称号，有效拓宽了尖端医疗技术造福于民的公益路径。

在此实践的基础上，梁廷波从优化税收优惠政策、加强公益组织建设两个方面展开建议。

对于内外资企业慈善捐赠，梁廷波建议，税务部门适当扩大慈善捐赠税前扣除比例，延长结转年限，同时通过公允价值认定，完善非货币捐赠税收优惠政策，由工商管理部门主导建立权威性定价体系对非货币捐赠开展公允价值认定工作，而税务部门也可加大企业对医疗健康等民生领域捐赠的税收优惠力度，以此激发更多企业参与到我国民生体系建设中。

"一般说来，官方慈善机构是接受社会捐赠的主体，他们承担着接受捐赠并根据捐赠方意愿使用捐赠的责任和义务。"梁廷波对人民日报健康客户端记者表示，但是在突发应急情况下，官方慈善机构因人力有限等问题往往不能及时满足大量捐赠需求，造成应急支援工作效率变低。对此，他建议简化对公立医院等公共事业单位的定向捐赠备案流程，避免紧急情况下因社会捐赠路径不畅而导致的捐赠效益受损。

高质量建设国家医学中心

媒　体：光明日报
时　间：2023 年 3 月 10 日
作　者：黄小昇
原标题：浙江大学医学院附属第一医院党委书记梁廷波代表：高质量建设
　　　　国家医学中心

2023 年的政府工作报告指出，推动优质医疗资源扩容下沉和区域均衡布局。对比分析当今国际医学中心的发展历程及国内头部三甲医院的综合状况，当前加快、集力、提级高质量建设国家医学中心的必要性越发凸显。

国家医学中心应成为中国式现代化的重要成果之一。建议在目前辅导类国家医学中心创建单位中遴选 5 家左右，全速推进国家医学中心建设。加大扶持力度，在流程审批、政策落地及创新技术先行先试上开辟绿色通道。

国家医学中心建设必须发挥我国"集中力量办大事"的制度优势，实现跨越式发展，尤其在组织、政策、财力、物力等方面，需打破固有体制束缚，瞄准实际需求，通过创新试点，高标准推进，妥善解决好建设资金筹集、高端人才保障等关键要素问题。

国家医学中心建设应对标对表国际知名医学中心，拉高标准，采取"面上追赶、线上并行、点上突破"的策略，最终由点及面，向国际医学中心迈进。同时以医院为中心，提高科研人员占比，推动交叉行业集群式发展，形成规模效应。

2022 年至 2023 年两年来，浙大一院围绕建基础、改机制、强人才、促创新等改革难题持续发力，国家医学中心建设阶段性成效明显。据统计，浙大一院近年来院校企联合开展"卡脖子"技术攻关 43 项，开展各类临床研究 824 项，已获发明专利 124 个。

浙大一院钱塘院区项目落地

媒　　体：钱塘发布
时　　间：2023年3月9日
作　　者：钱塘区卫健局、区融媒体中心
原标题：重磅！浙大一院钱塘院区来了！

2023年3月9日上午，杭州钱塘新区与浙大一院战略合作签约仪式举行，标志着浙大一院钱塘院区正式落户钱塘。该项目同时承担浙江省公共卫生临床中心的功能，是浙江省"十大工程"重点任务和2023年十方面民生实事之一，是推进浙江省卫生健康现代化建设的重要内容。项目的落地，也为进一步推动钱塘产城融合，提升现代化国际化水平，完善杭州市城东区域医疗服务布局提供重要支撑。

浙江省卫生健康委党委书记、主任王仁元，市委常委、市政府副市长陈瑾，浙江大学副校长、医学院党委书记周天华，市卫生健康委党委书记、主任方健国，浙大一院院长、党委副书记黄河，浙大一院党委常务副书记、副院长顾国煜，浙大一院常务副院长裘云庆，钱塘新区党工委书记、区委书记金承涛，钱塘新区党工委副书记、管委会主任、区委副书记、区长沈燕俊以及区领导陈炯林、胡国伟参加签约活动。

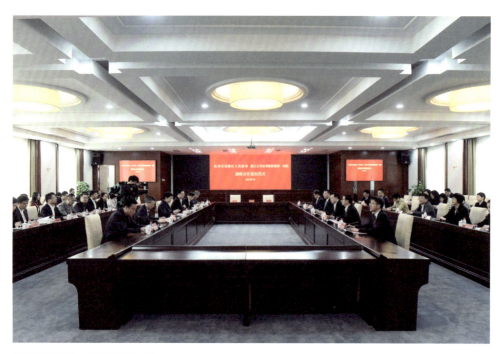

钱塘新区与浙大一院签署战略合作

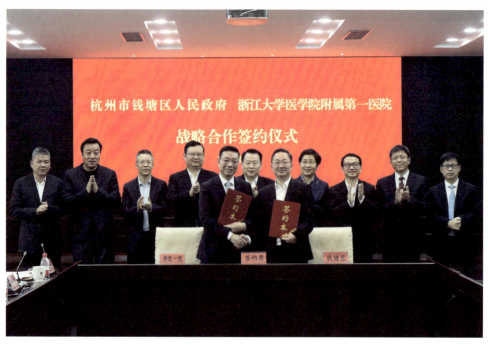

签约仪式现场

根据协议，该项目将依托浙江省政府重大工程支持、钱塘新区区域优势和浙大一院品牌优势，开展"省区院共建"合作新模式，在钱塘核心区块建设具有一流设施、一流技术、一流管理、一流服务，融临床、预防、教学、科研和成果转化为一体，能满足人民群众基本医疗卫生需求和高端医疗保健需求的国际化三级甲等综合性医院。

浙大一院钱塘院区选址位于钱塘新区核心区块。项目规划用地约 30 万平方米，分两期实施。项目一期用地 24 万平方米，建设床位 1500 张，将涵盖妇科、产科和儿科等学科，计划于 2023 年 10 月开建。

浙大一院钱塘院区的签约落地，是钱塘积极构建大健康治理体系，不断提升居民医疗卫生健康保障水平的一项重要举措，努力为浙江推进卫生健康现代化贡献力量。

接下来，钱塘将按照"高标准建设、高水平支撑、高效率运营、高质量发展"的总体要求，倒排时间，落实责任，加强要素保障，高效推进项目，与浙大一院通力合作，加快打造国际化、创新型、面向未来的三级甲等综合性医院。

浙江省委领导看望慰问
浙大一院一线医务工作者

媒　　体：浙江日报

时　　间：2023 年 1 月 21 日

作　　者：翁浩浩

原标题：易炼红王浩在杭看望慰问春节期间坚守一线干部职工调研安全生
　　　　产工作　向辛勤付出的劳动者致以新春祝福　让全省人民过一个
　　　　平安祥和喜庆年

　　新春佳节将至，还有许多人坚守工作岗位，为守护万家团圆辛勤付出。2023 年 1 月 20 日上午，浙江省委书记易炼红，浙江省委副书记、省长王浩在杭州走访医院、建筑工地、城管驿站、电力单位、交警执勤点等，看望慰问一线干部职工，调研安全生产工作，并代表省委、省政府和全省人民向春节期间坚守岗位的各行各业劳动者致以诚挚问候和新春祝福，希望大家始终牢记习近平总书记殷殷嘱托，认真践行以人民为中心的发展思想，忠于职守、尽心尽责，扎实做好春节期间促发展、护健康、保畅通、守平安等各项工作，确保全省人民过一个平安祥和喜庆年。

　　对医务工作者来说，春节不"休战"是常态。易炼红等来到浙大一院庆春院区看望慰问医护人员，并视频连线慰问发热门诊、重症监护室的医护人员，了解门诊运行、患者收治等情况。易炼红指出，在抗击疫情过程中，广大医务工作者坚守在医疗救治第一线，用实际行动诠释了大医精诚、大爱无疆，是社会最亮丽的风景线，是人民群众最可亲可敬可爱的人。希望大家继续发扬优良作风，精心做好春节期间医疗服务保障，为全面打赢疫情防控战再作贡献、再立新功。

2023 年春节，位于上城区的杭州江河汇汇东区块项目约有 300 名工人留守作业。易炼红等实地察看项目建设，听取安全生产工作情况，与一线工人亲切交谈。易炼红说，大家来自五湖四海，但"把杭州建设好发展好"的目标高度一致，这座城市一天天"长高"、一天天变美，更加宜居宜业、宜学宜游、精致精美、人见人爱，离不开大家的辛勤劳动。他现场叮嘱有关部门和项目负责人，要确保春节期间施工质量和安全，以暖心举措让施工人员在工地上快乐过年。

一个平安有序的节日，背后是公共服务与安全保障岗位干部职工的默默奉献。易炼红等来到位于拱墅区的篮球公园城管驿站，看望慰问一线环卫工人和市政工人。易炼红说，你们舍小家为大家，用勤劳的双手换来了城市的洁净美好，杭州市民群众看在眼里、记在心里，环卫和市政工作虽然辛苦，但很有意义，希望你们在平凡的岗位上积极工作，收获更多成就感。

在国家电网浙江省电力有限公司调度控制中心，易炼红等听取浙江电网基本情况、春节期间用电保障情况，看望一线电力员工。易炼红指出，电力保供事关经济发展和民生福祉，春节正值用电高峰，要全力保障电力供应，优化电力运行调度，千方百计确保千家万户的"灯火通明"，把温暖和光亮送到广大群众的心坎里。

西湖区曙光路黄龙洞路口，是节假日杭城最繁忙的路段之一。易炼红等来到交警执勤点，慰问一线交警、治安防控机动队队员和派出所民警。易炼红希望，广大公安民警始终把保障人民群众生命财产安全放在第一位，确保春节期间道路畅通、出行安全、社会有序，让群众平安回家、欢乐过节。

省领导刘捷、陈奕君、暨军民、王成国，杭州市领导姚高员参加有关活动。

党建引领高质量发展　书写人民健康新答卷

媒　　体：光明日报
时　　间：2022 年 10 月 31 日
作　　者：王蕊　江晨
原标题：党建引领高质量发展　书写人民健康新答卷

　　1947 年 11 月 1 日，浙大一院前身国立浙江大学医学院附属医院在杭州头发巷田家园正式开院应诊，是浙江大学创建的首家附属医院，拥有 65 张床位，66 名员工，因位于弄堂，所以被称为"弄堂医院"。

　　在战火纷飞中诞生，在国家建设中奉献，在改革开放中跨越，在争创一流中奋进。"其作始也简，其将毕也必巨。"七十五载风雨兼程，初心如磐；七十五载春华秋实，砥砺奋进。小小"弄堂医院"如今已坐拥六大院区、开放 5000 余张床位，职工人数逾 1 万人。浙大一院以雄厚的综合实力、过硬的医疗质量、鲜明的学科特色蜚声海内外，矢志成为国内顶尖、具有国际影响力的医学中心，在党建引领下全面开启高质量跨越式发展的新征程。

党建引领，吹响医院高质量发展集结号

近年来，浙大一院喜讯不断：成为首批委省共建国家医学中心、综合类别国家区域医疗中心牵头单位；获批国家传染病医学中心和首批国家医学中心"辅导类"创建单位；入选国家公立医院高质量发展试点单位。

如何稳居全国公立医院第一方阵，勇立潮头、持续实现高质量发展？

如何擘画未来蓝图、探索出浙大一院特色的发展道路？

浙大一院给出坚定有力的答案——坚持党建引领、学科带动、人才强基、管理增效，以建院 75 周年为新起点，自信自强、守正创新，踔厉奋发、勇毅前行，全面开启高质量发展新征程。

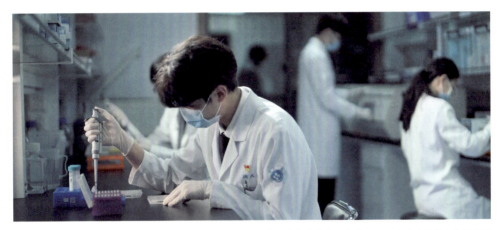

浙大一院实验室每天完成 23000 余个实验样本数据分析

越是壮阔的征程，越需要领航的力量。2018 年 12 月，浙大一院实行党委领导下的院长负责制，加强党对医院事业发展的全面领导，院党委坚持党建工作和医院改革发展、双一流建设同步谋划、同步推进，积极探索党建引领医院高质量发展新路子、新举措、新经验。

"全国先进基层党组织""全国优秀党务工作者""全国优秀共产党员""两优一先"等荣誉称号落户浙大一院，院党委先后成为首批浙江大学标杆院级党组织培育创建单位、全省高校党建工作标杆院系。

　　红色引擎，凝聚强大奋进合力。浙大一院通过加强党委班子建设，充分发挥院党委把方向、管大局、作决策、促改革、保落实的领导作用，提高领导和驾驭医院发展的能力；通过党建和业务两手抓、双促进，党建和业务工作共谋"一盘棋"。医院重点任务推进到哪里，组织工作就精准保障到哪里，真正使党组织活起来、硬起来、强起来，为高质量创建国家医学中心奠定坚实基础。

　　党管人才，建设高素质人才队伍。截至 2022 年 10 月底，全院有党员 4427 名，党支部 114 个。坚持党管干部，自 2021 年党支部换届以来，支部书记均由副科职以上干部担任，实现党建、学术"双带头人"全覆盖。充分发挥党支部战斗堡垒和党员先锋模范作用，在全院形成党员作表率、创先争优、比学赶超新风尚，让每一名党员成为一面鲜红的旗帜，让每一面旗帜飘扬在医疗、教学、科研等各个岗位。

　　医心向党，守卫人民生命健康。浙大一院突出公立医院公益性，积极承担社会责任。越是危急越显担当，临危受命、从不缺席。扎实开展援青、援疆、援贵等重大援派任务，获评浙江省民族团结进步模范集体。深入推进"儿童终末期肝病免费救治公益计划"，累计为全国 27 个省、自治区、直辖市，近 200 个县550 余名患儿实施免费肝移植手术，解决中西部地区低收入患儿家庭"因病致贫、因病返贫"难题。

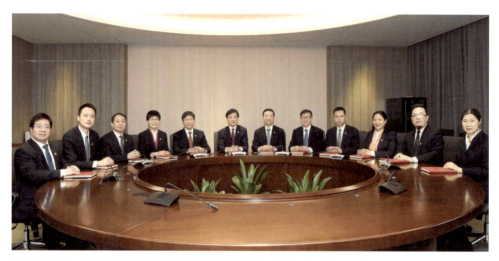

2018 年 12 月，浙大一院实行党委领导下的院长负责制，加强党对医院工作的全面领导

强化优势，奋力走好新时代赶考路

一张张亮眼的成绩单，是浙一人奋力拼搏的硕果：

2021 年度全国三级公立医院绩效考核排名全国第五，进入最高等级 A++ 序列，再创新高。

2021 年复旦版《中国医院排行榜》综合排名全国第十，连续 12 年位居浙江前列，八大专科进入全国前十。

2021 年度中国医院科技量值，医院综合排名全国第五，7 大专科进入全国前十，传染病学、消化病学名列全国前茅。其中，传染病学连续 9 年全国领先，5 年总科技量值排名全国第五……

蓝图已绘就，奋楫正当时。

深化服务，以数字化引擎助推高质量发展"质"的突破。浙大一院坚持以患者为中心，以数字化手段持续赋能医疗服务，依托物联网、大数据等技术手段着力解决群众看病就医难点，形成了"急救一体化""就医一站式""多模式智能物流"等数字化改革应用场景，在危重急救、医疗服务、行政管理等方面成效明显。开展全面改善医疗服务十项行动，持续推进"一快两好"，创新构建全病程MDT（多学科协作诊疗）"浙一模式"，平均住院日、术前待床日、医学影像检查预约时间等持续缩短，"检查检验互认"浙江领先。

深化医改，以"特色优势更特更优"把握高质量发展"稳"的基调。浙大一院坚持学科建设再强化，打造尖峰学科，大器官移植中心领跑全国。积极践行国家传染病医学中心使命，全力投入国内常态化疫情防控工作。建设中西医协同"旗舰"医院，打造 4 个专病示范中心。持续促进优质医疗资源扩容和区域均衡布局，稳步提升"3 小时高铁圈"医疗辐射能力，国家区域医疗中心浙大一院江西医院正式开工，浙大一院福建医院列入区域医疗中心"辅导类"名单，"山海"提升工程考核全省领先。

科研攻关，以国家战略需求为导向提升高质量发展"智"的层次。在推动国家层面重大疾病诊治及健康促进领域的战略性、全局性、基础性科技问题攻关上，

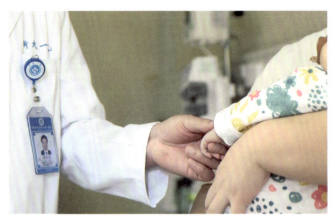

2019 年 8 月，浙大一院启动"小黄人"公益项目，为终末期肝病患儿提供免费救治，扎实推进共同富裕。目前已为来自甘肃、云南、山西、安徽、宁夏、内蒙古等多省、自治区 550 余位经济困难患儿免费实施肝移植手术

浙大一院始终聚焦生命科学和生物医药领域前瞻性问题，以新发突发重大传染病等重大疾病诊治为突破口，集中力量开展"临门一脚"和"卡脖子"关键核心技术攻关，矢志形成一批引领性原创性成果，打造临床高地、科创高地、人才引育高地、产业转化高地。

立德树人，以教育优先发展、人才引领驱动永续高质量发展"新"的动能。作为首批国家临床教学培训示范中心、国家住院医师规范化培训示范基地等培养未来高端医学人才的"摇篮"，医院扎实推进医学教育改革创新发展，坚持为党育人、为国育才，坚持人力资源配置结构不断优化，通过搭平台、建机制，率先启动分类评价体制改革，全面提高人才自主培养质量，着力造就拔尖创新人才，聚天下英才而用之。

踔厉奋发，开启公立医院高质量发展新征程

党的二十大的召开，点亮了浙一人心中的激情；光明的前景，激发着每一位浙一人昂扬奋进的斗志。

"让医学进步真正在患者床边发生，让优质医疗资源真正与患者零距离！"浙大一院党委书记梁廷波认为，高质量创建国家医学中心，浙大一院必须要用实际行动回答好中国之问、世界之问、人民之问、时代之问，始终坚持一切为了人民、

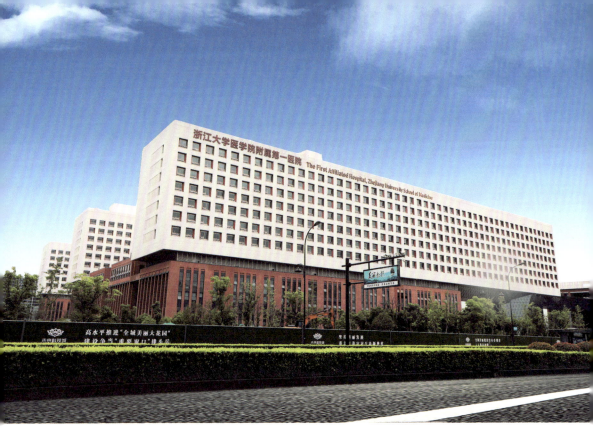

浙大一院总部一期及即将正式启动的国家医学中心建设工程

一切依靠人民，以中国式现代化全面推进中华民族伟大复兴，成为医疗卫生事业创新发展的引领者、公立医院深化改革和高质量发展的示范区，竭力探索出公益性、高质量并存的"浙一之道"，千方百计解决老百姓看病难、看病贵等问题。

唯其艰巨，所以伟大；唯其艰巨，更显荣光。一代代浙一人大力弘扬奋发有为、拼搏向上、敢为人先、严谨求实的"浙一文化"。在祖国的健康版图上，在护佑人民健康的漫漫征途中，浙大一院将始终心怀"国之大者"，奋力"走在前列"，为人民群众提供全方位全周期健康服务，在新的赶考路上交出具有浙一特色的优异答卷。

善用党建防治"内卷"与"躺平"

媒　体：浙江日报
时　间：2022 年 7 月 19 日
作　者：梁廷波
原标题：之江观点：善用党建防治内卷躺平

　　现在社会上出现的一些"内卷"与"躺平"现象，不可避免地渗透到了各行各业。泛化的"内卷"扭曲了比学赶超的奋斗精神，娱乐至上的"躺平"自嘲也会成为精致利己、推诿逃避的遮羞布，值得警惕。

　　其实，"内卷"与"躺平"，并非不可改变。表面上看，有的人为"竞"而"争"走向"内卷"，有的人自认能力不如人迷茫"躺平"。两者看似相反，实则是无序竞争的一体两面，根儿上还是无序竞争，化解的办法在于建立良性竞争。那些"内卷"的人，出发点多是为了干一番事业，也有可取之处；那些自嘲"躺平"的人，心中仍激荡着不甘自弃的热流。只要端掉无序竞争的"老巢"，设置科学的体制机制，"内卷""躺平"与良性竞争之间可以相互转化。

　　那么，现实中如何有效消除"内卷""躺平"？我们在实践中深切体会到，加强党建就是有力武器。党建的根本目的在于保障事业发展。企事业单位党组织应注重党建引领，有意识、有办法、有勇气同"内卷""躺平"作斗争，构建健康良性的竞争格局，切实保护职工干事创业的热情。

近年来，浙大一院在创建国家医学中心过程中，实现了超常规高质量发展，但是也不可避免碰到"内卷""躺平"现象。我们注重党建引领，培育和践行社会主义核心价值观，弘扬中华民族传统美德，巧设机制、善加引导、正向激励，营造良性竞争氛围而警惕"内卷"式无序竞争，崇尚拼搏奋进、淡泊得失的价值观而拒绝"躺平"式自暴自弃，在思危思变中全面深化改革，在求质求新中实现跨越发展。

使命激励人。推进共同富裕要求医疗服务更高水平优质共享。近年来，浙大一院获批培育创建国家医学中心、建设国家传染病医学中心、牵头国家区域医疗中心等诸多试点。这些汇聚成浙一人的崇高使命。完成这些使命，不是一朝一夕的事，也不是一两个人就可以做到的，需要久久为功。我们在党建中注重把打造"国之重器"的崇高定位贯穿始终，以此激发职工干事创业激情，心怀"国之大者"，一张蓝图绘到底，一年接着一年干，不因畏惧艰险挑战而退缩改弦，不因倾慕他者路径而动摇犹豫。

机制引领人。跨越式发展无法一蹴而就，要深入把握事物内在规律和事业客观要求。近年来，我们依靠党建推动广大职工解放思想、锐意创新。以理念创新、技术创新和管理创新为激励，改革完善科研管理和人才管理体制机制，打破旧有思维定式和条条框框，给"千里马"松绑，为干事者撑腰。加大对基础科研的投入，全方位夯实科研基础平台，为攻坚医疗领域"卡脖子"问题、攀登国际一流医学中心高地注入强大的内生动力。

精神感召人。每个行业都有自己的特色精神财富，每个单位都有自己的独有精神传承。浙大一院是浙江大学创建的首家附属医院，建院75年来的拼搏奋进，不仅造就了诸多领域的领先优势，也积淀了优良精神传统。这些年，我们注重向历史要精神动能，以党建厚植医务工作者救死扶伤的价值理念，以党建带动医师践行伟大抗疫精神，凝炼"移植"精神、"拼抢"精神等医院文化所汇聚的"浙一精神"，涵养生机活力的人文气韵。特别是近几年，通过推动广大医生投入战疫事业和服务速度快、医疗质量好、服务态度好的"一快两好"专项行动，进一步强化了医务工作者的担当奉献意识。

浙大一院作为公立医院唯一代表在全国医改工作电视电话会议上发言

媒　　体：央视一套晚间新闻
时　　间：2022 年 7 月 14 日
作　　者：杨光　周志国　李雪瑶
原标题：孙春兰出席 2022 年全国医改工作电视电话会议

【导语】

2022 年全国医改工作电视电话会议 7 月 14 日在京召开，国务院副总理、国务院医改领导小组组长孙春兰出席并讲话。

【正文】

孙春兰强调要深入贯彻习近平总书记关于医改工作的重要指示，落实李克强总理批示要求，坚定医改的理念、原则和路径，持续深化"三医"联动改革，突出重点领域和关键环节，补短板、强基层、建机制，巩固和扩大医改成效，不断提升医疗卫生服务能力和水平，更好地保障人民健康福祉。

孙春兰指出，要加快推进疾控体系改革，加强重大疾病防治，充实基层防控力量，筑牢基层防线。要严格落实第九版新冠肺炎防控方案，加强培训，提高政策理解和执行能力，坚决制止层层加码、一刀切，主动防、早发现、快处置，确保经济发展和人民群众生产生活少受影响。

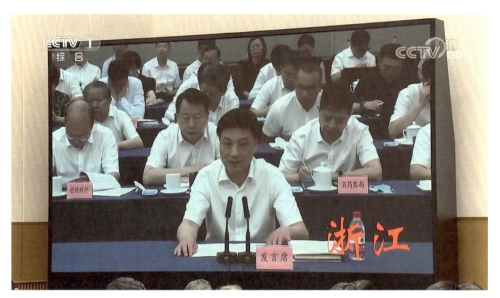

浙大一院党委书记梁廷波在 2022 年全国医改工作电视电话会议上发言

公益性、高质量并存的浙一之道

媒　体：瞭望新闻周刊
时　间：2022 年 6 月 6 日
作　者：俞菀
原标题：浙江大学医学院附属第一医院党委书记梁廷波：公益性、高质量
　　　　并存的浙一之道

▲我们不能仅依赖现有的药物、医疗器械，而是应通过建立临床需求导向的科研机制，着力解决国家医学发展"卡脖子"问题

▲希望我们的临床医生未来都能以成为"临床科学家"为目标，临床提出问题和解决思路，医企合作共同探索解决方案，再回到临床验证，促使新药和新设备的研发，让医学进步真正在患者床边发生

▲国家大义面前，医院利益就是小利。尊重市场规则和坚持公立医院的公益性，"大小"一定要看清，"主次"一定要分清

从员工 66 人、床位 65 张到拥有六大院区、开放床位 5000 余张、现有职工 10000 余人；从民房改造成的"弄堂医院"到获批创建国家医学中心、拥有国家传染病医学中心、成为国家

区域医疗中心牵头单位……过去 75 年里，浙大一院以综合实力雄厚、医疗质量过硬、学科特色鲜明等享誉海内外。

作为国家公立医院高质量发展试点单位，在新起点新征程上，浙大一院如何更好践行人民至上、生命至上？如何锚定国际一流的医疗技术创新？如何推进高层次医学人才培养和医院现代化管理？《瞭望》新闻周刊记者就此专访了浙大一院党委书记梁廷波。

建设更多高峰学科

记者：2021 年，国家传染病医学中心落户浙大一院。传染病学科为何能成为医院的王牌学科？未来又计划如何履行国家医学中心的使命？

梁廷波：浙大一院的第一任院长王季午教授就是搞传染病的，为医院传染病学科的发展奠定了很好的基础。

通过一代代传染病专家的努力，浙大一院这个学科现在做到了全国领先。传染病科室和队伍建设、多学科跨学科施治能力等，连续多年排全国第一。

可以说，浙大一院传染病学科是国内国际都极具影响力的高峰学科。不仅设有浙江省首个医学国家重点实验室，更实现我国医药卫生行业、教育行业国家科学技术进步奖特等奖"零的突破"。

多年发展中，浙大一院传染病学科创立了适合我国国情的传染病病原快速识别、预警预测、临床救治的疫情防控模式和技术体系。

从"非典"、H7N9 禽流感到西非国家的埃博拉疫情再到新冠肺炎疫情，浙大一院的专家不仅参与临床救治，还在病毒溯源、传播途径、院感防控等方面提供科学依据和支持，涌现出一大批先进集体和人物。

抗击新冠肺炎疫情两年多来，作为浙江首家危重症患者省级定点诊治医院，浙大一院实现了患者"零死亡"、疑似"零漏诊"、医护"零感染"。以 28 种语言向全球发布《新型冠状病毒肺炎临床救治手册》，连线 50 余个国家和地区的政府与医疗机构，为全国乃至全球应对突发公共卫生事件贡献了浙一力量。在疫情进入常态化防控阶段，医院持续做好传染病基础研究、患者收治及各类援助工作，各地暴发疫情后的外援团队中，第一时间到达现场的总有浙一团队。

2021年，国家传染病医学中心落户浙大一院，它将建立多中心协同工作机制，带动全国传染病医学领域建设发展。国家传染病医学中心将集感染性疾病国家临床医学研究中心、传染病诊治国家重点实验室于一体。基于中心网络培养传染病领域人才，建设国家传染病大数据、云平台，组织实施全国地市级传染病专科医院重大疫情救治能力专项提升行动等。

记者：不光是传染病学科，医院的器官移植等也在国内处于领先水平。医院在提升临床专科水平和诊疗能力方面做了哪些努力？

梁廷波：医院坚持以学科建设为龙头，多年来在器官移植、传染病、血液病、肾脏病、泌尿系统疾病、临床药学等领域享有盛名，成功开展肝脏、胰腺、肺、肾、小肠和心脏等多器官移植手术，是国内开展大器官移植门类最齐全的医学中心之一。

2020年，我们为一位70多岁的胰腺癌患者实施了一项全球独创的手术：系统化疗后胰十二指肠切除联合自体小肠移植手术。同年，医院还开展了全球首例多米诺肝移植联合小肠移植手术，涵盖3台肝移植、1台小肠移植，让4位患者获得了新生。

如果说器官移植是外科领域的珠穆朗玛峰，那么多器官联合移植类似珠峰顶端最难撷取的明珠。2019年底到2022年6月，浙大一院广泛开展多器官联合移植，不断挑战高难度复杂移植手术，整体移植存活率全国领先。

一家公立医院，各种器官种类移植手术都能做，这在全球都是罕见的。很多患者把我们医院当做"救命稻草"，其他医院不做的手术我们敢做。

血液、肾脏、泌尿外科也都有很多"撒手锏"，比如泌尿外科的达芬奇机器人，做的手术量是全国最多的，在全球范围内可能也是最多的。

"让医学进步真正在患者床边发生"

记者：浙大一院为何敢于挑战并最终能拿下这么多高难度复杂手术？

梁廷波：近年，公立医院进入高质量发展的快车道，医生看病能力提高，新技术新手段的应用能力也在提高。

这个过程中，我们愈发感觉到学科创新的重要性和紧迫性。尤其要突出重视基础科研的地位和交叉学科的创新。

目前国内医院临床应用技术往往比较熟练，但基础科研创新比较缺乏。临床、基础研究、产学研转换、交叉学科建设统一推进，是未来国家临床医学研究中心建设的必由之路。我们不能仅依赖现有的药物、医疗器械，而是应通过建立临床需求导向的科研机制，着力解决国家医学发展"卡脖子"问题。

2021年底，国家自然科学基金委"肿瘤物质与能量动态的介尺度研究"基础科学中心正式落户浙大一院。该中心将围绕肿瘤物质与能量代谢的相互调节，揭示肿瘤发生发展的全景图谱，有望为我国肿瘤预防和诊治提供突破性的手段和方法。

在推动国家层面重大疾病诊治及健康促进领域的战略性、基础性、前瞻性科技问题攻关上，浙大一院通过建立临床需求导向的科研机制，对接生命科学和生物医药领域前沿科技，聚焦新发突发重大传染病、罕见病和恶性肿瘤等重大疾病，瞄准精准医学、再生医学、人工智能、抗体与疫苗工程、3D打印等进行突破。

预计到"十四五"末，浙大一院工作人员将达到15000余人，其中10%为专职科研人员。我们将通过改革评价指标和考核指挥棒，进一步激发医护人员自主创造力。

希望我们的临床医生未来都能以成为"临床科学家"为目标，临床提出问题和解决思路，医企合作共同探索解决方案，再回到临床验证，促使新药和新设备的研发，让医学进步真正在患者床边发生，让优质医疗资源真正与患者"零距离"。

记者：浙大一院对基础科研的投入大致是什么情况？

梁廷波：医院正着力加大投入基础科研，并取得一系列标志性成果。

2020年、2021年连续两年科研经费突破3亿元。医院成为首批国家临床教学培训示范中心、国家住院医师规范化培训示范基地、中国精英教学医院联盟创始成员单位，拥有国家级教学团队1个、国家级精品课程3门、国家级一流课程1门，主编、副主编国家级规划教材45部。

对医院将资源向医学教育和基础科研倾斜，医院内部起初也有不理解的声音，认为医院和医生的本职工作是看病，科研投入难产出。

但我们认为，如果基础医学不突破怎么占领医学高地？所有重大新药和设备的开发都离不开医院临床基础科研的实验场。没有教学和科研支撑，医院的高质量发展就会后续无力。

我认为，在大型公立医院的生态系统中，教学和科研是绿水青山。

"国家大义面前，医院利益就是小利"

记者：在您看来，大型公立医院的生态系统中，除了教学和科研，还有什么是特别重要的？

梁廷波：在大型公立医院的生态系统中，教学和科研是绿水青山，党建和行风建设也是绿水青山。

浙大一院建院于1947年，是浙江大学创建的首家附属医院，2022年恰逢建院75周年。最初是一个战火硝烟之上简陋起步的小诊所，现在很多学科走在全国前列，拥有顶尖高层次人才队伍，拥有国家重点学科2个和国家临床重点专科23个，年门急诊量近700万人次，年出院30余万人次。

浙大一院能取得这些发展成果，党委领导下的院长负责制发挥了核心作用。党委领导下的院长负责制，改变了公立医院党建弱化、虚化等问题。党员身份不明确，支部活动形式大于内容，党员理论知识、组织协调能力不到位，表现为服务态度差、医疗能力提高慢、行风建设有问题等，这是一些公立医院以往的弊病。

功在平时方能应在急时。医院通过党建带动行风建设，医疗纠纷和投诉明显减少，职工满意度提高。全院目前4000余名党员，包括离退休职工和实习医学生在内共组成114个党支部，在突发公共卫生事件等急难险重任务来临时成为中流砥柱。

记者：2020 年，浙大一院党委被授予"全国抗击新冠肺炎疫情先进集体"。作为党委书记，您如何理解在市场化浪潮中坚守公立医院的公益性？

梁廷波：不可否认，医院管理有类同企业管理的方面，但前提条件是以患者为中心，以人民群众的生命健康安全为中心。医院为了赚钱用上不正当的手段，为了止损做出利己主义的选择，人民群众就会遭殃。这是非常直观的。

新冠疫情暴发初期，恰逢浙大一院全新的之江院区建成，该院区拥有 1000多张崭新床位。要不要拿出这些崭新床位做集中隔离收治点？当时有反对的声音，并且国家当时还没有提出"四早"要求。

但我们基于多次疫情防控的经验教训，认为尽早集中隔离是阻断疫情传播扩散的最有效方式。国家大义面前，医院利益就是小利，这就是公立医院坚持公益属性的必要性和必然性。

我想，尊重市场规则和坚持公益性的关系，"大小"一定要看清，"主次"一定要分清。

坚持公立医院的公益性，是我们的社会制度决定的。对医院来说，就是要千方百计解决老百姓看病难、看病贵、看病不方便等问题。不同历史时期人民群众的需求不一样，医院要不断更新完善制度管理和诊疗水平，适应需求的变化，这是坚持公益性的关键。

特别是在当前公立医院高质量发展阶段，群众对医疗服务需求更高，伴随着新技术、新药的出现，需要给患者更好的服务体验。公立医院的应用技术和管理方法变了，但初心不能变。

要充分理解公立医院坚持公益性属性和高质量、高水平发展之间的关系。它们不是矛盾关系，不是搞大水漫灌，而是逐步精细、精准的过程，从粗放到精细，从要素投入到人力资源投入等。

与国际一流医学中心相比，我们现在的发展水平还比较粗放。作为国家公立医院高质量发展试点单位，我们将从政策管理、资源配置、科研教学、薪酬待遇等方面加强基本建设，为全国公立医院探索治理水平和治理能力现代化闯出一条路。

"小黄人"项目荣获中国慈善榜 "年度慈善项目"称号

媒　体：央视网
时　间：2022 年 5 月 31 日
作　者：张曦健　赵敏　杜宇立
原标题：大爱无疆！浙大一院三年内完成 460 多例患儿免费肝移植手术

2022 年 5 月 30 日，第十九届（2022）中国慈善榜暨《2021 中国慈善捐赠发展蓝皮书》正式发布。浙大一院发起的"小黄人"贫困患儿救助项目荣获"年度慈善项目"称号。

中国慈善榜由《公益时报》社于 2004 年创立，是我国第一张记录大额捐赠数据的榜单，被誉为"中国财富人士的爱心清单"。每年中国慈善榜的发布也是公益行业最受关注的年度盛事之一，其已成为行业发展风向标，不断引领新的财富向善之风。浙大一院"小黄人"贫困患儿救助项目正是汇集社会广大爱心力量，坚守公益属性，扎实推进医疗扶贫。

据了解，我国儿童终末期肝病基数较大。终末期儿童肝病主要分为三大类：第一类是先天胆道结构异常，如先天性胆道闭锁症，这是我国儿童肝移植的主要适应证；第二类是先天代谢障碍性肝病，如肝豆状核变性（Wilson 氏病）、糖原累积病、高氨血症、抗胰蛋白酶缺乏症、家族性非溶血性黄疸及酪氨酸

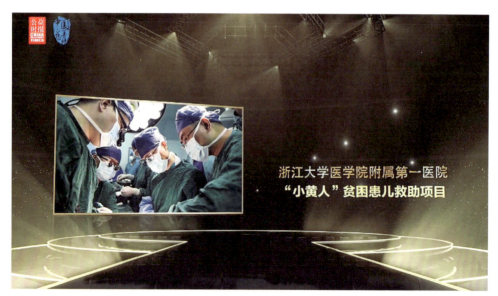

浙大一院"小黄人"贫困患儿救助项目荣获"年度慈善项目"称号

血症等;第三类包括儿童暴发性肝炎与各类肝肿瘤。每年约有 6000～8000 例患儿需要进行肝移植挽救生命,但仅有 20% 患儿可顺利换肝,欧美国家这一比例达到 50% 以上。

全力救治的理由有千万种,放弃救治往往只因无法负担医疗费。在中国有很多贫困家庭的父母,眼睁睁看着自己孩子的生命之花逐渐枯萎,饱受病痛折磨,他们并不是不知道这个疾病还有救治办法。面对高额的肝移植手术费用,他们即使高举外债也负担不起,只能束手无策地看着自己的孩子来不及健康长大就夭折。

浙大一院"小黄人"公益计划自 2019 年 8 月启动以来,已累计实施 460 多例免费肝移植手术,患者覆盖全国 24 个省、市、自治区,涉及 130 余县,发放救助金额近 8000 万元,术后一年生存率达到 95%,用实实在在的公益行动挽救濒危患儿的生命,托举起困难家庭生的希望。

我国著名器官移植和肝胆胰外科专家、浙大一院党委书记梁廷波教授表示,感谢中国慈善榜评委会对"小黄人"公益计划项目的高度认可,同时也感谢社会各界爱心人士、爱心企业的大力支持!浙大一院作为国家队医院、国家医学中心,始终牢记习近平总书记对人民健康事业的殷切关怀，积极践行"健康中国"战略，始终坚持公立医院公益性，主动作为，敢于担当，开展大病救助、援青援疆、医疗科普等一系列"精准扶贫，医疗扶贫"行动，还与国内众多优秀的公益组织携手创新救助模式，致力于帮助家庭困难群众解决就医实际问题！

吹响医院高质量发展号角　全力建设国家医学中心

媒　体：钱江晚报
时　间：2022 年 5 月 26 日
作　者：吴朝香　王蕊　江晨
原标题：吹响医院高质量发展号角　全力建设国家医学中心　这个国之重器，全国仅九家

前不久，浙江省省长王浩在浙大一院总部调研并召开浙江省支持国家医学中心建设领导小组会议。他强调，国家医学中心是"国之重器"，创建国家医学中心是落实习近平总书记重要指示精神的重大政治任务，是打造"重要窗口"、争创社会主义现代化先行省、高质量发展建设共同富裕示范区的应有之义。

2021 年，浙大一院获批国家医学中心创建单位，全国仅 9 家医院入选。2022 年 2 月，浙大一院参与国家医学中心整体建设方案顺利通过国家发改委、国家卫健委组织的第二次评审。

作为国家公立医院高质量发展试点医院，浙大一院一直稳列"国家队"第一方阵。2022 年，浙大一院将以国家医学中心建设为主线，锚定国际先进诊疗与技术创新中心、医学科学研究中心和医学研究转化中心、高层次医学人才培养中心和医院

管理示范中心建设目标，全面开启医院高质量发展新征程。

攀峰，拼尽全力撷取"珠峰上的明珠"

浙大一院党委书记梁廷波认为：建设国家医学中心是国家重大战略布局，它将重点承载研发攻关中心、成果转化中心、临床诊疗中心、人才培养中心、公共卫生中心、国际交流合作中心和中西医协同创新中心等职责任务。对浙江来说，是一项推动我省医学高质量发展的"压舱石"工程。浙大一院既要"造峰　育峰"又要"强基　创新"，围绕分科要细、研究方向要专、医疗技术与学科管理要精、学术地位与品牌特色要强的"细、专、精、强"打造临床医学高峰，筑起有"中国气派"的领军人才培养高地、科研高地和创新成果转化高地。与此同时，深化改革创新管理手段，使医院的运行模式从粗放管理转向精细化管理，让优质医疗资源与百姓"零距离"。

国家医学中心的定位要求是：打造临床医学高峰、领军人才培养高地、科研成果转化高地。浙大一院在这三方面成绩斐然。

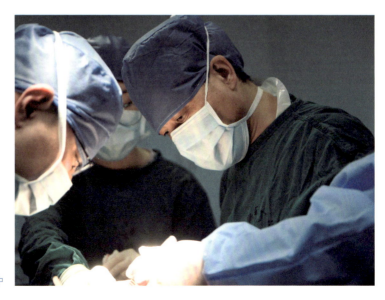

梁廷波教授在移植手术中

2020 年，浙大一院党委书记、肝胆胰外科学科带头人梁廷波教授带领团队为一位 70 多岁的胰腺癌患者实施了一项全球独创的手术：系统化疗后胰十二指肠切除联合自体小肠移植手术。同一年，浙大一院还开展了全球首例多米诺肝移植联合小肠移植手术，涵盖 3 台肝移植、1 台小肠移植，让 4 位患者获得新生。

如果说器官移植是外科领域的"珠穆朗玛峰"，那么多器官联合移植则是"珠峰"顶端最难撷取的明珠。2019 年底到 2022 年 6 月，多器官联合移植在浙大一院广泛开展，不断挑战高难度复杂移植手术。整体移植存活率全国领先，每位患者良好预后的背后，不仅包含高超的手术技术，还有围术期管理、术后抗免疫排斥反应等一揽子问题。

2021 年，国家传染病医学中心落户浙大一院，它将建立多中心协同工作机制，带动全国传染病医学领域建设与发展。浙大一院传染病学科是国内国际都极具影响力的高峰学科，不仅设有浙江省首个医学国家重点实验室，更实现我国医药卫生行业、教育行业国家科技进步奖特等奖"零的突破"。从"非典"到 H7N9 禽流感到西非国家的埃博拉病毒疫情再到新冠疫情，浙大一院的专家们不仅参与临床救治，还为疫情控制提供了科学依据和支持。

多年的发展中，浙大一院传染病学科创立了适合我国国情的传染病病原快速识别、预警预测、临床救治的疫情防控模式和技术体系。未来，国家传染病医学中心将集感染性疾病国家临床医学研究中心、传染病诊治国家重点实验室三位一体。基于中心网络培养传染病领域的人才，建设国家传染病大数据云平台，以及组织实施全国地市级传染病专科医院重大疫情救治能力专项提升行动等。

育峰，解决医学领域的"卡脖子"问题

国家医学中心建设对浙大一院提出更高的要求，在医疗方面，不能仅像普通医院一样只看常见病和多发病，更要瞄准那些影响人民群众健康的重大医疗领域、前沿的问题，以国家医学中心作为平台，集聚各方面的资源，包括基础研究、转化应用方面。

2021 年底，国家自然科学基金委"肿瘤物质与能量动态的介尺度研究"基础科学中心正式落户浙大一院，这是浙江省医学领域首个基础科学中心，它将围绕肿瘤物质与能量代谢的相互调节，揭示肿瘤发生发展的全景图谱，有望为我国肿瘤预防和诊治提供突破性的手段和方法。这对于提升浙江省乃至全国肿瘤学研究整体发展水平具有重要意义。

这只是"浙一人"解决医学领域的"卡脖子"问题的一个缩影，在推动国家层面重大疾病诊治及健康促进领域的战略性、基础性、前瞻性科技问题攻关上，浙大一院通过建立临床需求导向的科研机制，对接生命科学和生物医药领域前沿科技，聚焦新发突发重大传染病、罕见病和恶性肿瘤等重大疾病，瞄准精准医学、再生医学、人工智能、抗体与疫苗工程、3D 打印等，有效突破。

国家医学中心致力于培养更多学科领军人物和骨干人才，浙大一院更多次面向全球顶级人才抛出橄榄枝，超常规引育高层次人才。仅 2021 年一年，浙大一院就成功引育高层次人才近 40 人，给高峰学科建设注入新的活力。

硬核，优质医疗资源与百姓"零距离"

建设国家医学中心，实现医院的高质量发展，最终的成果都是让患者受惠，实现优质资源与民众零距离。

2020 年 11 月，浙大一院总部正式启用，作为国家医学中心重要支撑平台，院区建设了全国首个基于云架构搭建的医院智慧信息系统。在日常门诊中，患者只需一部手机，即可在移动端实现分时段精准预约、智能分诊导诊、实时就诊进度推送、移动支付及线上预约检验等，最大限度减少无效等候时间。

医院还按照"以学科、器官为中心"分布式设置出 10 个 BLOCK（单元）诊区，患者在一个单元诊区便可一站式完成就医，门诊患者平均预约诊疗率提高了 20% 以上，平均等待时间从超过 60 分钟减少到 15.5 分钟。

"浙大一院探索与国际接轨的现代化医院管理机制，通过'智慧管理'助推'智慧医疗'，在减轻患者医疗负担的同时保障医务人员劳动价值充分体现。"

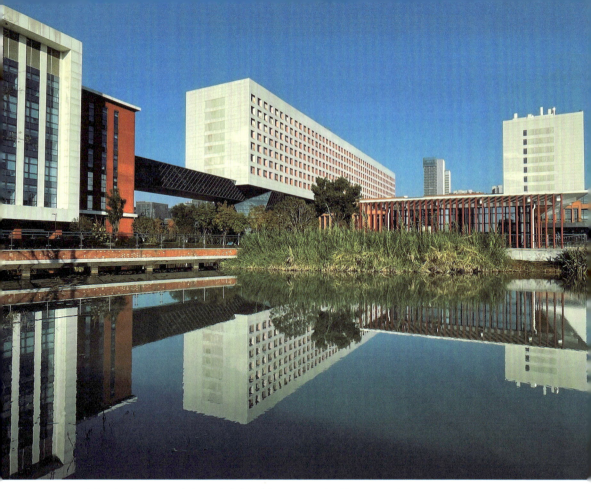

浙一速度、浙一经验、浙一方案……在各个领域内，"浙一"标签都醒目而闪亮

梁廷波说。

　　成效如何，数据说话。浙大一院的患者门诊次均费用增幅、住院次均费用增幅逐年降低，年度住院患者满意度达 93.7%，门诊患者满意度 89.49%。还有一张更亮眼的成绩单，浙大一院在全国三级公立医院绩效考核国家监测考核列全国第六、全省第一。浙一速度、浙一经验、浙一方案……在各个领域内，"浙一"标签都醒目而闪亮。

　　乘风破浪，直挂云帆。一路奋进的浙大一院，必定会为共同富裕奠定一个可期的未来。

加快推动国家医学中心落地浙江

媒　体：浙江日报
时　间：2022 年 3 月 3 日
作　者：余勤
原标题：王浩调研浙大一院并召开省支持国家医学中心建设领导小组会议要
　　　　求　加快推动国家医学中心落地浙江

2022 年 3 月 2 日下午，浙江省省长王浩在浙大一院总部调研并召开省支持国家医学中心建设领导小组会议。他强调，国家医学中心是"国之重器"，创建国家医学中心是落实习近平总书记重要指示精神的重大政治任务，是打造"重要窗口"、争创社会主义现代化先行省、高质量发展建设共同富裕示范区的应有之义。我们一定要胸怀"国之大者"，提高政治站位，坚持国家所需、浙江所能、未来所向、群众所盼，加快推动国家医学中心在浙江落地。

陈金彪、成岳冲、刘忻、任少波出席。会前，与会领导实地考察了浙大一院临床诊疗中心门诊诊间、智慧重症加强护理病房和数字化病房。会议听取了国家医学中心创建总体情况汇报，研究了当前存在的主要问题和下一步工作举措。

王浩充分肯定前一阶段国家医学中心创建工作。他指出，打造国家医学中心绝不是简单地建一所医院，省、市、区三级政府、有关部门和浙大一院要准确领会"打造临床医学高峰、领军人才培养高地、科研成果转化高地"的定位要求，以更高标准更大力度推进各项工作。要抓紧时间完善方案、报批方案，确保第一时间通过国家审批。要尽快完善攻关清单，对标全球一流，对标医学高峰，进一步量化细化，提升攻关清单含金量，真正实现关键核心技术突破。要积极争取浙大二院列入国家医学中心创建名单，做好要素保障，加快推动我省生命健康科创高地建设，提升整体医疗服务水平，更好地满足人民群众对优质卫生健康服务的需求。

研究生第一党支部：肩负责任 勇于担当

媒　体：人民日报
时　间：2021 年 11 月 14 日
作　者：闫伊乔
原标题：浙江大学医学院附属第一医院研究生第一党支部：肩负责任 勇于担当

　　"对于支部目前进行的科研项目、志愿服务工作等，希望师弟师妹们能好好做下去。"浙江大学 2017 级传染病学博士生周梦豪最近正忙着交接自己党支部书记的工作。

　　从 H7N9 禽流感，到埃博拉病毒病，再到新冠肺炎，每当人民生命健康受到威胁时，周梦豪所在的浙大一院研究生第一党支部，总会冲锋在前。

　　这支由 34 名传染病学研究生组成的学生党支部，是一支专业能力突出、勇于承担重任的医学生党员队伍。2016 级博士生吴晓鑫多年潜心研究埃博拉病毒，与团队成员一道开发了一系列具有潜在中和效应的埃博拉病毒抗体，获得两项国家发明专利。他说，"医生党员的作用首先体现在专业水平上。"

　　抗击新冠疫情期间，支部学生发挥学科优势，展现了青年党员的责任与担当。"医院的党员前辈们都冲在第一线，我们也一定要行动起来！"支部党员佘诗琦带领同学组织小区居民成立"武汉紧缺物资捐赠组"，向武汉捐赠 3000 件防护服，在以各种途径捐款捐物支援抗疫的同时，主动传播科学抗疫知识；吴晓鑫参与了杭州市第一例新冠肺炎患者的诊治，率先在国际顶级医学期刊发表了浙江省早期患者的临床特征；支部党员李艳华积极参与新冠肺炎科研攻关项目，为临床治疗提供科学证据，把研究成果应用到战胜疫情中……

"心中有梦、肩上有责、胸中有爱、脚下有路、行之有矩，这是我们希望培养的未来医者。不仅学识高，而且有责任、有担当。"浙大一院党委副书记、研究生党总支书记陈君芳这样概括学校对研究生的培养思路。

"推动党建与学科融合，把同一专业不同年级的学生归为同一支部，有助于学生党员将积累的思考与经验互相交流借鉴，并一直传递下去。"浙大一院教学部副主任胡健波介绍。

关键时刻的勇敢，源于日常的熏陶。记者了解到，多年来，支部注重将理论学习与医学专业属性相结合，坚持"三会一课"制度，组织医德医风、学术道德专题支部会议，医疗法律读本学习等系列活动。还邀请援鄂、援意大利的医院党员代表进行连线，讲授"战疫直播间"系列党课。

在庆祝建党 100 周年之际，支部组织学生党员赴贵州遵义湄潭开展"重走西迁路，践行医者心"暑期社会实践。"在当地进行调研与开展医学科普的过程中，我真切地感受到，县城医疗水平在不断提升。"周梦豪说。

持信仰明灯，守仁爱初心。作为医学道路上的新人，浙大一院的年轻党员们正为建设健康强国贡献着自己的力量。

"浙一速度"守护生命健康

媒　体：浙江日报
时　间：2021 年 11 月 1 日
作　者：林梦婕　王蕊　胡枭峰
原标题："浙一速度"守护生命健康——写在浙大一院总部一期启用一周
　　　　年之际

近几年，到浙大一院就诊的患者都有这样的体验：检查预约的时间更快了，入院等待的时间缩短了，住院的流程更便捷了……

改变的背后，是浙大一院实行党委领导下的院长负责制以来，进行的一场改革。近年来，浙大一院深入实施"一快两好"，以速度为突破口，全面提高医疗质量和服务态度。根据 2019 年度全国三级公立医院绩效考核国家监测考核结果，在这场全国共 2413 家三级公立医院同时参加的"国考"中，浙大一院以国家监测指标排名全国第六，全省第一的高分成绩进入"A++"序列，位列国家队"第一方阵"。2021 年，传染病国家医学中心落户浙大一院，医院又先后获批全国公立医院高质量发展试点单位和国家医学中心创建单位。

2020 年 11 月 1 日，浙大一院掀开了发展史上新的一页：

总部一期（余杭院区）正式启用，呈现庆春、总部一期、之江、城站四大临床院区齐头并进的创新布局，开启公立医院高质量发展新征程。"上新"一年后，再次走进浙大一院（余杭院区），我们看到的是一幅信息化智能化高度集成、随处可见"浙一速度"的澎湃场景。

以人为本，信息化可以这样"快"

"马上打止血绷带，连上监测设备！"浙大一院的 5G 救护车快速飞驰着，车内患者的心电图、超声图像、血压、心率、氧饱和度、体温等生命体征实时数据同步传输到了医院。急诊科的专家通过院内实况屏幕查看车上的抢救情况，指导救护车内医生，做好院前急救。

这名司机发生车祸，从救护车抵达医院，再到病患进入手术室，只花了 19 分钟！ 5G 救护车实现了"上车即入院"，这个时长再次刷新了"浙一速度"。

浙大一院总部一期急诊创伤中心主任杨小锋介绍，传统的 120 救护，医生只能在救护车上做一些简单的救护。现在，医院通过分解实施"提升救护车数字化水平""提升医院急救远程指挥数字化水平""救护车医疗数据与医院数据共享"三项任务，将串联的工作流程通过数字化手段实现并联，将专业救治关口前移，提升了抢救成功率。

从 2021 年 3 月 11 日运行以来，浙大一院通过"急救一体化"场景救治的患者中，急性脑卒中患者进入医院到静脉溶栓开始给药时间的平均数从 56.8 分钟缩短至 46.25 分钟；胸痛中心患者入院门到导丝通过平均时间从 80 分钟缩短至 64 分钟，急性 PCI（经皮冠状动脉介入治疗）心梗病死率为零。

为患者"跑"出生命的速度背后，是浙大一院随总部一期新建而同步规划的医疗信息化、智能化顶层设计。依托数据共享协同，总部一期打破了传统学科划分格局，按照"以学科、器官为中心"分布式设置出 10 个 BLOCK（单元）诊区，每个 BLOCK 诊区都设有采血窗口等布局，利用"个人终端"实现诊疗全流程，高效精准调配医疗资源，最大限度方便患者。

通过数字化改革，在一个 BLOCK 诊区实现"一站式就医"，大大缩短了就诊时间，减少了患者来回奔波造成的不便。

"没想到隔了这么长时间，还能在这里调出四五年前去庆春院区做的检查结果。医生在电脑上直接就能看到，有了历次检查结果作为参考，就可以更准确地分析我妈妈这回的病症了，也省得我跑一趟市区去找这些单子了。"陪母亲来总部一期看病的王女士，对这次"最多跑一次"的就诊服务连连称赞。

2021 年 10 月 3 日，浙大一院庆春、总部一期、之江、城站 4 个院区完成了所有数据搬迁上同一朵"云"，彻底打破了数据壁垒。自此，人工智能等"黑科技"与就医全流程便捷化服务更深度融合、渗透于医院所有院区。

用浙大一院医工信息部副主任周敏的话来说，这样的"破壁"就是让浙大一院的所有医疗信息都用同一种语言表达出来了。"医院的动态数据均会第一时间上传并同步到云端，而'云'也可实现跨院区患者转移、医生多院区智能排班、检查检验智能多院区预约等多种应用。讲'同一种语言'的最终目的，是医院在诠释以人为本的医疗服务理念。"

智慧医院，黑科技提升服务效率

提升服务效率，以更快的节奏提供更优质的服务，是浙一智慧化改革的指向。在总部一期与之江院区病房，智能耗材柜是护士们工作中不可或缺的"搭档"。它取代了之前的耗材库房，利用信息化手段对医用耗材进行精细化管理，柜中每一件耗材自带芯片，放入、拿出都会被系统识别计数。当耗材总数少于"警戒线"时，系统便会作出补充的提醒，并通过智能化物流系统运送至病房。

"以前我们每周都要人工申领一至两次，还得估算好未来一周的耗材量，等耗材送来后还要清点，再摆放入库房，而且还得定期查看有效期"总部一期 2 号楼 9 楼西区病房护士长金琪说，"如果没有智能耗材柜，总务班的护士每天都要花上三四个小时在这项工作上。"如今，这些烦琐的工作都由高科技设备来完成，医护人员就能更专注地为患者服务了。

像这样提升医院效能的硬核装置还体现在院内的物流配送上。为了在最短的时间内将医用物资快捷稳妥地运送到指定地点，浙大一院在规划建设总部一期时，还颠覆了传统的医院物流运输模式，让高科技代替人工快速流动起来，前瞻性地打造了"海陆空"智慧物流系统。

在总部一期头顶上方的天花板，有覆盖了所有住院病区和主要后勤及医技科室的轨道小车系统，负责智能运输院内所有的中小型物资；医院墙体内，嵌入了气动物流传输系统，自动传送各科室之间特定的轻量、高频、快速的物品传输种类，如血液、药品、检验样本、病历等；地面上，还有会走路、会开门、会坐电梯的自动导引运输车（automated guided vehicle，AGV）机器人，自动导航，装卸大宗物资。

由此，畅通无阻的智慧物流让配送服务更加快捷了——从医生开完处方到患者可以取药，最快 8 秒钟；医院各科室之间平均每日启动物流载货运转 644 趟，仅 2.9% 的用户等待时间超 5 分钟，原本运货过程中占用的电梯等空间资源也还

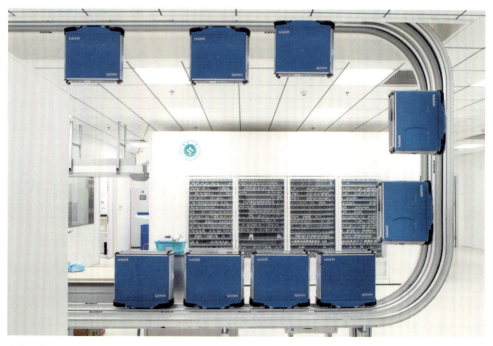

浙大一院总部一期内负责智能运输院内物品的中小型物资轨道小车系统

给了病人。

同时，让高科技代替人工也意味着医护人员有了更多时间与精力服务患者，开展科研工作。近年来，浙大一院牢牢把握人才这"第一资源"，加速会聚高端人才，引育了一大批高层次人才，并聚焦重大科研攻坚突破，科研转化成果显著。

下一步，浙大一院将以打造国内自动化集成度最高的智慧医院为目标，依托信息化、智能化建设，不断提升服务质量，进一步改善服务态度，推动医疗高质量发展。

高效就医，医疗服务模式再升级

"体检报告显示我有中度脂肪肝、血脂偏高等，最关键的是右肺有一个约1厘米大小的磨玻璃结节。"32岁的小程从事IT行业，面对刚拿到的体检报告，有些不知所措，"一开始真不知道该挂什么科看病，后来看到浙大一院的网络挂号平台'上新'了'肺结节多学科联合门诊'，就赶忙抢了个号。"

在浙大一院的肺结节多学科联合门诊，小程对面"集结"了来自呼吸内科、普胸外科、放射科的专家，他们一起对小程的肺结节形态进行了影像学分析研判及讨论，最终建议他尽快进行手术，并为其初步制定了手术方案。

最近，有不少像小程一样的患者，在浙大一院通过多学科联合门诊获得了MDT"一站式"服务。随着现代医学发展，专科越分越细，依靠某一学科"单兵作战"，有时候很难为患者提出合理的诊疗方案。而多学科联合门诊更像是"团战"，由各个领域资深专家联合而成，在精准高效为患者制定诊疗方案的同时，避免了患者反复奔波于不同科室间，最大限度地提升了患者就医体验。

目前除了肺结节外，浙大一院已有数十个病种多学科联合门诊号源开放预约，后续还将以患者需求为导向，不断推出新的病种多学科联合门诊。

服务模式的创新，还体现在"日间手术"的普及上。前不久，刚上高一的小孟因心脏存在卵圆孔未闭，导致头痛难忍。"只要请一天假，24小时内就可以做完手术出院。"当小孟父母听到李伟栋主任医师说出这套心脏手术的方案时，

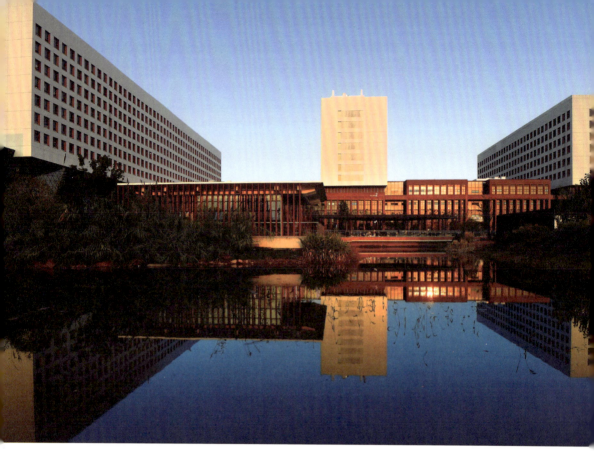

浙大一院总部一期

难以置信。

用一天的时间，能实现从入院、手术到出院吗？

在浙大一院日间手术中心，可以！

"日间手术"缩短了住院时间，但手术技术含量和服务质量并没有降低——对应科室会为患者制定个性化随访表，定期进行电话追踪随访，根据患者身体状况给出意见。同时，日间手术病房还为患者建立术后微信群，便于患者能及时、便捷、有效地与医护沟通。

平均住院日，往往是衡量医院管理水平的一个重要综合性指标，可谓牵一发而动全身。通过推进一站式入院服务、日间手术等一系列改革措施，浙大一院2021年1月至9月平均住院日"瘦身"至5.18天，在改善院区条件的同时，也提升了患者的就医体验。

"我们会把患者术前检查、手术评估等工作前置，基础检查当天完成，大型检查次日完成，大部分患者入院后当天或次日就能完成手术，而这在以前肯定是做不到的。"浙大一院入院服务中心主任张露莎介绍，入院流程提质增速得益于"预住院"模式多院区床位资源实现统筹管理且快速流转，打消了患者对"床位紧""排长队"的顾虑。

心中有信仰、脚下有力量。作为全国公立医院高质量发展试点单位，当前，浙大一院正以"一快两好"为突破口，全面改善医疗服务质量和就医环境，发挥行业标杆效应。在高速发展中凝练"抓住机遇、深化改革，不怕困难、勇于担当，党建引领、组织保障的'浙一经验'"，加快提升"浙一速度"，奔向美好未来。

▌"双带头人"工程助推公立医院高质量发展

媒　　体：人民政协网
时　　间：2021 年 10 月 25 日
作　　者：李木元　韩月　杜晓
原标题：党建引领公立医院高质量发展——访浙江大学医学院附属第一医院党委书记梁廷波

　　2021 年全国两会期间，习近平总书记在看望参加全国政协十三届四次会议的医药卫生界、教育界委员并参加联组会时强调，要把保障人民健康放在优先发展的战略位置，坚持基本医疗卫生事业的公益性，推动公立医院高质量发展，为人民提供全方位全周期健康服务。2021 年 6 月初，国务院办公厅印发《关于推动公立医院高质量发展的意见》（以下简称《意见》）。文件明确了推动公立医院高质量发展坚持的原则、目标以及路径等。

　　为学习贯彻习近平总书记重要讲话精神，推进《意见》落实，人民政协网开设"助推公立医院高质量发展——委员专家访谈"栏目。本期采访嘉宾为浙江大学医学院附属第一医院党委书记、浙江大学医学院副院长梁廷波。——编者记者：高质量发展是"十四五"乃至更长时期我国经济社会发展的主题。为何要高度重视公立医院的高质量发展，释放了什么信号？

梁廷波：这次抗击新冠肺炎疫情，公立医院承担了最紧急、最危险、最艰苦的医疗救治工作，发挥了主力军作用。毋庸置疑，改革开放 40 多年来，公立医院得到了快速发展，为解决群众"看病难、看病贵"问题发挥了巨大作用。但也必须看到其发展存在诸多短板，以前是粗放式发展，创新能力是不够，规模扩张是不科学的。

公立医院高质量发展包括以下几个方面。第一，在解决"看病难、看病贵"问题上，管理手段要深化改革创新；第二，医疗技术上要加强创新，不能总是跟着国外的步伐。第三，运行模式要从粗放管理转向精细化管理，在资源配置上要从注重物质要素转向更加注重人力资源要素。

记者：老百姓得了病常说的一句话是，到大医院看看。由此，我们想到了清华大学原校长梅贻琦说过的一句话："所谓大学者，非谓有大楼之谓也，有大师之谓也。"以此类比来看，我们如何理解大医院的大？

梁廷波：很多老百姓认为的"大医院"指的是医疗技术水平较高的医院。当然，医疗技术也伴随着医院规模的扩大得到了提升，这是长久以来我国医院发展形成的一个趋势。

目前，我国基层医疗机构存在人才匮乏、医疗条件设备落后、医疗经验不足等短板，所以老百姓生了大病，都想到大医院去，这是可以理解的。但大医院不能无限地扩大规模，而要像大学一样要有大师，要有医学大家。所以，医院要不断提升临床研究水平，提高医疗服务质量，加强医疗人才培养，以不断满足患者需求。同时，还要加强群众对基层卫生体系的信赖度，把常见病、多发病解决在乡镇、社区，这样"看病难、看病贵"的难题才能破解。

记者：《意见》强调了公立医院高质量发展要实现四大创新：体系创新、技术创新、模式创新、管理创新。您更看重哪个创新？原因是什么？可否结合浙大一院的发展状况谈谈原因？

梁廷波：我认为最重要的是模式创新。思想的转变能带动模式的转变。没有

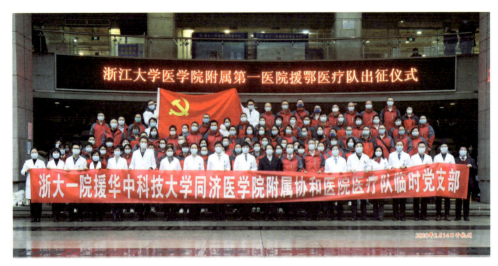

浙大一院援鄂医疗队出征仪式现场

思想的转变，就没有模式的转变，就很难实现医院的高质量发展。

浙大一院也在不断地思考，逐步地探索。从党的建设上，浙大一院不断加强基层党组织建设，充分发挥基层党组织的战斗堡垒作用和党员的先锋模范作用。医院现有 9200 名职工，在职党员 3400 余名，这是一个巨大的力量。如果每个党员发挥应有的先锋模范作用，医院的创新模式、工作效率、精神面貌将会焕然一新。这就为公立医院的高质量发展提供了很强的组织基础和政治保障。

近几年来，浙大一院实施党建、学术"双带头人"培育工程，把一些优秀的党员培养成学科带头人或者学科后备带头人。同时，我们还将学科带头人培养为党建带头人。目前，医院 82 个在职职工党支部书记都由科室负责人担任，实现了双带头人全覆盖。

记者：新冠肺炎突如其来，浙大一院有 1000 余名党员主动请缨驰援武汉。您作为院党委书记领导全院职工日夜奋战，当时是怎么考虑的？抗疫期间如何发挥党员先锋模范作用？

梁廷波：当时，浙大一院有 1000 多名党员踊跃报名驰援武汉，我的心情非常激动。在不知新冠肺炎病毒的毒性和致死率的情况下，医护人员会不会感染，全然未知。当时我非常担心，内心也有压力，但更多的是感动。广大党员干部要平常时候看得出来、关键时刻站得出来、危难关头豁得出来，在武汉发生疫情期间，浙大一院的党员同志冲锋在一线，每一个党员就是一面鲜红的旗帜，这是浙大一院党员发挥先锋模范作用最忠实的体现。

记者：我们知道浙大一院作为浙江省最早的新冠肺炎省级定点救治医院，承担了浙江省危重症患者集中救治任务，过去一年多来，实现了医护人员"零感染"、疑似患者"零漏诊"、确诊患者"零死亡"的"三零"成绩，这个成绩是如何取得的？

梁廷波：能实现"三零"成绩，最重要的原因是浙大一院发挥了党员的先锋模范作用，每位学科带头人、每位党员深入一线，深入到患者床边，无所畏惧。另外，我们把高水平的医疗专家放在一线，勇担重任。同时，我们的党员干部是深入一线的。也就是说，我们把最好的专家，把党员干部放在了一线的主战场，他们提供了组织保障、技术保障、管理保障。

记者：您一直非常支持医院器官移植科室建设，特别是针对先天性胆道闭锁贫困患儿启动了"小黄人"救治项目，减免患儿的治疗费用，初衷是什么？项目进展如何？

梁廷波："小黄人"救治项目是两年前我们开展的一个公益活动。该公益活动主要是为终末期肝病患儿提供免费救治。

我们都知道小孩子出生以后，有生理性的黄疸，一两个星期就消失了。但有一些孩子出生以后，胆道是闭锁的。先天性胆道闭锁患儿的胆汁无法从胆管顺利排出，随之浑身蜡黄，变成"小黄人"，并逐渐发生不可逆转的淤胆型肝硬化，终至肝功能衰竭，很多活不过一岁。唯一的治疗方法就是做肝移植，平均费用在15万至20万元之间，这对于一个普通家庭尤其是经济欠发达地区的家庭来说，是个巨大的负担。

当时，脱贫攻坚进入决战决胜的关键阶段，帮助患病困难群众实现医疗脱贫是重要的一环，因此浙大一院发动公益基金会、爱心人士捐款捐资来提供医疗费用，由浙大一院提供医疗技术，启动"小黄人"救治项目。该项目面向全国尤其是广大西部地区经济困难患儿家庭实施精准健康帮扶，切实减轻患儿家庭医疗经

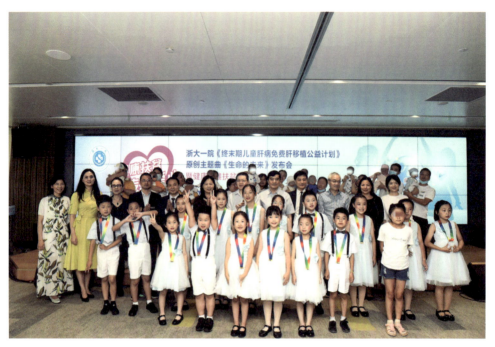

浙大一院终末期儿童肝病免费肝移植公益计划（"小黄人"公益计划）主题曲《生命的未来》发布

济负担，保障更多终末期肝病患儿得到科学、优质、高效的救治。开展至今，浙大一院已为近400例"小黄人"开展免费肝移植手术。

我们会持续把"小黄人"救治项目做下去，让更多经济困难家庭的孩子得到救治，为患者提供更加优质的医疗服务。

记者：近年来，国家大力推进"互联网＋医疗"和数字化医疗，数字化改革浙江一直是高地，而且成立了省委书记挂帅的数字化改革领导小组，可否介绍一下您对数字化医疗的理解？

梁廷波：医院的发展离不开数字化，比如医院的电子病历系统、检查系统、管理系统等，有了人工智能、5G技术的应用，医院运转更加便捷和高效。

截至目前，浙大一院已经与200多家医院建立了远程会诊机制，开展远程医疗，有效打破了地域空间限制，集合最优质的医疗资源，让患者少奔波，避免反复就诊，为患者获得更好、更合理的治疗方案提供更多机会。

5G技术也为当下医疗救助带来了一些切实的改变，举个例子：5G智慧救护车可以通过车内搭载的 5G 网络，将救护车上的超声仪、心电图机、生命监护仪等医疗影像设备的音视频检查资料无损地传回医院急救中心，急救中心医生可实时监测获取救护车内患者的生命体征信息，院内专家与救护车上的医生可实时互动、紧密配合，针对患者病情，进行远程诊断和抢救指导。同时医院可根据车内 5G 系统传输的数据提前做好手术准备，极大缩短了抢救响应时间，为被救治者争取更大的生存机会。

记者：对于未来浙大一院高质量发展，您有什么样的期待？心中有没有一些小目标？

梁廷波：我的期待很多，梦想也很多，希望都能成真。今年是"十四五"规划开局之年，浙大一院将坚持"更高质量、更加卓越、更受尊敬、更有梦想"的战略导向，高标准谋划"十四五"，瞄准生命健康人才高地、国际一流医学中心、现代化未来医学城等目标不断前进。同时，努力开创国际性的重大原创成果，缩小我们与国外的差距。另外，浙大一院要不断创新工作方式和管理模式，调整医务人员的薪酬水平，激发广大医务人员干事创业的动力和活力。当然，作为一名肝胆胰外科医生，我也会努力在专业上进一步发展，在临床研究创新上有所作为。

浙大一院党建引领高质量内涵式发展

媒　　体：都市快报
时　　间：2021 年 7 月 1 日
作　　者：金晶　王其玲　王蕊
原标题：心中有信仰　脚下有力量　浙大一院党建引领高质量内涵式发展
　　　　　为"重要窗口"实现高质量发展建设共同富裕示范区贡献"浙一力量"

　　百年征程波澜壮阔，百年初心历久弥新。在庆祝中国共产党成立 100 周年之际，中共中央决定，表彰全国优秀共产党员、全国优秀党务工作者和全国先进基层党组织。浙大一院党委书记梁廷波荣获"全国优秀党务工作者"称号。在"七一勋章"表彰大会上，作为全国"两优一先"代表，梁廷波认真聆听习近平总书记的重要讲话，深受教育，"中国共产党人坚定信念、践行宗旨、拼搏奉献、廉洁奉公的高尚品质和崇高精神，将激励我们广大医务人员在本职岗位上不懈奋斗。"梁廷波表示，一定把习近平总书记的重要讲话带回医院，与全院 3716 名党员认真学习，把"七一勋章"获得者的先进事迹和崇高精神学习好，宣传好，他们的事迹可学可做，他们的精神可追可及，是每个党员的表率与楷模。他提到，"我们全体党员将进一步坚定理想信念，不忘初心使命，坚持'人民至上，生命至上'，踏实做好本职工作，围绕患者的所急所想，围绕医院高质量发展，持续探索、赓续拼搏、勠力同行，为人民群众提供最优质的医疗卫生健康服务。心中有信仰，脚下有力量，在全面建设社会主义现代化国家新征程上，向着第二个百年奋斗目标、向着中华民族伟大复兴的中国梦奋勇前进！"作为全国优秀党务工作者，近年来，梁廷波带领浙大一院党委班子，发挥党委核心作用，紧紧围绕加强党的领导、加强党的建设，发挥党建引领作用，促进医院高质量内涵式发展，积极探索新时代党建工作的新路子、新经验。"通过学党史、悟思想、办实事、开新局，真正做到学史明理、学史增信、学史崇德、学史力行，在创新中继承，在奋斗中学习，在奉献中实践。以更加昂扬的姿态，高质量推进'十四五'规划实施和医院建设发展，为浙江努力成为新时代全面展示中国特色社会主义制度优越性的重要窗口和高质量发展建设共同富裕示范区作出浙一贡献。"梁廷波说道。

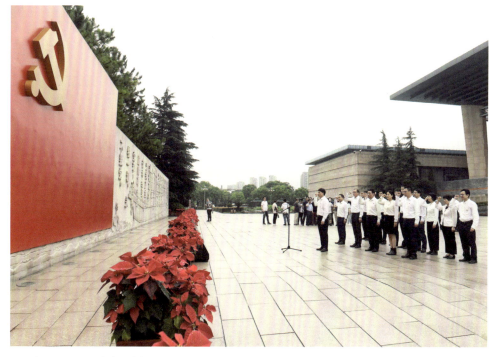

2021 年 6 月 19 日，浙大一院党委书记梁廷波带领党委班子等一行近 20 人来到嘉兴南湖革命纪念馆，重温"红船精神"。在宣誓墙前，梁廷波书记领誓，大家高举右手，重温入党誓词

探索新时代党建工作新路子
使党组织活起来、硬起来、强起来

2018 年 12 月 17 日，浙大一院正式实施党委领导下的院长负责制，积极探索新时代党建工作的新路子、新经验，充分发挥医院党委把方向、管大局、作决策、促改革、保落实的领导作用。

新时代，如何建设公立医院的党组织？如何把医疗、教学、科研和党组织建设有机结合？如何把制度保障转化成高尚的医德医风、学科建设的动力及培养人才的优势？梁廷波书记带领党委班子，做了很多积极的探索，把党的建设要求写入医院章程，把党的领导融入医院治理各环节，加强党建引领，从党委、党总支、党支部、党员等多个层面不断加强党对医院事业发展的领导。

通过加强党委班子建设，提高领导和驾驭医院发展的能力，促进医院"双一流"建设；

通过党建和业务两手抓、双促进，加强干部和人才队伍建设，实施"双带头人"培育工程，改变党建和业务工作"两张皮"的现象；

通过开展新时代基层党组织党建示范创建和质量创优工作，规范"三会一课"和主题党日等基层组织建设，加强党员理想信念教育，增强党组织凝聚力和战斗力，改变党员表率作用不明显的现象；

通过落实一系列激励和约束举措，从严管理，落实党建责任，真正使党组织活起来、硬起来、强起来。

这样积极的探索，好处显而易见。"我们落实党支部书记向院党委述职全覆盖，在科室的人员评价晋升、重大事项决策上，都有党支部书记的身影；把优秀党员培养成学科带头人，把学科带头人发展为中共党员，目前我们82个在职党支部书记均兼任内设机构负责人。"梁廷波书记说，"通过党建新路子新举措，医院的凝聚力、向心力、感召力不断加强，各个团队空前团结。"

扎实开展党史学习教育
"我为群众办实事"赢得患者好评

2021 年是中国共产党成立 100 周年。自启动党史学习教育以来，浙大一院坚持规定动作和自选动作相结合，开启党史学习教育系列专题讲座、组织党史知识竞赛和考试、编印党史知识口袋书，保障全院党员学习用书全覆盖，营造党史学习教育良好氛围，不断推动党史学习教育做深、做实。

2021 年 3 月起，浙大一院开展"党员亮身份""我为群众办实事"活动，全院党员佩戴党徽、挂牌服务，亮明身份，强化责任意识。部分临床科室党支部结合学科特点，联合双下沉医院、社区卫生院、学校等单位，开展了"学史力行"为主题的党员义诊、患者关爱、保健知识宣教、中医药文化进校园等丰富多彩的主题党日活动；行政后勤科室党支部，组织党员积极参加"公益一小时"党员志愿服务活动，为民服务办实事。

2021 年 6 月 26 日，由浙大一院党支部书记、党员专家、党员护士长带头，庆春、总部一期、之江三大院区同步开展"庆祝中国共产党成立 100 周年大型义诊活动"，扎实推进"我为群众办实事"举措。

"没想到在家门口就能找浙一的王牌专家看病，还是免费的，太幸运了。"总部一期义诊现场，32 岁的患者小王感慨道。

发挥党组织中流砥柱作用
打赢疫情防控阻击战　创造世界瞩目的"浙一方案"

2020 年，全球各个国家都遭遇了新冠肺炎疫情的肆虐。浙大一院党委始终将人民群众生命健康放在第一位，坚持党建引领，充分发挥党支部战斗堡垒作用和党员先锋模范作用，积极践行"守土有责、守土担责、守土尽责"光荣使命，坚决贯彻落实医疗救治"四个集中"原则，坚持统一领导、统一指挥、统一行动，开辟省内、省外、国际三大战场，打赢了疫情防控阻击战，创造了令全世界瞩目的新冠肺炎防治"浙一方案"。同时积极指导全球 232 个国家和地区共同抗疫，编写 28 个语种的新冠防控手册分享共享抗疫经验，阅读下载量近 180 万，为构建人类命运共同体贡献中国力量，充分诠释了人民至上、生命至上的理念。

疫情期间，党委书记梁廷波带领医院党委，先后火线召开 13 次专题党委会，在之江院区隔离病房主战场和驰援武汉一线先后成立 4 个临时党支部，全院 2700 多名党员响应组织召唤、随时冲锋，1000 余名党员主动请战投身抗疫一线，在关键时刻凝聚前线力量，构筑起一座座战斗堡垒。

"我们的综合监护室党员郑霞，是浙江省第一位驰援武汉的医生，把浙大一院的重症救治技术带到武汉；在之江院区主战场，我们成功完成全球首两例老年新冠患者肺移植；帮助新冠肺炎孕妇成功诞下宝宝'小汤圆'，母女平安；成功治愈 96 岁高龄新冠患者；我们集结多支应急医疗队驰援湖北武汉'重灾区'、援助意大利……"梁廷波书记说，在这场抗疫阻击战中，有 78 名医护人员在一线递交了入党申请书，22 人在一线确定为入党积极分子，12 人吸收为预备党员。

"作为浙江省最早的新冠肺炎诊治定点医院和省级专家组组长单位，我们坚守浙江抗疫主战场。全院党员干部职工开启 24 小时 ×7 天工作模式，承担全省危重症患者救治的任务。我们累计收治确诊患者 105 例，80% 以上为重症和危重症患者，实现了医护人员'零感染'、疑似患者'零漏诊'、确诊患者'零死亡'的目标。"梁廷波书记说道。

2020 年 9 月，浙江大学医学院附属第一医院党委被授予全国先进基层党组织称号和全国抗击新冠肺炎疫情先进集体荣誉称号。

坚持公立医院公益性
党建引领医院高质量内涵式发展

作为一家肩负社会责任的公立医院，浙大一院在祖国医疗卫生事业的发展历程中，时时心系群众、事事为了人民、处处胸怀社会，始终牢记以卓越的医疗品质促进人类健康的使命，努力践行"人民至上、生命至上"的理念，在满足患者就医需求中，不断提亮医院鲜明底色。

在医教研等各项工作中，浙大一院充分发挥党建引领作用，发挥党支部和党员的表率作用，通过党建和业务两手抓、双促进，深化改革、创新发展，有力地推动了医院内涵式发展，引领医院从优秀迈向卓越。

2019 年，医院获批全国唯一一家感染性疾病国家临床医学研究中心，成为首批委省共建国家传染病医学中心和综合类别国家区域医疗中心牵头建设单位。

1 年内顺利新开 2 个三甲标准的综合性新院区——浙大一院之江院区和总部一期。

在 2020 年发布的复旦版中国医院排行榜中，浙大一院综合排名全国第 14 位，连续 11 年保持浙江第一，6 大专科进入全国排名前 10 位。

在 2020 年发布的中国医院科技量值中，浙大一院综合排名跻身全国前 3，7 大专科进入全国前 10。同年公布的全国三级公立医院绩效考核国家监测考核结果，浙大一院排名位列 A++ 等级，全国仅 1%。

梁廷波书记表示，下一步，医院将坚持"面向世界科技前沿、面向经济主战场、面向国家重大需求、面向人民生命健康"，通过"双下沉两提升""关注一老一小""优质资源增质扩容""高层人才培养""国家医学中心创建"等举措，持续推动医院高质量发展。

"未来，希望浙大一院能打造成为在国际上都响当当的医学中心。这是所有浙一人的梦想，我相信，也是能够实现的梦想。"梁廷波书记说。

截至 2021 年 7 月，浙大一院有党员 3716 人，其中在职职工党员 3046 人，离退休职工党员 289 人，学生党员 381 人；现有党总支 10 个，其中 8 个在职党总支、1 个离退休党总支、1 个学生党总支；党支部 106 个，其中 82 个在职党支部、8 个离退休党支部、16 个学生党支部。

心中有信仰 脚下有力量

媒　体：央视一套新闻联播
时　间：2021 年 6 月 30 日
原标题：【奋斗百年路　启航新征程】心中有信仰　脚下有力量　习近平
　　　　总书记在"七一勋章"颁授仪式上的重要讲话催人奋进指明方向

在庆祝中国共产党成立一百周年之际，浙大一院党委书记梁廷波作为"全国优秀党务工作者"代表，接受央视一套《新闻联播》采访表达了对"重要讲话"的感想。以下为新闻报道摘录：

【导语】

百年风雨兼程，百年风华正茂。在庆祝中国共产党成立 100 周年"七一勋章"颁授仪式上，习近平总书记指出，受到表彰的"七一勋章"获得者身上生动体现了中国共产党人坚定信念、践行宗旨、拼搏奉献、廉洁奉公的高尚品质和崇高精神，希望每名党员都能够在民族复兴的伟业中为党和人民建功立业。习近平总书记的重要讲话在"七一勋章"获得者、全国"两优一先"表彰对象等受表彰群体及广大党员干部中引发热烈反响，大家表示，一定牢记总书记的勉励和嘱托，坚定理想信念、坚定奋斗意志、坚定恒心韧劲，砥砺奋进、接续奋斗，在全面建

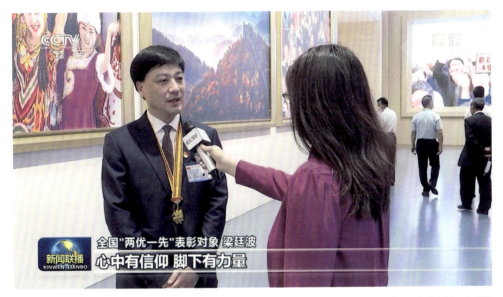

梁廷波书记接受央视记者采访

设社会主义现代化国家新征程上，向着第二个百年奋斗目标、向着中华民族伟大复兴的中国梦奋勇前进！

【正文】

习近平总书记指出，100年来，我们党矢志践行初心使命，团结带领人民在中华民族发展史和人类社会进步史上写下了壮丽篇章，一代又一代中国共产党人谱写了气吞山河的英雄壮歌。习近平总书记强调，坚定信念，就是坚持不忘初心、不移其志，以坚忍执着的理想信念，以对党和人民的赤胆忠心，为党的理想信念顽强奋斗、不懈奋斗。

【同期声】

习近平总书记："践行宗旨，就是对人民饱含深情，心中装着人民，工作为了人民。以为民造福的实际行动诠释共产党人'我将无我，不负人民'的崇高情怀。"

【正文】

总书记的讲话激荡着每一位共产党员的心，大家表示，要永远信党爱党为党，把对党和人民的忠诚和热爱牢记在心目中、落实在行动上，在各自岗位上顽强拼搏，不断把为崇高理想奋斗的实践推向前进。

【同期声】

全国"两优一先"表彰对象梁廷波："总书记讲心中有信仰，脚下有力量，我们要坚定信念践行宗旨，把'人民至上、生命至上'的重要指示精神落实到我们的日常工作中。"

【正文】

习近平强调，拼搏奉献，就是把许党报国、履职尽责作为人生目标，努力创造无愧于党、无愧于人民、无愧于时代的业绩。廉洁奉公，就是保持共产党人艰苦朴素、公而忘私的光荣传统，永葆清正廉洁的政治本色。广大党员干部表示，一定牢记总书记的要求，保持"敢教日月换新天"的昂扬斗志，恪守明大德、守公德、严私德的自律修养，体现共产党人的精神风范。

习近平总书记指出，新时代是需要英雄并一定能够产生英雄的时代。总书记的谆谆教诲激励着广大党员干部，坚定理想信念、坚定奋斗意志、坚定恒心韧劲，在以习近平同志为核心的党中央的坚强领导下，在民族复兴的伟业中为党和人民建功立业。

（内容有删节，仅选取与浙大一院相关的部分）

城站院区建设新大楼　更加方便患者就医

媒　　体：杭州网
时　　间：2021 年 3 月 15 日
作　　者：王蕊　胡枭峰
原标题：直通地铁！浙大一院城站院区将建设新大楼，患者不出地铁站即
　　　　可就医！

杭州城站，市中心的交通枢纽之一。今后，坐地铁到城站从 5 号线 F 口出来，可以到达一幢新建的 6 层小高楼，这幢楼就是，浙大一院城站院区的医疗综合楼。

2021 年 3 月 15 日一早，阳光明媚。浙大一院城站院区（浙大一院潘方仁分院）提升改造一期工程暨地铁上盖物业项目开工仪式举行，标志着该项目全面动工建设，出了地铁就能享受优质医疗资源将在不久后实现。

浙大一院党委书记梁廷波教授携院领导班子与部分临床科室、职能科室负责人参加开工仪式，仪式由院长、党委副书记黄河教授主持。

梁廷波书记在讲话中表示，长期以来，医院高度重视各院区医疗环境和服务效能提升，一直积极推进老旧院区改造，着力改善患者就医环境。2005 年 1 月，医院成建制接收原杭州铁

路中心医院作为我院城站院区，使用至今已逾15年，设施老旧，功能不足，无法满足人民群众的就医需求。

他指出，经医院领导班子积极谋划，努力争取，在浙江省发改委、浙江省卫健委、上城区政府、杭州市地铁集团等相关部门单位的大力支持下，项目总建筑面积超1万平方米的城站院区提升改造一期工程终于落地开工，这是优化就医流程，改善医疗环境，扩大优质医疗资源辐射能力的一件好事，也是医院"十四五"开局之年首个开工的基建项目，它的建成必将有效疏解庆春院区医疗压力，推进多院区协同发展，全面提升医院医疗服务能力。

激情洋溢的讲话振奋人心，施工单位代表、监理单位代表先后表态，将全力以赴高质量建设好项目。

随后，院领导手持铁锹，为项目培土奠基。

浙大一院城站院区地铁上盖物业项目位于院区南侧预留用地，将建成集医技、病房等功能于一体的6层医疗综合楼，地下一层与地铁五号线城站站F出入口相接，楼内设有入院服务中心、收费处、病房、ICU、手术室等。

此次项目的开工建设，是医院秉持人民至上、以患者为中心的具体体现，将在未来极大改善就医环境，提升患者就医体验，实现与庆春院区、总部一期、之江院区等医疗主院区构筑更紧密的地铁交通网络，便捷患者就医。站在"十四五"开局之年，以更高品质的基建工程推动更高质量的医院发展，该项目的开工将加速推进医院多院区集团化、同质化发展迈入新阶段。

以改革创新精神打造现代化医学窗口

媒　　体：浙江日报
时　　间：2021 年 1 月 4 日
作　　者：梁廷波
原标题：梁廷波：以改革创新精神打造现代化医学窗口

　　人民健康是社会文明进步的基础，是民族昌盛和国家富强的重要标志，也是广大人民群众的共同追求。习近平总书记历来高度重视卫生健康事业的发展，他强调，没有全民健康，就没有全民小康。公立医院作为服务人民群众医疗健康的主力军，在国家基本医疗卫生服务体系中要充分担责尽责，打造现代化一流医学中心展示窗口。

锚定新课题，以改革突破管理瓶颈

　　在上级有关部门和领导的关心指导下，一代代浙一人砥砺奋斗，浙大一院从"弄堂医院"蜕变为国内一流、国际有影响力的医学中心。近两年来，院党委领导医院驶入了高质量发展快车道，努力解决新问题、研究新课题。

　　一是人员问题，主要表现为对标国家区域医疗中心和国际一流医学中心的定位，人力资源和高层次人才相对短缺。作为浙江大学附属医院，浙一要大力引进和培养人才，创新安家服务、设置过渡待遇等保障措施，目前虽拥有院士、"长江学者"等国家级人才，但仍紧缺具有国际一流影响力的顶尖人才，紧缺涵盖大型医疗中心人力资源的人员编制。

二是空间课题，主要表现为对于布局杭州各城区和下沉市县医联体的分院，医院内部区域空间的高效率管理和外部战略空间的高质量辐射需要提升。多院区运行可以增强医疗服务供给能力、扩大服务人群，但在运行成本核算、分院一体化管理、医疗同质化保障、医院文化整合和学科布局规划等方面仍面临挑战。

三是经济课题，主要表现为基于按疾病诊断相关分组付费改革和公立医院薪酬制度改革，需要切实保障医疗质量并合理降低医疗成本。要为群众提供更加公平可及、综合连续和经济有效的全人全程卫生健康服务，用适宜技术以适宜费用让适宜人群享有适宜的医疗服务。同时进一步保障医院员工共享医院发展成果，让广大员工的收入阳光、体面、有尊严。

笃定新理念，以创新引领发展方向

世界正处在一个以变革、创新、发展、多元化为显著特征的时代，我们立足"重要窗口"建设的新目标新定位，要胸怀"两个大局"，紧紧抓住大有可为的历史机遇，始终保持奋进姿态和创造性张力，深化利民为本、法治为基、整体智治、高效协同理念。

利民为本，必须坚持党建引领。为了人民美好生活奋斗不息，医院党委发挥把方向、管大局、作决策、促改革、保落实的领导作用，强化党的建设，促进党建和业务深度融合，在市场化浪潮中守护公立医院公益性底线就有了更大底气，引领医务人员在关键时刻和危急关头豁得出冲得上，守得住打得赢。

法治为基，必须加强制度建设。树立"法治为基"理念，要明晰制度化、规范化、程序化三个方面的内涵要素，其根本在于增强医院管理制度的稳定性、长期性和全局性，为医院运行过程中每一种重要行为提供约束性规则。加强制度建设也是推进改革创新的必然要求，医院快速发展积累的庞大体量亟需通过制度革新形成"质"的飞跃，释放管理能量，做好管理机制配套衔接，做到彼此呼应，增强整体功能。

整体智治，必须优化信息支撑。系统推进"整体智治"，需要进一步明确"整体"与"部分"的关系，将传统管理方式升级为信息集成的"智治"模式。多院区一体化管理的实现有赖于信息的高度共享，完善现代医院信息发布机制、传送流程和权限管理，促进跨地域跨部门数据安全共享，提高传达效率，降低系统内部沟通成本，逐步形成数字化、精细化、智能化、科学化的管理体系，通过"智慧管理"助推"智慧医疗"。

高效协同，必须明晰权责架构。高效协同是为了稳步推动医、教、研的协同发展，提升医院综合水平。医院全面梳理"三张清单"明晰权责架构，进一步明确行政科室职能和员工岗位职责，处理好各任务各项目之间的边界。另外，为实现平台互联、数据互通、资源互享、能量互动，进一步提升管理效能，在人员管理上加阶梯，晋升通道趋向明朗化，形成正向性激励；在行政管理上减层级，督办落实导向扁平化，避免执行力衰减。

创新是引领发展的第一动力。抓创新就是抓发展，谋创新就是谋未来。我们把创新理念落实到行动中，积极营造有利于创新的医院环境，加快打造高能级科创平台和中心实验平台，激发强大的创新动能，努力在国家和区域战略中承担更大使命。

坚定新道路，以精神凝聚奋斗力量

在新冠肺炎疫情警报拉响后，浙一作为省内抗疫救治主战场之一，在全省疫情防控大战大考中贡献了浙一力量、交出了浙一答卷。伟大抗疫精神是支撑我们不畏艰险、战"疫"到底的强大信念，也是指引我们勠力同心、锐意进取、在新征程上创造新伟业的动力源泉。弘扬伟大抗疫精神，凝聚磅礴奋斗力量，医院将慎终如始守护抗疫大战大考胜利成果，毫不松懈打好疫情防控硬仗，化危为机抓好窗口期机遇期发展主动权。

我们始终注重将精神力量和文化软实力转化为推进医院发展、服务人民健康的强大力量。发挥工会和共青团团结广大员工与青年的桥梁纽带作用，强化人文关怀；以社会主义核心价值观引领医院文化建设，举旗帜、聚人心、育新人、兴文化、展形象。

浙大一院的历史是在接力中传承、在传承中创新的奋斗历程，是变与不变的辩证统一，变革的是思维理念和方法机制，不变的是理想信念和初心使命。要脚踏实地、久久为功，坚定不移保持战略定力，坚持以习近平新时代中国特色社会主义思想为指导，认真贯彻落实党的十九届五中全会、省委十四届八次全会精神，坚定不移沿着省委、省政府指引的路子走下去。按照"四个面向"的要求不断向医疗技术广度和深度进军，筑牢人民健康防线，努力走出一条体现开放性、先行性和示范性的高质量发展路径，以改革创新精神打造现代化国际一流医学中心展示窗口，服务中国方略、体现浙江方针、贡献浙一方案。

"小黄人"求医记

媒　体：新华社
时　间：2020 年 9 月 28 日
作　者：黄筱
原标题："小黄人"求医记

一个普通的家庭，很有可能因病致贫。

一个刚脱贫的家庭，更有可能因病返贫。

自 2019 年 8 月起，截至 2020 年 9 月 23 日，全国近 150 个"走投无路"的贫困家庭在杭州找到了"活"下去的希望。这些家庭虽各有各的难，但难的源头却来自同一个疾病——终末期儿童肝病。

他们的孩子要活下去只有一条路——肝移植，面对高额的手术费，捉襟见肘的现实窘境让他们陷入绝望。

抓不住的 2% 希望

"在外面打工十多年，那是我第一次买高铁票。"2020 年 4 月，从湖南永州农村到深圳五金厂打工没多久，家里的一通紧急电话让陈军慌了神，5 个月的小女儿仙仙得了重病，县医院医生让赶紧去省城大医院看病。从来都是绿皮火车硬座往返的陈军为了早点见到女儿，第一次"奢侈"地买了高铁票回家。"我当时在高铁上手一直抖，很是害怕，我们家从来没有生病严重到说要去省城看病的。"陈军回忆。

到家后看到全身蜡黄、连眼珠都发黄的仙仙，陈军夫妻俩立马带着孩子到了长沙。"98% 是先天性胆道闭锁。"省城儿童医院医生一看检查报告，便告知夫妻俩基本可以确诊为先天性胆道闭锁。先天性胆道闭锁是一种因肝内外胆道出现阻塞而导致的淤胆性肝病，若不及时干预治疗，很快会发展为肝功能衰竭，危及孩子生命。

"医生，那还有 2% 的可能性呢？"陈军像抓住绝望中的救命稻草一样，想要拽住那 2% 的希望。"你们可以选择先吃药治疗，如果吃药治疗一段时间黄疸下去了，那么就是那个 2% 的可能性。"

可是奇迹并没有降临。"孩子已经肝硬化了，要活下来只有一条路——肝移植。"医生说，如果是亲体移植，就是家属捐肝的话，手术费用在十万左右。然而这笔医药费让陈军犯了难，年迈的父母在老家务农，妻子带着 6 岁的大女儿和5 个月的小女儿也在老家生活，陈军每月把打工赚来、省吃俭用的四千多元悉数寄回家中。

陪着女儿在长沙看病的日子里，陈军每晚躺在医院公共区域的长椅上休息，一边向亲朋好友借钱一边流泪。

突如其来的幸运

同病区的病友看到陈军一家的难处，告诉他听说杭州有家医院可以免费救治像仙仙一样的孩子。将信将疑的陈军在网络上搜索到，浙大一院的"小黄人"救治计划，已经累计为 70 位来自贫困家庭的终末期儿童肝病患儿带去了重生。

"我的'小黄人'有救了！"5 月 31 日，陈军和妻子带着仙仙坐了 17 个小时的火车到了杭州。在浙大一院，陈军看到了来自云南、贵州、甘肃等全国各地的终末期肝病贫困患儿。他们有的本已放弃救治，但免费的"小黄人"计划，为他们重新开启了希望的窗户；他们大多数都是第一次来杭州，却无心欣赏一年四季的西湖美景……

医院除免费救治全国贫困"小黄人"，还帮扶患者的家庭经济。患儿在住院期间，医院主动解决家属住宿问题，还为条件合适的家属安排医院物业相关工作，以便解决贫困家庭到离家千里外的大城市看病的后顾之忧。

甘肃省定西市渭源县的茜茜因为肝豆状核变性导致肝硬化肝衰竭，需要肝移植手术。"去杭州吧，那里有家大医院可以为贫困患儿免费做肝移植。"兰州当地医院医生给绝望的他们指了一条路，由于亲体移植匹配不成功，茜茜只能等供肝。虽然不必再为手术费担忧，但为了应对等待期在杭州的生活开销，茜茜爸爸借遍了所有亲戚朋友，再也凑不出任何钱了。

"我推荐你去医院物业找份工作吧。"得知茜茜一家经济情况的医护人员给茜茜爸爸介绍了一份护工工作，每天 18：00 到次日 02：00 在手术室负责把术后患者推回指定病房，每个月 2750 元的工资，足够茜茜一家在杭州的基本生活开销。

"我很喜欢这份工作，推着手术成功的患者回病房，心情就会很好。"茜茜爸爸穿上统一的护工工作服，推着一个个术后患者回到等待已久的家属面前，他也期待着有一天能亲自推手术成功的女儿回病房。

终于等到了这一天！ 2021 年 4 月 24 日，茜茜终于等来了"生命礼物"，下午两点爸爸妈妈把茜茜送到手术室门口，晚上茜茜爸爸穿着护工工作服探着头在等待茜茜出来，"我跟同事们说，送到 6B13 楼监护室那个 10 岁模样的女孩如果出来，要'让'给我推！"

"这位患者，送到 6B13 楼监护室！"晚上 11 点左右，茜茜爸爸一听送到肝移植监护室，就立马跑过去，小小的人儿，柔柔弱弱躺在床上。"闺女，我们走！回病房！"那一刻，茜茜爸爸如释重负、脚下生风。

救治"小黄人"，依然在路上

据了解，我国儿童终末期肝病基数较大。终末期儿童肝病主要分为三大类：

第一类是先天胆道结构异常，如先天性胆道闭锁症，这是我国儿童肝移植的主要适应证；第二类是先天代谢障碍性肝病，如肝豆状核变性（Wilson 氏病）、糖原累积病、高氨血症、抗胰蛋白酶缺乏症、家族性非溶血性黄疸及酪氨酸血症等；第三类包括儿童暴发性肝炎与各类肝肿瘤。"每年约有 6000 ~ 8000 例患儿需要进行肝移植挽救生命，但仅有 20% 患儿可顺利换肝，欧美国家这一比例达到50% 以上。"我国器官移植专家、浙大一院党委书记梁廷波说。

全力救治的理由有千万种，放弃救治往往只因无法负担医疗费。在中国有很多贫困家庭的父母，眼睁睁看着自己的孩子饱受病痛折磨，因为他们并不是不知道这个疾病还有救治办法。面对高额的肝移植手术费用，他们即使高举外债也负担不起，只能手足无措地看着自己的孩子来不及长大就夭折。

"脱贫攻坚，一个都不能少。"梁廷波表示，帮助患病困难群众实现医疗脱贫脱困是重要的一环，医院汇集社会广大爱心力量，坚守公益属性，扎实推进医疗扶贫。

脱贫攻坚进入决战决胜的关键阶段，目前尚未摘帽的 52 个贫困县集中在广西、四川、贵州、云南、甘肃、宁夏和新疆 7 个省、自治区，是最后的硬骨头。"在我们全家为筹集不到手术费用绝望之时，浙大一院免费救治了我的女儿，感谢国家。"来自 52 个贫困县之一的王磊在云南省兰坪县务农了大半辈子，是村里的低保户。他 5 个月大的女儿在云南当地医院被确诊为先天性胆道闭锁肝硬化后，全家经历了绝望再到新生希望，而这希望来自"小黄人"医疗扶贫项目。

目前，"小黄人"计划已覆盖至甘肃、云南、山西、安徽、宁夏、内蒙古等中西部地区，项目基金累计超过 1.2 亿元，救治了来自全国各地近 150 位"小黄人"。即使是在新冠疫情期间，医务人员也是一边抗疫，一边在手术室里灯火通明争分夺秒挽救危在旦夕的"小黄人"。

"这个项目还有一个意义就是希望加强我国儿童重大疾病规范化诊治体系建设，不断提升儿童重大疾病救治水平。"梁廷波表示，保障广大终末期肝病儿童得到科学、优质与高效的救治也很重要，并且"小黄人"计划在全国的开展有利于进一步加强省际卫生健康事业交流与合作，以儿童器官移植学科、儿童肝病学科与传染病学科为龙头，深入推动实施省际成人与儿童医学领域的全方位深度互动，持续提升双方学科建设水平，培养一批高水平儿童器官移植、儿童肝病及儿童感染性疾病的临床与科研人才。

浙大一院总部项目落户杭州未来科技城

媒　体：新华社客户端
时　间：2020 年 6 月 14 日
作　者：梁洁　张孝东
原标题：浙江大学医学院附属第一医院与余杭再牵手共建浙大一院总部
　　　　项目

2020 年 6 月 13 日，在浙大一院余杭院区（总部一期）即将建成投入使用之际，杭州市余杭区和浙大一院再度携手，签约共建浙大一院总部项目。

浙大一院成立于 1947 年，是浙江大学创建的首家附属医院，也是集医疗、教学、科研、预防、保健为一体的三级甲等综合性医院。据悉，浙大一院总部项目用地共 365.8 亩，拟建设床位 3500 张，建筑面积约 72 万平方米。

其中，浙大一院余杭院区作为总部一期项目，项目用地 202 亩，建筑面积 30.65 万平方米，建设床位 1200 张，实际开放 1500 张，计划于 2020 年下半年正式开业。医院定位为智能医院的全球标杆，"医、教、研"深度融合的临床研究中心，将按照国内领先、国际一流的标准，打造成为一家真正引领行业业态革新的"未来智慧医院"。

二期项目用地面积约163.8亩，在学科设置中加强妇产科、儿科专科力量建设，设立妇儿中心，并与余杭区在探索医联体和医共体新模式，以及"学、研、用"相结合的创新发展路径和产业化合作模式方面开展深度合作。

近年来，杭州未来科技城牢牢把握杭州城西科创大走廊打造"面向世界、引领未来、辐射全省的创新策源地"建设机遇，集聚了一批高科技企业、创新载体及海内外高层次人才。"在发展产业的同时，我们也在不断提升服务企业、服务高层次人才的水平。"未来科技城管委会相关负责人表示，引入浙大一院总部项目，就是为了加强优质医疗资源配套，为创业人才及当地居民提供优质的医疗服务。

浙大一院"新冠肺炎救治青年突击队"荣获中国青年五四奖章集体

媒　体：央视一套新闻联播
时　间：2020 年 4 月 28 日
原标题：第 24 届"中国青年五四奖章"评选揭晓

【导语】

在五四青年节到来之际，第 24 届"中国青年五四奖章"和 2020 年"全国向上向善好青年"评选结果今天（2020 年 4 月 28 日）揭晓。

【正文】

江苏省南京市鼓楼区方家营消防救援站站长助理、三级消防长丁良浩，中国医科大学附属第一医院重症医学科党支部书记、副主任丁仁彧等 60 名同志被授予"中国青年五四奖章"；北汽福田国庆 70 周年群众游行彩车底盘制作和技术保障团队、北京大学援鄂抗疫医疗队等 34 个集体被授予"中国青年五四奖章集体"；广东省职业病防治院职业卫生评价所主管医师王烁等 34 名同志被追授"中国青年五四奖章"。

此外，2020 年"全国向上向善好青年"名单也同时揭晓。阿卜杜艾尼·列提普等 38 名同志被推选为"爱岗敬业好青年"；

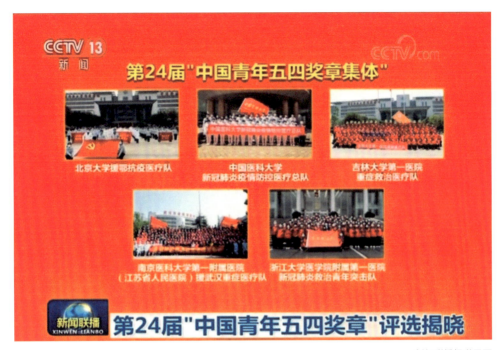

新闻联播报道画面

陈运文等 29 名同志被推选为"创新创业好青年";丹增琼培等 18 名同志被推选为"勤学上进好青年";白鹏英等 34 名同志被推选为"扶贫助困好青年";陈昂等 30 名同志被推选为"崇德守信好青年";北京协和医院国家援鄂抗疫医疗队等 4 个青年群体被推选为"全国向上向善好青年群体"。

他们同祖国共命运、与人民同奋进,为全国青年树立了标杆。

党组织是抗击疫情的中流砥柱

媒　体：光明日报
时　间：2020 年 1 月 27 日
作　者：王其玲　严红枫　陆健
原标题：浙江大学医学院附属第一医院 6000 多名医务人员选择了勇毅担
　　　　当，近 2700 名党员选择了冲锋在前——党组织是抗击疫情的中
　　　　流砥柱

　　新春佳节，万家团聚，他们却毅然出发；病魔袭来，人们避之不及，他们却迎面出击；守护百姓的生命和健康，他们带头请缨奔赴一线……他们的名字叫白衣战士，他们的名字叫共产党员。

　　作为浙江省诊治新型冠状病毒感染肺炎的定点医院中唯一的一家省级医院，面对疫情的严峻形势，浙大一院 6000 多名医务人员选择了勇毅担当，近 2700 名党员选择了冲锋在前。

　　"目前武汉防控形势严峻，急需呼吸科等专业力量支援，我作为有 SARS 病房一线救治经验的党员'老兵'，责无旁贷！"正在青海省海西州人民医院执行援青工作的党员陈水芳，2020年 1 月 23 日向院党委递交了"请战书"。陈水芳是浙大一院援青干部、海西州人民医院院长，2019 年 7 月，他从气候宜人的

江南水乡去到环境恶劣的西部高原。而今，他在平安与危险面前选择了危险。他是浙大一院2000多名党员中的一员，更是优秀共产党员的一个缩影。

在浙大一院全院上下奋战在抗击新型冠状病毒感染的肺炎一线之际，400余名党员主动报名，要求进入医院负压病房、隔离病房、发热门诊，千余人时刻待命。在这个不平凡的春节，他们一个个感人的故事，一个个崇高的形象，令人感动，令人敬佩。

大年初一上午，浙江省委书记车俊、省长袁家军赴浙大一院检查新型冠状病毒感染的肺炎疫情防控工作，听取医院党委书记梁廷波关于新型冠状病毒感染的肺炎防控的工作汇报，并作重要工作部署。车俊书记对浙大一院防控救治工作开展有力给予了充分肯定。

在防控工作中，浙大一院院党委充分发挥党建引领和党组织战斗堡垒作用，发挥党员先锋模范作用，以过硬的政治站位和政治担当，在院内组建5支应急梯队。开展"内外"联动，作为省级专家组组长单位，牵头制定浙江省诊疗规范，肩负全省危重患者救治重任，作为国家医疗队核心成员奔赴武汉抗击疫情，在疫情防控、医疗救治方案制定等关键领域提供决策支持。同时，聚焦关键研究领域，加强科研攻关，争取重大突破。

2018年12月，浙大一院率先贯彻落实党委领导下的院长负责制，加强党对医院事业发展的领导，积极探索新时代基层党建新路子、新经验。坚持党建工作和医院发展同步谋划、同步推进，推进党建和业务互融互促，加强领导班子能力和医院治理能力建设，充分发挥院党委把方向、管大局、作决策、促改革、保落实的领导作用，有力推动了医院内涵建设，引领医院从优秀走向卓越。通过一系列创新举措，使党组织真正活起来、硬起来、强起来。党组织凝聚力、战斗力显著增强，医院文化和价值观成为浙一人的精神家园。

驰援武汉、救治患者、科研攻关、疫情防控，保障人民健康和安全，党组织始终是中流砥柱。梁廷波说："疫情防控事关人民群众生命健康安全，我们要始终把人民生命健康放在第一位，医务工作者要在救死扶伤和奉献中体现初心和使命，专业高效做好疾病救治和防控工作。我们要发挥党建引领和党员的表率作用，全力以赴打好疫情防控攻坚战。有党组织在，就有浙一在，就有人民群众的健康在。"

之江院区正式启用

媒　体：杭州日报
时　间：2019 年 11 月 2 日
作　者：柯静　王蕊　胡枭峰
原标题：浙大一院之江院区正式运营　与庆春院区"一体化"管理

　　小病不出社区门，大病医院方便治，这是健康中国战略下的杭州愿景。2019 年 11 月 1 日，浙大一院之江院区正式运营，给之江新城居民带来了就医利好。

　　之江院区占地面积 150 亩，建筑面积 17.9 万平方米，设计日门诊数 5000 人，日急诊数 200 人，年手术量 25000 台，年出入住院数 60000 人，建设床位 1000 张，有机动车停车位千余个。

　　据悉，2019 年 11 月 1 日至 8 日，由浙大一院 411 位名医专家组成的"最强阵容"，将在之江院区开展为期 8 天的义诊活动，免费送出 1.5 万余个专家号。2019 年 11 月 1 日早上，就有很多平时一号难求的专家在门诊进行义诊。

　　之江院区门诊楼共 4 层，门诊每层楼都有一条百余米长的医疗街贯穿其中，将空间分隔成左右两个区域。除了儿科、产科、特殊传染病门诊暂不开设，在庆春院区开放的门诊都将在之江院区开放。医院实施与庆春院区"一体化"管理标准，也就是说，备受百姓信赖的浙一专家，在之江院区都能找到。

尽管目前急诊和病区暂未开放，但门诊楼内设置了若干个急救点，配备了抢救车，并且与庆春院区开通了绿色转运通道。需要住院治疗的患者，可在之江院区3号楼1楼入院服务中心完成相关手续后，至庆春院区住院治疗。

在医疗设备和服务方面，浙大一院党委书记梁廷波表示，之江院区将延续浙大一院医疗服务的智慧化和便捷化，提高患者的就医满意度。现代化物流系统联合门诊智慧药房的2台自助发药机，将找药、发药的工作交给机器。在检验科抽血处，机器代替了手工贴条形码的工作，在提高效率的同时还能降低误差。开业之初，这里首先开放4个检验窗口，可以完成220项常规检验项目，部分将送至庆春院区检验，次日可取报告。同时，还将配置4台磁共振、5台CT及达芬奇手术机器人、PET-CT等高新医疗设备。

在学科设置方面，之江院区将以肝胆外科、消化内科、泌尿外科、神经外科、骨科、胸外科、呼吸内科、心内科、神经内科等为主要学科，推进新院区学科和医疗技术快速发展。值得一提的是，之江院区设置了直升机停机坪，这就意味着浙大一院的空中急救将进入常态化运作。

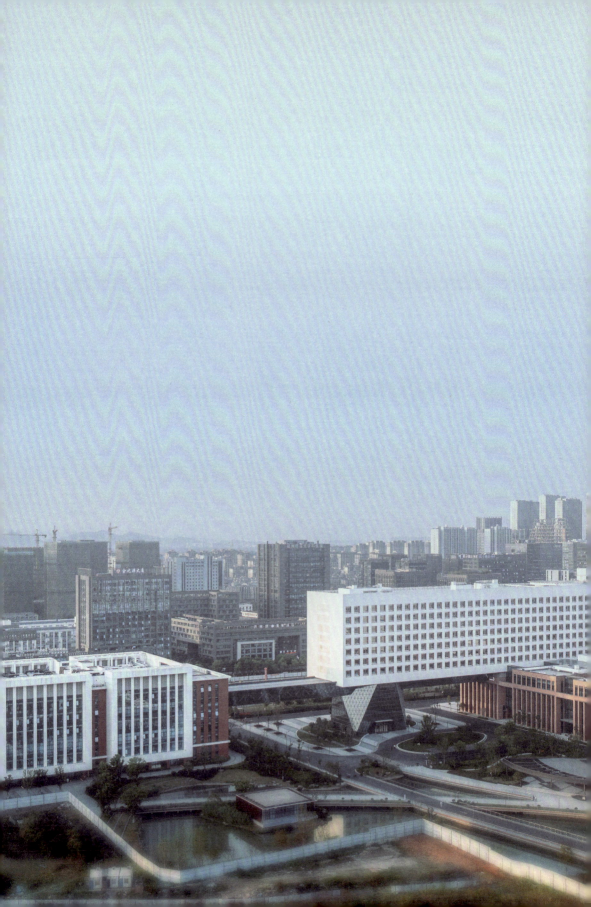

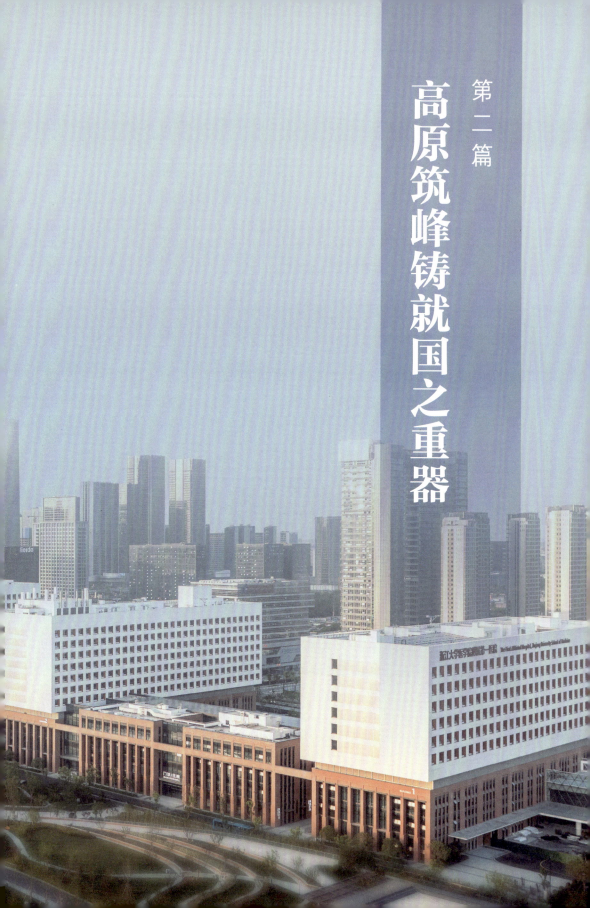

第二篇

高原筑峰铸就国之重器

全国首例骨科 ROSA 机器人脊柱手术

媒　　体：人民日报客户端
时　　间：2023 年 7 月 7 日
作　　者：窦皓
原标题：全国首例！浙大一院完成骨科 ROSA 机器人脊柱手术

2023 年 7 月 6 日下午，浙大一院城站院区手术室里，在医生的操作下，一条灵活的机械臂缓缓地移动，稳稳地停在患者的背部，在屏幕的实时监控下，通过患者背部已经切开的 4 个 1 厘米长的切口，把钉子顺着预先设计好的轨道顺利地固定在患者的脊柱上……这如同科幻电影的一幕，正是浙大一院骨科开展的全国第一台在 ROSA（罗萨）机器人（脑外科与脊柱外科手术导航定位系统）辅助下的脊柱手术，为一位 58 岁的腰椎滑脱患者重新稳固生命之柱。

58 岁周姨（化名），腰痛十多年，前来浙大一院骨科就诊。完善检查后，周姨被发现是 L4（第 4 节腰椎）向前滑脱，导致椎管狭窄，压迫神经，造成腰痛、腿痛等。

与普通的腰椎滑脱手术不同，周姨这台手术有一个"超级大咖"的加入——浙大一院最新引进的 ROSA 机器人，这是一台同时适用于神经外科及脊柱外科的机器人，周姨也成为浙江

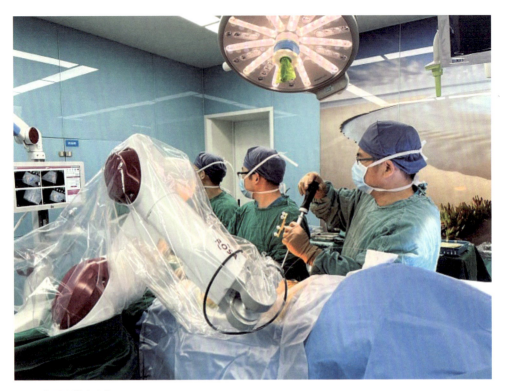

ROSA 机器人辅助手术

省首位在 ROSA 机器人辅助下接受脊柱手术的患者。

骨科副主任王跃主任医师为周姨进行了手术。术后影像显示，钉钉子的大小、位置、角度都接近完美。周姨当天就可以下地走路。

"ROSA 机器人几乎可以辅助完成所有脊柱类手术，甚至是脊柱侧弯等高难度手术，ROSA 机器人以其高精度、高稳定性的特点，让患者更小创伤、更快恢复。而之前我们也已经引入了 Mako（马科）智慧关节机器人（骨科手术导航系统），可用于精准置换膝关节、髋关节等。"骨科主任胡懿郃教授说，"随着 3D 打印、AI 技术、手术机器人、导航等计算机辅助技术的不断进步，骨科不断向微创化、智能化和个性化的方向发展，为患者带来更高质量、更精准的医疗服务。"

全球首例 5G 远程多臂机器人前列腺癌手术

媒　　体：中新社
时　　间：2023 年 7 月 5 日
作　　者：张煜欢　郭天奇
原标题：走进 5G 机器人手术：浙江医生为福建患者远程操刀癌症根除术

　　2023 年 7 月 4 日，记者走进浙大一院总部一期的机器人培训中心，全程观摩了该院一台 5G 远程多臂机器人前列腺癌根治性切除手术。而手术患者则远在福建省泉州市第一医院（下称泉州一院）的手术室内。

　　本次手术的主刀医生、浙大一院总部一期泌尿外科主任夏丹与远赴泉州一院的浙大一院总部一期泌尿外科副主任汪朔形成了手术的"双保险"，与两地医护人员一起成功完成了这台跨越 800 多公里的手术。

　　据了解，本次手术的患者是福建泉州的一位 80 多岁的男性，罹患前列腺癌后，多次想前往杭州做手术，但无奈因身体原因无法成行。此次浙大一院为了帮助该名患者实施手术同时避免其舟车劳顿，在与泉州一院联系后，决定在杭州为患者实施 5G 远程多臂机器人前列腺癌根治性切除手术。

　　当日 13 时，手术正式开始。记者在机器人培训中心看到，

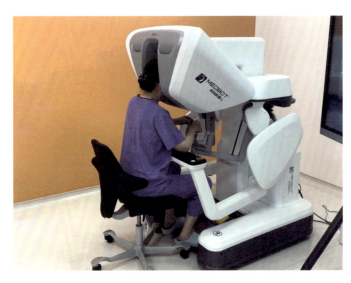

浙大一院的机器人手术操作现场

夏丹熟练地操作机器人，同时其团队以及机器人公司的工程师团队时刻待命，为手术保驾护航；远在泉州一院的汪朔则和助手紧张地关注着手术台上的患者，时刻做好接手准备，确保手术万无一失。经过2个多小时的努力，手术成功实施。

手术后，夏丹在接受中新网记者采访时介绍，这场"零距离"的手术节约了患者的时间、经济成本，能让患者就近享受到医疗资源的下沉和科技带来的福利。

她说，机器人手术具有微创、精准、灵活等显著优势，但对操作医生的要求较高，必须具备丰富的临床经验，参加相关培训和考试后持证上岗。充足的准备也是这个团队完成这台手术的底气。

"从浙大一院第一次实施机器人手术到现在已经快要9年了，仅泌尿外科团队就已经实施了近万台手术。"夏丹说，"有时候会一台手术接着一台，从早做到晚也是常态。当然只有无数次的充分准备，才能保证'万无一失'。"

多年来，浙大一院还不断完善机器人手术培训中心建设，将好经验不断输出。"近年来，有很多来自香港、澳门，甚至东南亚地区的医生前来培训，学习机器人手术的经验，也进一步将技术带回去，造福当地百姓。"夏丹说。

记者观察到，在手术过程中，两地手术的操作完全同步，没有任何延迟。夏丹称，助力手术实现"零延迟"操作的"幕后英雄"即是5G网络。截至2023年

4 月末，国内 5G 基站总数达 273.3 万个，这也为 5G 超远程机器人手术的开展创造了条件。

　　"当然机器人手术还有很多进步的空间，我们认为将来其更大的发展空间在人工智能方面，或许机器人未来能够更好识别组织结构，能在积累手术经验后形成大数据，能根据患者的相关 CT、影像数据做出手术方案……"夏丹说，"这也是未来科技带给我们的无限想象，也相信这些畅想很快就能实现。"

突破胰腺癌外科治疗"禁区"

媒　体：新华社
时　间：2023 年 4 月 11 日
作　者：黄筱
原标题：浙大一院新疗法突破胰腺癌外科治疗"禁区"

2023 年 4 月初，浙大一院肝胆胰外科专家梁廷波带领多学科团队，成功完成该院第 46 例联合自体小肠移植的胰腺癌根治手术，患者术后恢复顺利，目前已经平安出院。据公开文献资料报道，除浙大一院外，全球范围内开展的此类手术累计只有 17 例。

这个数字背后，是自 2019 年以来该团队通过创新的技术方案和完整的技术体系，破解中晚期胰腺癌根治临床难题所取得的成果，也是我国胰腺外科的重大突破之一。

因发病隐匿、治疗手段匮乏、生存期短，胰腺癌被称为"癌中之王"，手术切除是根治胰腺癌的最重要治疗手段，也是患者唯一可能实现长期生存的方法。

然而约一半的胰腺癌初诊患者，因肿瘤浸润性生长的特点，虽然没有远端器官转移，却因局部侵犯、包绕供应小肠的肠系膜上动脉和供应肝脏的肝动脉导致无法手术切除，使得"虽无转移，有如晚期"。因此既往国内外指南均认为此类肿瘤属于不可切除的局部晚期病变。

如何为患者争取到手术的一线希望？如何在对肿瘤根治性切除的同时，保留小肠、肝脏等腹腔重要脏器的血供，从而完整保留其功能？

梁廷波以 30 余年大器官移植经验和对胰腺癌长期的临床与基础研究为这一问题提供了全新的解决思路。针对中晚期胰腺癌容易侵犯附近动脉、肿瘤切除难度大、治疗手段匮乏的情况，在自行创立的新辅助化疗方案基础上，将自体小肠移植技术和传统的胰腺癌根治切除两大高难度手术相结合，创新建立联合自体小肠移植的胰腺癌根治技术新体系。

同时，利用早年创立的修改版 FOLFIRNOX 化疗方案，"消灭"患者体内的循环肿瘤细胞和全身微转移灶，再将未受肿瘤侵犯的部分肠系膜上动脉血管及其所支配的小肠完整切除并体外灌洗备用；完整切除包含肿瘤的组织后，再将小肠重新"种"回患者体内，并完成消化道重建。

在这项复杂手术技术体系中，浙大一院还全球首创了自体小肠移植联合全胰切除术、自体小肠移植联合胰尾体切除术这两种新术式。

与既往国际报道较高的围术期死亡率（约 50%）和较低的术后平均生存期相比（常常不足 2 个月），梁廷波主刀的患者术后平均存活 14.5 个月，最长已存活 41 个月，手术切除率也从既往的 15% 提升至 67%，突破中晚期胰腺癌外科治疗"禁区"，治疗效果和覆盖人群得到前所未有的大幅改善。

浙大一院还建立了该技术的全球培训中心，接受海内外外科医生和学者进修学习，为造福更多胰腺癌患者提供技术支撑。多位世界著名胰腺癌领域专家，包括美国科罗拉多大学医院外科主任 Richard Schulick（理查德·舒利克）、美国约翰·霍普金斯大学胰腺癌精准诊疗中心主任 Lei Zheng（郑雷）、美国纽约大学朗格尼健康中心肝胆胰外科主任 Christopher Wolfgang（克里斯托弗·沃尔夫冈）、美国胰腺病协会现任主席 Min Li（李敏）等教授，评价其"是一种具有突破性的新型疗法，全世界其他医学中心将会学习这些经验并在合适的胰腺癌患者中应用"，"首次把这一技术规范化、系统化"，为中晚期胰腺癌患者带来了希望。

点对点识别，狙击肿瘤细胞

媒　　体：浙江日报
时　　间：2023 年 3 月 29 日
作　　者：涂佳煜　陈宁
原标题：浙大一院攻关 CAR-T 细胞免疫疗法，追赶全球前沿——点对点
　　　　　识别，狙击肿瘤细胞

　　在浙大一院总部一期的骨髓移植中心移植层流病房里，有一些患者正经历一场看不见的殊死战斗——他们体内，一支经过"特殊武装"的免疫细胞军队正迅速壮大，对潜伏的癌细胞予以精准打击。一个多月后，抗癌多年的他们有望走出病房，宣告这场战斗取得阶段性胜利。

　　给免疫细胞装上"新型武器"的是浙大一院院长、血液科骨髓移植中心学科带头人黄河教授团队。近年来，他们运用嵌合抗原受体 T 细胞免疫（CAR-T）疗法，为许多血液系统肿瘤患者带来新生。

　　眼下，被寄予厚望的细胞治疗技术正在向新的高峰挺进——不久前，团队发表在《自然》（Nature）的一项研究报告了迄今为止难治复发淋巴瘤高缓解率和低毒副反应最好的结果：此前，同类产品的完全缓解率仅有 50% 左右，团队运用 CRISPR /

Cas9 基因编辑技术，敲除了抑制 T 细胞功能的 PD-1 位点，引入 CAR 基因，将这一数字提高到惊人的 87.5%。

"在人体内，T 细胞承担着识别异常细胞的功能，一旦它的识别能力被肿瘤细胞钝化，癌症就可能乘虚而入。"门诊的间隙，黄河教授在诊室里向记者详细解释了 CAR-T 细胞疗法的工作原理，"我们做的就是找到肿瘤细胞的特殊表达靶点，再用基因工程的手段，把特异抗原导入到患者的 T 细胞内，让 T 细胞能够点对点地识别、杀死肿瘤细胞。"

2013 年，美国的一项临床突破让 CAR-T 细胞技术进入全球医学研究者的视野。如今，中国在 CAR-T 细胞治疗领域临床研究数量居全球第一，实力已经能与美国比肩——这其中，数座里程碑在浙大一院诞生。

恶性淋巴瘤完全缓解率 87.5%、急性白血病 2 年总体生存率 83.3%、多发性骨髓瘤总体反应率 93%——这些数字背后，代表着团队国际领先的治疗水准，也意味着更多生命获得了挽救。

黄河教授表示，这份成绩单离不开基础和临床的共同发力。

"我们的科研目标既包括发现新的靶点，增强现有 CAR-T 产品的功效，研究制备通用型 CAR-T 细胞，也包括在这些过程中，从基础研究的角度进一步探索 CAR-T 细胞的作用机制、重要并发症的防治策略等。"黄河教授说。

每天，基础与临床的"合唱"都在一个屋檐下上演。从浙大一院总部一期病房一路向西，经过一条长长的连廊，记者推开了良渚实验室血液与免疫研究中心的大门，整齐划一的诊室和病房被大片的实验区域取代——科学家们正是把在临床发现的问题带到这里，融入下一步的科研工作中。

实验室里，一位年轻的博士研究员正在进行一项蛋白免疫印迹实验。"我正在观察肿瘤细胞膜上的 CD7 靶点。"她一边将载玻片小心地送入流式分析仪里，一边向记者介绍，"CD7 CAR-T 细胞可能'误伤'同样表达 CD7 靶点的正常 T 细胞，导致患者出现严重免疫缺陷。我们的课题是希望找到一种方法，减轻这类毒副作用。"

从这里诞生的科学发现，将被送往合作企业的实验室里，通过进一步论证、完善，制备成产品，最终回馈到患者身上。眼下，浙大一院还在积极创建国家医学中心；未来，"产、学、研、用"有望在此深度融合，一体化布局。

CAR-T 细胞疗法是否可能用于治疗血液系统肿瘤之外的癌症？在过去很长一段时间里，由于实体肿瘤的物理屏障更难被"攻破"，且肿瘤内部的微环境不利于免疫细胞工作，实体瘤 CAR-T 细胞疗法进展缓慢。

近几年，浙大一院党委书记、长期从事肝胆胰复杂疑难疾病诊治的学科带头人梁廷波教授看到了"转折点"。他的团队致力于将新一代 CAR-T 细胞疗法应用于晚期肝癌和胰腺癌患者，经过几年的艰难探索，取得了不少重要进展。

比如，在克服肿瘤微环境对 CAR-T 细胞的影响方面，梁廷波教授团队近期发表在肿瘤免疫治疗学会官方期刊上的研究，提出了一种新型抑制策略，能够使得 CAR-T 细胞在"敌军"内部保持高强度杀伤力的同时持久地发挥作用，从而实现对肿瘤的长期控制。

与此同时，越来越多 CAR-T 治疗实体瘤的临床试验也在浙大一院陆续开展，涵盖肝癌、胰腺癌、胆管癌、结直肠癌等主要癌种。在其中一项针对肝癌的研究中，大多数患者经过治疗后肿瘤均有显著缩小，部分患者甚至达到了 90% 以上的深度缓解。这在以往是极难见到的。

手术台上、无影灯下，梁廷波教授曾为数千位肝胆胰肿瘤患者主刀，然而一旦肿瘤复发或在远处播撒，外科干预往往就显得无力，这让他更加坚定要将 CAR-T 细胞疗法等更多的新技术成果尽快实现临床转化。"希望我们的医学手段不只停留在帮助患者延长几个月或几年的生命，而要给予他们治愈的可能和长久的健康。"梁廷波教授说，"打通基础研究和临床应用，使科研攻关和治病救人紧密结合，是医疗创新发展的历史责任和必由之路；前端连着基础研究，后端连着转化应用，这将是未来医院的终极形态。"

打通中医药发展"七窍六脉"

媒　体：人民政协网
时　间：2023 年 3 月 13 日
作　者：陈晶
原标题：方向明委员：促进中医药传承创新　助力患者快速康复

　　党的二十大报告提出，"促进中医药传承创新发展。"党和国家对发展中医药事业、保障人民生命健康给予了持续、稳定的重视和支持。"但我国中医药对疾病诊疗尚未形成完整的医学体系，民众对中医药诊疗创新发展抱有较高期望。"全国政协委员，浙江大学医药学部副主任方向明如是说。

　　据方向明介绍，加速康复外科（enhanced recovery after surgery，ERAS）旨在缩短患者住院时间，减少患者医疗费用，优化医疗资源配置。据中华医学会制定的 ERAS 中国专家共识及管理指南，以及上海中医药大学提出的中西医结合 ERAS 理念，传统中医药针对焦虑、器官保护、并发症防治等关键问题优势明显，在 ERAS 发展中亟待得到进一步重视。但当前，中医药发展促进 ERAS 存在一系列瓶颈。方向明举例说，比如，综合性医院的中医特色诊疗退化；中医执业医师比例减少，后继乏人；中医药特色诊疗技术方法濒临失传，名老中医药专家的学术思想未能得到很好地传承；中医药理论和技术方法创新不足等。

那么，如何才能创新发展中医药，更好地促进患者术后快速康复？方向明建议，一是医工信交叉创新驱动ERAS发展。重视生物信息学、免疫学、神经科学等学科融入中医药研发中；加强中医院智慧化、数字化建设，加快中医智能辅助诊疗等中医药特色系统应用。二是探索优化中医药人才培养机制。以"依托中医药高等院校培养具有特色中医药技术传承的高层次复合型创新型人才"为主体，探索师承教育并举的模式，有效解决中医执业医师比例减少问题。同时，研发名老中医传承信息系统，破解名老中医药专家的学术思想未能很好传承的难题。三是加强中医药与外科深度融合。中医药具有抗焦虑、镇痛、脏器保护、调节胃肠等功效，在围手术期应用，对加速康复进程具有很大优势。建议相关部门采用项目攻关方式，加强中医药与外科的深度融合，打造快速康复的中国方案。

国际泌尿外科学会首迎中国籍主席

媒　体：中国新闻网
时　间：2022 年 11 月 13 日
作　者：张煜欢
原标题：国际泌尿外科学会首迎中国籍主席　浙大一院谢立平就任

2022 年 11 月 13 日，浙大一院泌尿外科主任谢立平出任国际泌尿外科学会主席，这是该学会成立一百多年来，迎来的第一位中国籍负责人。

当日，就任仪式以视频连线方式举行，屏幕两端分别连接浙江杭州和国际泌尿外科学会总部所在地加拿大蒙特利尔。

谢立平在就职仪式上发表演讲，他表示将竭尽全力积极履行主席的职责，希望将世界各地的泌尿科医生汇聚在一起，互相学习，促进国际泌尿外科学会的进一步发展，建立国际泌尿科医师命运共同体，共享未来。

谢立平接受中新网记者采访时表示，他出任国际泌尿外科学会主席，不仅仅是个人的努力，而是体现了中国泌尿外科从先前的"跟随者""同行者"，再争取成为某一领域的"引领者"的奋斗史，让世界感受到更多来自中国医学领域的智慧与创新。

1991 年，年轻的浙大一院医生谢立平获得了赴德国基尔大

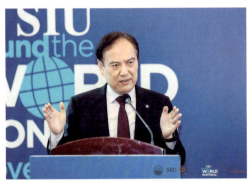

谢立平出任国际泌尿外科学会主席

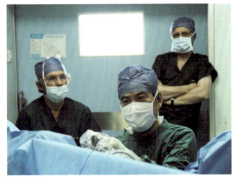

海外专家观摩谢立平做手术

学攻读医学博士的资格。

留学 3 年后，谢立平获得医学博士学位，同时也取得了德国的行医资格，后其决定回国。

"当时中国跟国外的医疗技术水平差距很大，我希望回到中国建一个泌尿外科中心，与国外专家进行平等的交流，希望让中国人不出国门，就能享受到国际一流的医疗技术和服务。"谢立平说。

回国后，经过多年历练，2007 年谢立平出任浙大一院泌尿外科主任。

作为泌尿外科学科带头人，谢立平在临床创新方面成绩斐然。

2011 年起，谢立平在国际上首创经尿道前列腺汽化剜切术，解决了前列腺增生治疗所面临的诸多难题。该技术通过微创的方式实现增生前列腺组织的彻底切除，患者术中出血极少，术后恢复迅速，极大减轻了患者痛苦，疗效十分显著。

相关技术论文在该领域权威杂志《内泌尿学杂志》(*Journal of Endourology*) 发表。在 2015 年的欧洲泌尿外科年会上，被外国同行誉为"对世界泌尿外科的重大贡献"。

创新无止境。2019 年，谢立平还全新研发了一种集剜除、电凝、汽化和切割功能于一体的多功能前列腺剜除刀及系列创新技术，促进前列腺增生剜除手术更科学、更精准、更易学。同时培养大批国内外泌尿外科医生来掌握这一系列创新技术，惠及众多患者。

让谢立平觉得骄傲的是,如今中国在国际泌尿外科部分领域开始成为引领者。

如张旭医生的机器人手术,曾国华、李建兴医生的经皮肾镜手术,刘春晓医生的等离子前列腺剜除术,夏术阶医生的铥激光前列腺剜除术等都在世界各地做现场演示。

此次出任国际泌尿外科学会主席,谢立平认为正体现了从跟随、同行到引领的中国泌尿外科国际化之路。国际泌尿外科学会旨在世界范围内推动技术和标准的传播,因此对于未来,谢立平最希望推荐更多中国医生走向国际舞台,同时让更多先进医学技术造福世界各地的患者,努力构建泌尿外科的命运共同体。

身处最高峰　摘取最亮"明珠"

媒　　体：钱江晚报
时　　间：2022 年 10 月 28 日
作　　者：吴朝香　王蕊　朱诗意
原标题：身处最高峰　摘取最亮"明珠"一年挽救 1000 余位器官衰竭患
　　　　者　让他们活得久且有质量

　　67 岁的黄先生（化名）退休后含饴弄孙，日子过得逍遥自得；
28 岁的小彤（化名）大学毕业后找到一份不错的工作，拥有了
崭新的人生；快 3 岁的超超（化名）和同龄孩子一样，马上要
进入幼儿园。

　　他们 3 位都曾在浙大一院接受器官移植：32 年前，黄先生
接受了肾脏移植；16 年前，小彤成功移植了妈妈一半的肝脏；
2 年前，"小黄人"超超接受了肝脏移植。

　　器官移植是外科领域的"珠穆朗玛峰"，浙大一院已身处
高峰。2021 年，有 1000 余位器官衰竭患者在这里重获新生。

　　打造大器官移植全球诊疗中心。这是浙大一院的壮志雄心，
也将为更多器官衰竭患者带来希望。

挑战多个不可能，摘取"珠峰明珠"

在大器官移植领域，多器官联合移植就像"珠峰"顶端的明珠。浙大一院移植团队摘取了这颗明珠。

2020 年 3 月，一场全球首例多米诺移植在浙大一院手术室开展：心有大爱的逝者捐出了肝和小肠，其中的一半肝脏和全部小肠让因多次手术、输血产生严重免疫排斥反应的"短肠人"陈先生（化名）重生，另一半肝脏挽救了因肝衰竭濒死的 45 岁张女士（化名），陈先生置换出的肝脏又救治了 6 个月大的先天性胆道闭锁患者超超。这如同多米诺骨牌一样的连续移植，挽救了 3 个家庭。

能在器官移植领域攀上高峰，浙大一院有自己的独到之处。

肝移植、肾移植、心脏移植、小肠移植、肺移植……浙大一院是国内开展移植门类最全的医院之一。在国际国内移植领域，浙一移植团队以"全能"著称。多数国内医院以某学科移植技术单打独斗，而浙大一院是多学科移植全面发展，不仅开展单一器官移植，还不断挑战肝肾联合移植、心肺联合移植等高难度复杂移植手术。

"大器官移植需要多学科合作，是团队作战，只靠一个人、一个学科是无法完成的。它考验的是一家医院的综合实力，需要学科群做支撑。"我国著名器官移植专家、浙大一院党委书记梁廷波教授表示。

对标全球最顶尖，让移植受者活得更长

器官移植的最终目的是让患者能活得更长，并有良好的生活质量。高质量的移植生存率有赖于精湛的移植技术和先进的移植理念。每位患者良好预后的背后，不仅包含高超的手术技术，还有围术期管理、术后抗免疫排斥反应等一揽子问题。

以小肠移植为例，因为严重的免疫排斥反应和术后感染，一度被视为医学界的"禁区"。浙大一院小肠移植中心自 2019 年 10 月成立以来，克服免疫排斥反应和术后并发症等难关，让患者围术期生存率达 91.4%，其中亲体活体小肠移植

围术期成功率达 100%。

最早一批接受肾移植的黄先生安然度过 32 年的流金岁月，小彤在肝移植术后还夺得世界器官移植受者运动会短跑金牌，术后两年的超超健康成长……他们是最好的"教科书"。

"这基于浙大一院 40 多年移植技术的不断探索，不仅仅是移植技术过硬，我们的围手术期团队，我们的术后抗排异技术，都让我们在全国处于领先地位。"梁廷波教授说。

对标世界顶尖器官移植中心，浙大一院将自己置身于全球科技竞争的舞台上。目前，无论是移植数量还是五年生存率，浙大一院大器官移植中心已全面比肩梅奥医学中心、匹兹堡大学医疗中心、加州大学洛杉矶医学中心。

成绩皆过往，意守平常，但心存高远。浙大一院给自己的目标是打造大器官移植全球诊疗中心。

以"更高质量、更加卓越、更受尊敬、更有梦想"为战略导向，继续聚焦全球器官移植临床应用、基础研究及转化医学的新思路、新技术、新方法与新热点，持续推动大器官移植重大科学问题的探索与突破，打造大器官移植临床高地、科创高地、人才引育高地、产业转化高地。这是浙一人从优秀到卓越的壮志雄心。

淋巴瘤治疗有了新"武器"

媒　体：新华社
时　间：2022 年 9 月 2 日
作　者：黄筱
原标题：中国研究人员发现淋巴瘤治疗新"武器"研究成果被 *Nature* 采用

　　浙大一院黄河教授团队、华东师范大学刘明耀教授团队共同开展的一项临床研究，发现了淋巴瘤治疗新"武器"，研究成果于 2022 年 8 月 31 日发表在国际期刊 *Nature* 上，更多淋巴瘤患者有望通过这项技术获得新生。

　　Nature 作为国际生命科学领域的顶级期刊之一，所发表的论文为生命科学技术领域权威性和创新性的研究成果。据了解，该论文标题为"CRISPR/Cas 介导的非病毒定点整合 CAR-T 细胞治疗复发 / 难治性 B 细胞非霍奇金淋巴瘤具有高安全性及有效性"。

　　论文共同第一作者、浙大一院主任医师胡永仙解释，CAR-T 是针对肿瘤的精准靶向疗法，其原理是用血细胞分离机成功采集到足够的 T 淋巴细胞，然后再给这些细胞装上了针对性识别癌细胞的"GPS 导航系统"，让原本对于杀伤癌细胞"无能为力"的 T 淋巴细胞，成为了精准打击癌细胞的子弹。

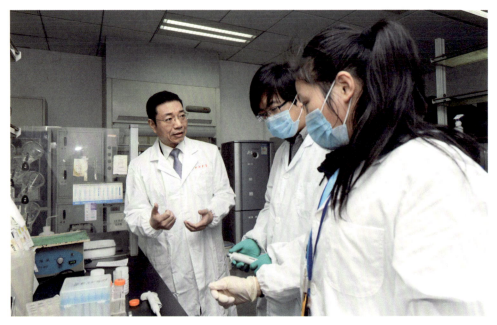

黄河教授（左一）在实验室

黄河教授表示，目前的 CAR–T 细胞产品对难治复发淋巴瘤的完全缓解率约为 50%，还有相当数量的患者会合并细胞因子释放综合征以及神经毒性综合征。淋巴瘤作为实体瘤，CAR–T 细胞需要通过障碍物才进入实体瘤中进行"杀敌"，原本 CAR–T 细胞进入血液中碰到各种细胞会做"点刹车"减速运动，一路减速运动下来，等找到实体瘤时，CAR–T 攻克实体瘤的"火力"就没那么强了。

如何去掉"刹车"，以及如何结合非病毒定点靶向基因转导技术，从而消除目前 CAR–T 制备方法存在的不足，并进一步对免疫细胞中的关键基因进行改造，达到更好的疗效和更低的毒副反应，这成了全球 CAR–T 细胞研究领域的卡脖子问题。

针对 CAR–T 细胞领域的痛点，刘明耀团队与黄河团队利用 2020 年获诺贝尔奖的 CRISPR/Cas9 基因编辑技术，对 T 淋巴细胞中 PD1 位点精确敲除，定点插入针对肿瘤细胞的靶向 CD19 CAR 分子，构建完成全新的非病毒定点整合 CAR–T 细胞（PD1–19bbz），并首次在人体内完成 I 期临床研究，验证了新型

CAR-T 细胞的安全性及有效性。

专家谈到，可以把 CRISPR/Cas9 基因编辑技术看成是一把"剪刀"，而 PD1 位点则是 T 淋巴细胞的"刹车"，CD19 CAR 分子则是"GPS 导航系统"，用"剪刀"把带有"刹车"的片段剪掉，并且把"GPS 导航系统"装到原本是"刹车"的位置，整合成 CAR-T 细胞（PD1-19bbz）。

研究结果表明，PD1-19bbz 体现出更强大、更持久的杀伤效果，并且具有临床安全性。加利福尼亚大学教授 Justin Eyquem（贾斯廷·埃克姆）、*Nature* 资深编辑 Victoria Aranda（维多利亚·阿兰达）对此成果评价提到，"研究人员在临床治疗中观察到了高比例的肿瘤完全缓解率，且未发现严重的毒副作用，这一令人鼓舞的结果显示出这种 CAR-T 疗法具有出色的临床安全性和有效性，这一技术创新为未来更多基因靶向修饰 CAR-T 疗法的发展奠定了坚实的基础，对领域发展具有重要的推动作用。"

突破传统手术禁区　新技术为结肠癌患者带来生的希望

媒　体：浙江新闻客户端
时　间：2022 年 8 月 11 日
作　者：郑文　王蕊　江晨
原标题：浙大一院团队突破传统手术禁区　新技术为结肠癌患者带来生的希望

"现在感觉恢复还可以。"2022 年 8 月 11 日，记者在浙大一院见到了重获新生的结肠癌患者黄先生（化名），他看起来精神状态良好。

结肠癌是常见的发生于结肠的消化道恶性肿瘤，发病率占胃肠道肿瘤的第三位，近年来发病率有升高的趋势。

根治性手术切除辅以放化疗是目前最主要的治疗手段。但是，术后复发和转移是治疗中亟待解决的难题之一，尤其当肿瘤局部复发累及大血管时，姑息性切除容易复发，而根治性切除术中处理不当会引起致命性的大出血，严重时发生不可逆转的肠坏死，危及生命。因此，这一情况属于外科手术的禁区。

浙大一院在梁廷波书记的带领下，由结直肠外科和小肠移植中心吴国生主任带领团队，在大量动物实验和多年小肠移植经验的基础上，采取将肿瘤及其受累的邻近器官整块切除，再移至体外灌洗保存之后彻底清除肿瘤，最后将健康小肠重新移植到体内的"自体小肠移植"手术，为解决这一难题开辟了新的思路。

浙大一院成功完成了 2 例"联合自体小肠移植的结肠癌根治手术"，2 位患者术后恢复顺利。

肿瘤复发卷土重来

44 岁的黄先生是三个孩子的父亲，两年前他发现自己偶尔便血，肚子不舒服，在家附近的医院做肠镜检查发现右半结肠长了瘤子。他和家人四处奔波，去大医院做了进一步检查，明确了占位的性质。2020 年 9 月 22 日，黄先生在外地某医院完成右半结肠切除术，手术顺利完成。

好景不长，黄先生 2021 年再次复查时，发现原来做手术的地方，即结肠癌术后吻合口的位置，有肿瘤复发。同时复发的肿瘤累及胰腺的胰头部分，周围还有多枚肿大的淋巴结。更为棘手的是，肿瘤几乎包绕了供应小肠的大血管——肠系膜上动静脉。他被多家医院告知，这个位置复发的肿瘤手术风险很高，是传统手术的禁区。多方求医后，黄先生慕名来到了浙大一院。

自体小肠移植突破禁区

"肠系膜上动脉为人体小肠和右半部分结肠供血，如果直接把它切除会导致小肠坏死，但如果不切除又会导致肿瘤切除不彻底。"吴国生教授说。

如何在对肿瘤根治性切除的同时完整保留小肠功能？浙大一院近年来开展小肠移植手术，让这个难题得以化解——在体内仔细探查，将好的小肠完整切下来在体外进行修整，同时体内进行肿瘤切除手术，再将小肠重新"种回"体内，这就是浙大一院探索的新方法"自体小肠移植"。

2022 年 7 月 25 日，吴国生教授团队为黄先生实施这一手术。手术过程中，他们发现肿块位于小肠系膜根部，紧密包绕肠系膜上动脉和肠系膜动静脉，并累及胰腺，手术的难度和复杂性很大。

术中确定好切除范围后，吴国生教授从肠系膜上动、静脉被侵犯的部位以下开始切断，将小肠离体后取出体外。同时在体内仔细切除肿瘤及肿瘤侵犯的部分胰腺，并对取出的小肠和结肠血管进行灌洗、修整，将未受肿瘤侵犯的血管保留下来，最后再将修整好的小肠和结肠与体内的血管仔细吻合，以达到既最大限度切除肿瘤又保护小肠供血的目的。

历时 7 个多小时，手术顺利完成。患者术后一周已经开始自由活动，生活与常人无异。

为治疗开拓新思路

与黄先生一样幸运的，还有 35 岁的李先生（化名）。

2019 年 3 月，李先生因腹痛于当地医院就诊，CT 提示李先生结肠肝曲存在肿瘤占位，同时侵及浆膜外，还伴有梗阻。排除手术禁忌后，李先生在外院全麻下做了腹腔镜下结肠癌根治术。而李先生 2021 年 1 月复查时，发现后腹膜及系膜淋巴结多发转移，同时侵犯包绕肠系膜动静脉，在当地医院接受化疗，但病情并不能得到很好的控制。

为了进一步诊治，李先生来到了浙大一院寻求诊疗。在该院经过 4 个周期系统治疗后，2022 年 7 月 10 日，多名专家讨论评估李先生的复查影像结果，认为达到了手术指征。3 天后，李先生也成功接受了"自体小肠移植联合复发的结肠癌切除术"，恢复良好，顺利从浙大一院出院。

吴国生教授表示，根治复杂腹腔肿瘤用上小肠移植的技术，这是浙大一院团队在探索疾病救治过程中的创新突破。复杂腹腔肿瘤患者如果不能根治手术，就意味着患者的复发率大大上升，而小肠移植技术是浙大一院的优势专长，通过自体小肠移植技术让复杂疑难腹部肿瘤达到根治，为患者康复加上保险。

《肝细胞癌免疫逃逸机制》获浙江省自然科学奖一等奖

媒　　体：都市快报
时　　间：2022 年 7 月 11 日
作　　者：金晶　王蕊　江晨
原标题：易复发、易转移　如何突破肝癌诊治困境？浙大一院梁廷波教授
　　　　团队研究成果《肝细胞癌免疫逃逸机制》获 2021 年度浙江省自
　　　　然科学奖一等奖

　　肝癌是全球癌症相关死亡的第三大原因，肝细胞癌（HCC）是最常见的肝脏原发性恶性肿瘤。我国是肝癌大国，近年来，虽然免疫治疗等新技术不断发展，但临床上，肝癌仍面临易复发、易转移的困境。为攻克这一难题，临床医生和科学家们从未停止科研的脚步。

　　2022 年 7 月 5 日，《浙江省人民政府关于 2021 年度浙江省科学技术奖励的决定》公布，揭晓了 2021 年度浙江省科学技术奖获奖项目及名单。

　　浙大一院肝胆胰外科梁廷波教授团队的研究成果《肝细胞癌免疫逃逸机制》获浙江省自然科学奖一等奖。该成果丰富了现有肿瘤免疫逃逸理论，提供了若干新靶点，为肝癌治疗新策略开发打开了全新思路，提升了浙江省在肝癌研究领域的竞争优势。

针对肝癌临床免疫治疗困境　开展基础研究创新

临床上，肝癌治疗面临整体有效率低、个体异质性大等难题。肝癌在不同发生发展阶段，肝癌细胞是如何实现免疫逃逸从而肆意生长和转移的？这一科学问题长期以来困扰着临床医生和科学家。免疫治疗是目前肿瘤治疗的热点，在多种肿瘤中具有满意的疗效，但为什么接受免疫治疗的肝癌患者中，只对10%～15%的患者有效？

梁廷波教授团队从肿瘤免疫逃逸角度入手，在肿瘤起始、生长、转移这几个肝癌发生发展的关键阶段，深入、系统地研究了免疫逃逸的分子机制。

梁廷波教授介绍，"所谓免疫逃逸，是相对于健康人健全的免疫功能来说的。"梁廷波教授打了形象的比喻：我们可以把人体免疫系统比作"警察"，把癌细胞比作"敌人"。正常情况下，我们体内细胞衰老、损伤、变异等产生的"敌人"，"警察"会第一时间发现并清除。但是肝癌细胞比较狡猾，会想方设法躲避"警察"的追击，在"警察"眼皮底下"犯案"却不被发现；又或者，即便"警察"追踪到了，也被"策反"而失去杀敌能力。

"如何打破肿瘤的免疫逃逸是目前肝癌治疗面临的最大难题之一。"梁廷波教授坦言道。

不同肿瘤细胞逃脱"警察"能力不同　造成肿瘤治疗效果差异化

梁廷波教授表示，不同肿瘤细胞，逃脱"警察"的能力有所不同。"不同脏器来源、细胞来源，它们的逃脱能力不一样，转移能力也不一样。为什么会造成这样的差异化，是科学家和临床医生们一直在探索的问题。只有弄清楚这个逃脱机制问题，对症下药，肿瘤治疗才会更进一步。"

《肝细胞癌免疫逃逸机制》正是瞄准了肝癌发生发展三个关键阶段，针对肝癌起始阶段如何逃避严格的免疫监视、肝癌生长阶段如何对抗局部免疫、肝癌转移阶段如何抵抗外周免疫清除，全面解析了肝癌免疫逃逸机制，取得了一系列原创性成果。主要包括：①揭示了 Hippo–YAP 信号介导的肝癌起始阶段免疫逃逸机制；②发现了坏死 – 炎症介导的肝癌生长阶段免疫逃逸机制；③提出了癌细胞来源外泌体介导的肝癌转移阶段免疫逃逸机制。

"简单举个例子，肿瘤细胞坏死是通常我们治疗想要达到的效果。但它也是一把双刃剑。坏死的肿瘤细胞会释放一些信号给存活的肿瘤细胞，促进这些细胞转移。并且只要有一点活细胞，就会春风吹又生，导致肿瘤的复发。这也回答了肝癌通过其他非手术治疗，看起来肿瘤完全坏死后，要不要再切除的问题。"梁廷波教授提到。

肿瘤是系统性疾病　需要综合、系统、精准治疗

《肝细胞癌免疫逃逸机制》阐明了肝癌从单个细胞开始发生时就已经出现免疫逃逸，到形成较大的实体肿瘤，它的免疫逃逸机制也在不断演变，从而适应机体的杀伤，这就需要临床医生把肿瘤也看作系统性疾病，不能单以手术来解决肿瘤问题，一定要综合、系统、精准治疗，既不过度治疗也不错失时机。

"肝癌免疫治疗中，哪些患者适合，哪些患者不适合，需要一些判断依据。我们的研究提出了一种肝癌免疫新分型，有望用于免疫治疗的精准指导，从而提升有效率，减少副作用。"梁廷波教授提到。

当然，梁廷波教授也表示，基础研究到临床应用，还有很长的路要走。"接下来我们会努力把基础研究成果转化为临床诊治的实际效果。进一步挖掘肿瘤免疫逃逸机制，针对发现的新靶点及机制开发小分子药物，以期成果早日转化应用于临床，为患者服务。"

阿尔茨海默病可通过抽血确诊

媒　　体：科技日报
时　　间：2022 年 7 月 6 日
作　　者：洪恒飞　王蕊　江耘
原标题：阿尔茨海默病可通过抽血确诊

2022 年 7 月 3 日，科技日报记者从浙大一院获悉，该院章京教授团队协同美国华盛顿大学医学院研究人员，新发现了一种可用于辅助诊断阿尔茨海默病的标志物——外周血神经来源血浆细胞外囊泡相关标志物 NMDAR2A，并创新开发出纳米流式检测技术，通过检查血液中几项标志物的变化，即可辅助诊断或预警阿尔茨海默病。相关论文发表在学术期刊《阿尔茨海默病及痴呆》（*Alzheimer's & Dementla*）上。

临床诊疗中，由于阿尔茨海默病起病隐匿、发病机制不清，缺乏特异敏感的早期诊断方式及标准，患者依靠临床症状和影像学指标获得确诊时，病程普遍已发展至中晚期。

"此前，阿尔茨海默病相关标志物 Aβ、pTau 等蛋白已被学界所发现，但传统方法主要通过抽取脑脊液进行检测，手段复杂、患者接受度低。"论文第一作者、浙大一院田辰博士介绍，团队研究发现，血浆细胞外囊泡携带疾病相关蛋白及神经来源特异性标志物，这意味着可以通过血液检测对阿尔茨海默病进行诊断。这样的检测方式有利于对患者进行早期诊断及临床干预，可大幅度提高患者预后并有效改善其生活质量。

"创新性纳米流式检测技术需要定量测定血浆中含有的中枢神经系统来源NMDAR2A标记阳性的细胞外囊泡，并同时检测阿尔茨海默病其他相关标志物。"章京介绍道。

联合团队通过大量研究发现，相比健康人，阿尔茨海默病患者外周血神经来源细胞外囊泡等显著降低。利用综合诊断模型，研究人员发现纳米流式检测技术对于疾病诊断的敏感性与特异性均超过85%。联合团队在两组不同的独立队列中对该检测技术进行了验证，得到了完全一致的结果。

章京表示，这一检测方法相比传统的免疫测定法具有更高的灵敏度及特异性，且检测效率更高，为快速体液诊断及疾病早期体液诊断临床转化提供了新的技术方法。

种下"废肝"收获新生

媒　　体：健康报
时　　间：2022 年 6 月 30 日
作　　者：王蕊　江晨
原标题：种下"废肝"收获新生　4 台多米诺肝移植手术救了 3 人

2022 年 6 月 23 日，浙大一院 4 间手术室从早上 7 时到下午 5 时，完成了全球首例多阶多米诺肝移植手术，包括 4 台"接力跑"肝移植，挽救了 3 条生命。

第一间手术室 32 岁的父亲李超（化名）捐献出 200 克健康肝脏，挽救第二间手术室里需要肝移植的 1 岁女儿甜甜（化名）；甜甜替换下的废肝，被"种"进第三间手术室里罹患家族性高胆固醇血症的 6 岁女童苗苗（化名）身体中；苗苗置换出的废肝，用于挽救第四间手术室里的肝癌肝硬化患者黄先生（化名）。4 台手术如同多米诺骨牌一样，连续地进行。

"在供肝极其短缺的情况下，要多动脑子为急需肝移植的患者谋新生！"我国著名器官移植专家、浙大一院党委书记梁廷波教授带领团队，主动攻坚、变"废"为宝，用创新性手术，使患有不同种代谢性疾病的肝脏形成互补，有效解决了肝源短缺问题，更降低了手术费用。多米诺肝移植也称连续性肝移植，是指将供体肝脏移植到第一个受体，受体的肝脏（多米诺供肝）再移植到第二个受体（多米诺受体），以此类推。目前，全球范围内尚无 3 阶及以上多米诺肝移植的案例报道。

理论上，供肝与受体的体重比超过 0.8% 被认为是安全可行的肝移植手术范围，可实现原有病肝代替，不影响实际功能。甜甜体重为 10.5 千克，父亲李超捐出的 200 克肝足够女儿使用；苗苗体重为 18.5 千克，她全身的肌肉已经完全可以充分代谢支链氨基酸，甜甜那颗 290 克无法参与氨基酸代谢的肝脏移植给苗苗，并不影响她的生活；苗苗虽然肝脏代谢功能逐渐变差，但是肝脏本身没有实质性病变，她切下的 550 克"废肝"可以用到 60 岁肝癌肝硬化患者黄先生身上，挽救他的生命。

为了把这个大胆的想法付诸实践，梁廷波带领浙大一院肝胆胰外科同麻醉科、超声医学科、放射科、手术室、重症监护室的专家团队多次进行会诊讨论，在术前精确评估、反复推演，以确保术中每个环节万无一失。

大人和孩子的血管、胆管粗细不同，走行也大不相同。术中，梁廷波团队对粗如牙签、细如发丝的一根根血管和胆管进行了高质量重建和精准吻合。4 间手术室里，4 名患者的肝脏劈离、灌注、转运、修剪和重建无缝衔接。10 个小时内，4 台手术先后顺利完成。

治疗白血病新方案打破国际纪录

媒　　体：医师报肿瘤频道
时　　间：2022 年 5 月 6 日
作　　者：王蕊　金丽娜
原标题：国际首发！浙大一院治疗白血病新方案打破国际缓解率的最高
　　　　　纪录

　　白血病，可以说是我们最耳熟能详的血液肿瘤，人们对它的恐惧与癌症相当。而我们常说的成年人白血病，其中有 80% 为急性髓系白血病，很遗憾这种成年人最常见的白血病，近 50 年来通过使用国际上通用的"3+7"化疗方案，缓解率＜ 70%，五年生存率＜ 30%，冰冷的数字背后是很多家庭的绝望与悲痛。

　　如何提高缓解率与生存率是临床科研学者们一直探索的难题。2022 年 5 月 2 日，发表在《柳叶刀血液学》（*The Lancet Haematology*）的一篇文章带来了好消息：浙大一院血液科金洁、主鸿鹄教授团队首次将靶向药维奈克拉联合"3+7"称为 DAV 方案，作为成人急性髓系白血病患者的一线治疗，二期研究结果显示 DAV 方案的首次缓解率高达 91%、MRD（白血病微小残留物）转阴率高达 97%，且安全性良好，其长期生存及后续研究令人期待。

急性髓系白血病怎么治?

白血病是一类造血系统的恶性肿瘤性疾病，急性髓系白血病（Acute myeloid leukmia，AML）是成人最常见的白血病类型，中国每年新发病人＞10万，对于这种白血病怎么治？浙大一院血液科主鸿鹄教授表示，假设有100个急性髓系白血病患者，由于这类群体平均年龄为68岁，身体基础条件不佳，最终能够进行移植治疗的患者只有10～20位，对于多数患者目前仍然选择化疗为主。

"虽然说现在可以依靠基因检测，找到突变靶点，使用靶向药物治疗，但是靶向性药物太少、针对人群数量较少、治疗费用昂贵。"主鸿鹄教授坦言，目前靶向药物针对的特异性基因突变急性髓系白血病一个月就需要自费3～40万费用，普通家庭根本无法承担。

虽然市面上有一种新的靶向药——维奈克拉（Venetocalx），但是这种药物目前主要用于75岁以上老年患者或者不能耐受化疗患者，对于60岁以下的成人患者还没有获得用药适应证。

"所以，除去能移植的患者，这100个急性髓细胞白血病患者中大部分还需依靠化疗治疗。"主鸿鹄教授强调，化疗治疗是急性髓系白血病的主流治疗方案。

说到这里，我们先来科普下急性髓系白血病的化疗步骤，先进行诱导治疗然后再进行巩固治疗，有些患者可能还要进行维持治疗。在这些步骤里最关键最重要的就是诱导治疗，我们可以把这个治疗过程看成使用一些化疗药物快速杀死白血病过程，否则正常细胞没有办法恢复正常，也就无法获得缓解。

"诱导治疗效果好才会有后面的巩固化疗。"主鸿鹄教授打了个比方，诱导治疗好比跳高比赛中的助跑环节，如果助跑不成功，人与白血病之间的"跳高"比赛注定是失败的。

所以，如果要提高急性髓系白血病患者的存活率，如何高效"助跑"成了关键。

半个世纪不变的"助跑"方式，这个团队突破了

"从 1971 年开始国际上使用的诱导方案为 DA，半个世纪过去了，目前金标准的诱导治疗还是 DA。"主鸿鹄教授所说的 DA 就是使用柔红霉素（简称 D，用 3 天）和阿糖胞苷（简称 A，用 7 天），这就是国际上赫赫有名的"3+7"诱导化疗方案。

目前使用 DA 方案，在年轻患者（＜ 60 岁）中一个疗程的完全缓解率约为 64% 左右，在老年患者中（≥ 60 岁）的完全缓解率为约为 40% 左右，五年生存率在年轻患者中＜ 40%，在老年患者中＜ 20%。

"所以，我们一直在思索如何在被国际金标准的 DA 方案基础上，探索新的诱导方案来提高患者预后。"主鸿鹄教授作为国际知名血液学家，一直在关注国际上最前沿的相关研究，他发现美国著名的癌症中心在探索在更高效的诱导化疗方案如 FLAG–IDA 或 CLIA 基础上联合我们前文中提到的靶向药——维奈克拉（Venetocalx），"这个方案理念是正确的，但就他们使用的'大胆'剂量和过长的疗程对患者来说毒性增加。"主鸿鹄教授表示，在美国研究的早期数据显示不少患者出现了严重的毒性，甚至 12 个患者中出现了 2 个早期死亡病例，"这种结果显然与我们探索的目的背道而驰。"

"在金洁教授的带领下，我们团队采用了国际金标准 DA 方案基础上联合短程的维奈克拉，我们起了个名字叫做 DAV 方案，这是一个原创性诱导方案，我们想找到最合适的剂量来体现这个方案的最优化。"研究团队在 2021 年 1 月至 2021 年 7 月期间，共招募了 36 名成人原发急性髓系白血病患者。

在进行周密的研究讨论后，终于这个团队找到了最优方案。在可评估疗效的 33 名患者中，中位年龄 40 岁，细胞遗传学中高危患者占 76%，团队摸索出来的 DAV 方案一个周期后的完全缓解率为 91%，也就是说在进行 DAV 方案化疗 11 天后，没有患者发生早期死亡。更没有患者出现需要调整剂量或因药物相关毒性而停药。

这个结果说明：浙大一院血液科金洁教授和主鸿鹄教授团队建立了原创性

DAV 新方案，使得急性髓系白血病的缓解率达到国际最高纪录，目前也完成了 DAV 新方案与金标准 DA 的前瞻性随机对照研究的入组，有望提供更高证据级别的数据，为 DAV 进入国际白血病指南奠定基础。

DAV 新方案费用如何？专家表示"不贵"

由于 DAV 方案中使用了靶向药维奈克拉，上文中提到这个靶向药大概为自费药物 4000 多元一盒，很多人担心这个方案是不是会比以往的 DA 方案贵很多？毕竟 DA 方案本身经过医疗报销后每个月只需几百块。

"两者总体住院治疗费用相差不多，但是疗效相差非常大。"主鸿鹄教授表示，虽然 DAV 方案多用了一个靶向药，但由于这个方案缓解率远比旧方案高，使患者减少了输血等治疗，住院天数也比平时减少 5 ~ 7 天，总体来说是费用减少了，所以患者完全不用担心费用问题。

"由于 DAV 新方案疗效非常好，不缓解的患者越来越少，临床医生们也体会到新技术的成就感，越来越多的急性白血病患者慕名前来浙大一院血液科治疗。"

浙江省医学领域首个基础科学中心落户浙大一院

媒　体：都市快报
时　间：2021 年 12 月 16 日
作　者：宋朋红　金晶
原标题：浙江省医学领域首个基础科学中心落户浙大一院

浙大一院吕志民教授、国家癌症中心/中国医学科学院肿瘤医院赫捷院士、北京大学尚永丰院士、中国医学科学院肿瘤医院刘芝华教授以及浙大一院梁廷波教授申报的国家自然科学基金委基础科学中心"肿瘤物质与能量动态的介尺度研究"已于 2021 年 12 月初获批，正式立项，资助额度（直接经费）6000 万元。

此中心是浙江省医学领域首个基础科学中心，对于提升浙江省肿瘤学研究整体发展水平具有重要意义。基础科学中心于 2016 年开展实施，意在集中整合国内优势科研资源，瞄准国际科学前沿，超前部署，致力科学前沿突破，产出国际领先水平的原创成果，抢占国际科学发展的制高点。国家自然科学基金委医学部至今立项 5 项。

此次筹建基础科学中心，浙大一院与国家癌症中心/中国医学科学院肿瘤医院、北京大学强强联合、分工协作。中心负责人吕志民教授是肿瘤代谢领域专家，在肿瘤细胞能量代谢研究中取得一系列重要成果。

浙大一院党委书记梁廷波教授表示，该中心围绕肿瘤物质与能量代谢的相互调节，揭示肿瘤发生发展的全景图谱，有望为我国肿瘤预防和诊治提供突破性的手段和方法。

此次获批基础科学中心，实现了浙江省医学领域的三个突破：首个国家自然科学基金委基础科学中心；国家自然科学基金年度获批经费首次超 1 亿元；实现国家自然科学基金所有项目类型全覆盖。

手术机器人精准置换关节，患者当天就可下地行走

媒　体：小时新闻
时　间：2021 年 9 月 25 日
作　者：张冰清　朱诗意
原标题：手术机器人精准置换关节，患者当天就可下地行走

2021 年 9 月 25 日上午，浙大一院庆春院区的手术室里，一位新"员工"将强健的机械臂慢慢移到患者膝关节处，伴随一阵电锯工作般的声音，膝关节被干净利落地切除了下来。

这不是"电锯惊魂"的恐怖片，而是 Mako 骨科机器人在浙大一院参与操刀的第一台手术，为一位 71 岁的骨关节炎患者置换关节。

浙大一院骨科主任胡懿郃教授介绍，手术机器人比医生的操作更加精准，患者恢复更快，术后当天就能下地行走。

术前制定关节假体方案　术中精准放置假体位置

来自浙江嘉兴的王大伯（化名）十几年前曾股骨远端骨折，上了年纪后又出现了退行性骨关节炎，已进展到晚期，左膝关节表面严重磨损。

近 2 个月来，他膝盖疼痛加剧，完全无法下地行走，从当地医院转到浙大一院后，在医生建议下同意接受左膝关节置换手术。

与普通的膝关节置换手术不同，王大伯这台手术有一个新成员加入——浙大一院最新引进的 Mako 骨科机器人，这是它上岗后的"首秀"。

手术前，手术机器人就已经开始了准备工作。它提前采集了王大伯三维 CT 扫描的数据，对影像资料进行分析处理，最终确定假体的大小、放置位置等；手术中，它凭借其术前精准的测量数据和术中实时信息，为主刀医师提供精准的安全截骨范围。医生在可视影像导航下，借助机器人手臂提供的动力，操作机械臂带动着磨钻对骨床进行精准打磨。

最后，在机械臂的辅助下，医生将假体装入患者体内。术后影像显示，假体大小、位置、角度都接近完美。

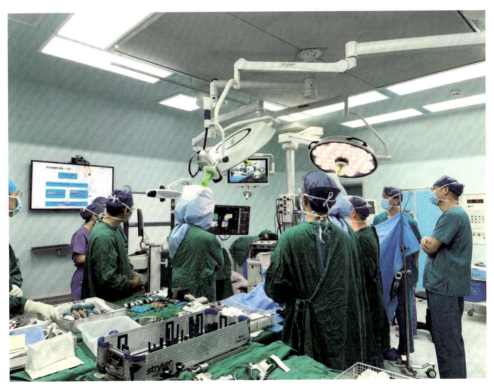

胡懿郃教授团队为患者实施 Mako 骨科机器人手术

骨关节炎的发病率不断上升　中老年人应适当锻炼来预防

　　胡懿郃教授告诉记者，Mako 骨科机器人最大的价值在于精准，人工关节置换手术中安放的假体位置是否准确是影响患者手术后关节功能以及假体使用寿命的重要因素，Mako 骨科机器人可以通过机械臂精确限定髋臼锉进入的深度、方向，从而达到手术更加精确和安全的目的。

　　"髋关节、膝关节疼痛已经成了常见骨科病，在传统的手术中，医生看不准、拿不稳等问题十分常见，手术的操作往往根据术者的经验和估算来决定。有了 Mako 骨科机器人之后，手术的精确度有了很大提高，在手术过程中，即便是 1 毫米的误差，机器人都会提示出来。"

　　胡懿郃教授说，随着老龄化社会的到来，退行性骨关节炎发病率不断上升，一般女性出现在更年期之后，男性相对较晚，一般是 60 岁之后。80 岁以上的老人，退行性骨关节炎发病率高达 90%。

　　他表示，早中期的骨关节炎可以通过康复训练、药物治疗、关节镜清理等缓解，但如果进展到晚期，关节置换手术是唯一的解决方法。

　　"俗话说'人老先老腿'，退行性骨关节炎很难避免，但可以预防它发展到晚期。对中老年人来说，对抗性、高强度的运动不太合适，适当散步、慢跑、游泳、跳广场舞可以锻炼肌肉力量，减缓关节的衰退。"

快速便捷诊断帕金森病

媒　　体：文汇报客户端
时　　间：2021 年 4 月 13 日
作　　者：刘海波　王蕊　江晨
原标题：快速便捷诊断帕金森！浙大一院重大研究突破可及早确诊这种"中老年人杀手"

2021 年 4 月 11 日，是第 25 个"世界帕金森病日"。在我国有超过 300 万帕金森病患者，数量位居世界第一，帕金森及相关的神经退行性疾病已成为继肿瘤、心脑血管病之后中老年人的"第三杀手"而且每年新发病例近 10 万人。世界卫生组织专家预测，到 2030 年的中国帕金森病患者人数将达到 500 万，将给患者及家庭带来沉重的经济、心理和生活负担。

浙大一院病理科主任章京教授团队协同美国华盛顿大学医学院研究人员，基于脑脊液胞外囊泡早期诊断标志物研究的最新科研成果，于 2021 年 3 月 23 日发表在神经临床科学领域顶尖期刊《神经病学》（*Neurology*），该研究使用创新性纳米流式细胞检测技术及独创的 EVs 内标记技术，创新开发了一种稳定、快速的测定方法，用于定量测定脑脊液中含有 α-突触核蛋白（α-synuclein，α-syn）的 EVs，以评估其对帕金森病的诊断价值。

帕金森病早发现、早诊断至关重要

"帕金森病患者在接受正规治疗情况下，从早期诊断到部分失能要 5 ～ 8 年以上；到完全失能（完全丧失生活能力），一般要 10 ～ 15 年以上。"章京教授介绍，帕金森病作为一种缓慢进展的神经系统退行性疾病，通过早期及时诊断和早期干预，能大幅度提高患者预后，多数患者数年内都能保持良好的生活质量。

帕金森病患者在运动症状发病前 5 ～ 20 年就有前驱症状存在。在前驱症状期，患者仅出现嗅觉障碍、睡眠异常、抑郁、立体视觉障碍等非特异性症状，所以无法确诊，常常被忽略。目前在临床上，帕金森病仍然是以典型的运动症状（如动作迟缓、静止性震颤、肌强直等）为主要的诊断标准，此时神经系统的病理改变已经非常严重，往往患者大脑内黑质的多巴胺能神经元已经下降到 20% 以下，这个时候开始进行治疗，所有的治疗均无法根本性改变多巴胺能神经元减少这个发病基础，患者已然错过最佳干预期。

正是当前的临床现状，让章京教授意识到了早发现、早诊断、早干预帕金森病的重要性。能否尽早确诊帕金森病？章京教授带领的浙大一院病理科科研团队给出令人振奋、充满希望的答案。

抽取少量脑脊液　快速准确诊断帕金森病

章京教授团队发表在顶尖期刊 *Neurology* 上的研究表明，只需提取疑似患者少量脑脊液，通过检查脑脊液中几项标志物的变化，就可以辅助诊断帕金森病。"具体来说，该研究使用创新性纳米流式细胞检测技术及独创的 EVs 内标记技术，创新开发了一种稳定、快速的测定方法，用于定量测定脑脊液中含有 α-syn 的 EVs；并通过检测多中心大样本队列，发现相对于健康人，帕金森病患者的脑脊液中含有 α-syn 的胞外囊泡会显著降低。"章京教授介绍，此创新性纳米流式细胞检测技术的方法不仅比传统的免疫测定法检测更具灵敏度、提高了检测效率，还为快速体液诊断及早期体液诊断提供了新的技术方法和新的标志物，为帕金森病早期诊断提供了新的研究思路及方向。

据了解，创新性纳米流式细胞检测技术，是在流式细胞仪上对样本进行检测，相较于 PET 等影像学手段，花费低，能够给患者极大减轻经济负担。同时，该项新技术能够检测微囊泡内外的标志物，可达到多标志物快速联合检测的效果，若结合中枢神经系统来源标志物与疾病相关标志物，能够有效避免外周蛋白的干扰，精准检测神经系统来源携带有疾病相关蛋白的微囊泡。

章京教授表示，可预见的是未来该项新技术还可以广泛应于外周体液（如血液及唾液）的检测，在不久的将来，通过抽血或者采集一点唾液就可以对各类神经退行性疾病（主要包括老年痴呆和帕金森病）进行辅助诊断。

为罕见病患者开出浙江首张处方单

媒　体：浙江新闻客户端
时　间：2021 年 2 月 23 日
作　者：李娇俨　王蕊　朱诗意
原标题：这张处方单是全省首开！浙大一院助患者确诊全球罕见病

2022 年 2 月 22 日，记者在浙大一院之江院区了解到，近期在国内获批上市的罕见病创新药物维万心（氯苯唑酸软胶囊），不久前在浙大一院之江院区开出浙江省首张处方单。

维万心主要用于治疗一种十分罕见的疾病——转甲状腺素蛋白淀粉样变性心肌病（ATTR-CM）。该疾病是由于一种产生于肝脏的蛋白质，被异常分解后，呈淀粉样沉积在心脏内，造成心肌肥厚，使患者快速发生心力衰竭和死亡。全球每年约有 4 万人确诊该疾病。

近几年，全国不同地区已有医院陆续诊断出这种疾病，患者的生活和生命健康受到严重的影响，临床诊断后平均生存时间仅为 2 ~ 6 年。

浙江省首张罕见病创新药维万心的处方单是如何开出来的？ 2021 年 1 月，家住浙江湖州的张先生突然感觉胸闷气急，并伴有咳嗽腹痛，这与心衰的症状十分相似。他在 15 日入住湖州当地医院进行治疗。但是，张先生的心脏彩超有心肌增厚表现，心电图却呈现低电压，这和心衰的临床表现并不相符，这样的反常现象让医生束手无策。求医无门的张先生于 22 日转入浙大一院之江院区，5 天后，他终于被确诊为转甲状腺素蛋白淀粉样变性心肌病。

为何就诊过程如此辗转？确诊时间花费了这么久？实际上，ATTR-CM 不仅是一种罕见的致死性遗传疾病，2018 年就被列入我国第一批《罕见病目录》，它的诊断率实际只有 1%，常常与心衰混淆，患者往往因心衰辗转多家医院，诊断时间通常超过 12 个月。

凭借丰富的心脏疾病诊断经验，浙大一院心血管内科主任医师严卉立刻联想到，只有心肌淀粉样变性才会导致这种反常现象。于是在之江院区，张先生先后完善了心超、心脏核磁共振、ECT PYP 核素检查，及骨髓穿刺，和周围组织活检刚果红染色，最终确诊为转甲状腺素蛋白淀粉样变性心肌病。

目前，90% 以上的罕见病缺乏有效的治疗手段，大部分患者需要终身服药。在临床上，约 65% 的罕见病患者曾被误诊，患者平均需要花 5.3 年才能被确诊。诊断延误、获得药物困难等原因，使得许多罕见病患者开始接受治疗的时间较晚，病变往往已经不可逆，给患者及其家庭造成沉重负担。早期发现、早期诊断、早期干预，是延缓罕见病患者病情进展、提高生活质量的重要手段。对部分罕见病患者或罕见病相关基因携带者采取相应的医学干预措施，可以阻断罕见病遗传，减少出生缺陷的发生率。

严卉告诉记者，2019 年，浙大一院在省内率先开展心脏 99mTc 标记的焦磷酸（PYP）核素显像，PYP 核素检测能够诊断 ATTR-CM 的特异性 86% 和敏感性 99%。结合血尿轻链阴性，诊断特异性已达到 100%。这是目前诊断 ATTR-CM 的有力手段之一。

此外，浙大一院心血管内科在解决心血管系统常见和危重疾病的临床诊治基础上，对心脏疑难疾病（重点是心肌病）有丰富的临床诊治经验，在心肌淀粉样变的诊断上也具有极大的优势。

　　浙大一院心血管内科主任郭晓纲表示，创新药物的上市及处方，改变了以往ATTR-CM无药可医的困境，为患者带来延长生命的希望。据悉，氯苯唑酸作为创新药物，为减轻患者的经济负担，目前已列入西湖益联保的报销范围。

揭秘全球首个新冠病毒全病毒精细结构

媒　体：科技日报
时　间：2020 年 9 月 16 日
作　者：洪恒飞　王蕊　江耘
原标题：全球首个！我国揭示新冠病毒全病毒精细结构

2020 年 9 月 16 日，记者从浙大一院获悉，浙大一院传染病诊治国家重点实验室李兰娟院士课题组联合清华大学生命学院李赛研究员课题组，在国际上首次解析了真实新型冠状病毒全病毒三维精细结构，达到了前所未有的分辨率，对深入了解新冠病毒的生物特性、疫苗设计、抗病毒药物研发等具有重要意义。

冠状病毒因其如日冕般外围的冠状而得名，这些冠状物质叫作刺突蛋白，是一种糖蛋白，是病毒进入人体细胞的"钥匙"。该研究直接在病毒上开展科研工作，原位解析了新型冠状病毒表面刺突蛋白的天然构象和分布。

科研人员发现，新冠病毒的刺突蛋白像"链锤"一样可以在病毒表面自由摆动，"上端粗、下端细"的特性有助于病毒灵活"抓住"细胞表面，与之结合入侵细胞，感染人体。科研人员还发现，新冠病毒刺突蛋白的朝向暗藏玄机——将刺突蛋白比喻成一把伞，雨伞张开被称为"向上"，它就像是亮出武器、感染细胞；当雨伞关闭被称为"向下"，它就像收起兵器，以免被机体识别击溃。新冠病毒刺突蛋白97%都向下，这成为它不易被抗体及药物等击败的原因之一。

此外，科研团队开创性地揭示了病毒腔内核糖核蛋白复合物天然结构及其组装机制——这些复合物像串珠一样把核糖核酸组织在一起，并在病毒体内有序排列，不仅解决了在有限空间内收纳超过自身容量核糖核酸的难题，还加固了病毒本身结构，使它能够经受住人体外复杂环境中的各种理化因素破坏的挑战，这是可以解释新冠病毒长期在外环境存活的一个重要因素。

目前已经在研制的基因工程疫苗都是基于体外重组表达的刺突蛋白研究成果，这与病毒原位状态下是否存在差异？已研制的疫苗是否对病毒有效？科研团队进一步通过质谱分析刺突蛋白的糖基化组成，发现体外重组表达的刺突蛋白与病毒原位状态刺突蛋白的糖基化修饰具有高度相似性，这对灭活病毒疫苗、基因工程重组疫苗以及中和抗体的研发具有重要指导意义。该研究成果已在国际权威刊物《细胞》（*Cells*）发表。

全省首例自体睾丸移植成功

媒　　体：浙江新闻客户端
时　　间：2020 年 5 月 19 日
作　　者：王蕊　胡枭峰
原标题：浙大一院完成全省首例自体睾丸移植手术

白天在家自学，晚上散步休闲，21 岁的江西小伙小李（化名）生活又回到了正轨。近日，他在浙大一院接受了浙江省首例自体睾丸移植手术。

在家人眼中，小李一直都是个乖乖仔，去年他已保送至浙江大学攻读博士学位。就在满心期待未来之时，2020 年 1 月，小李的生活被一则新闻打乱。他回忆说，当时看到一篇关于隐睾的新闻，仔仔细细看完后，感觉自己似乎也"中招"了。"新闻里讲的'阴囊空虚'这些症状，我都有啊，但我一直不觉得这是种病。"小李说，十几岁时，他就发现摸不到自己的"蛋蛋"，青春期以来也没有过一次遗精，早些年，当他鼓起勇气把身体情况告诉父母时，两人并没有多少诧异。

"你从小就是这样啊，正常的。"父母的一番话，略微打消了他的疑虑，而随着男性发育的第二性征几乎都正常出现，他也更加确信：自己是有睾丸的，不然也不会发育，而且睾丸不在阴囊内就是种正常现象。

直到今年初看到那则新闻，小李才匆匆赶到当地医院做了检查，结果被确诊为双侧隐睾症。

寻医无果，准博士查文献"求助"医生

受疫情的影响，小李一家直到 4 月初，才赶到广州某医院就诊。

经过检查，医生没有带来好消息，小李的两颗蛋蛋"捉迷藏"一样藏在了腹腔里，他被诊断为双侧腹腔型隐睾症，需要接受"双侧睾丸下降固定术"，手术难度非常大，极有可能摘除睾丸。这样的方案，小李接受不了，医生建议他们前往具有睾丸自体移植能力的医院。从小就是个学霸的小李，求医之路也显得不同寻常。他开始疯狂查阅文献，直到看到浙大一院男科中心发表在《亚洲男性学杂志》（*Asian Journal of Andrology*）等杂志上的文章，了解到浙大一院在治疗隐睾，特别是双侧隐睾、腹腔型隐睾等难治性病例上有丰富的经验。

2020 年 4 月 18 日，小李志忐地给男科中心发出了一封求助邮件，半天时间不到，就收到了回复。"就像在黑暗中看到了微光，别提有多高兴了。"整理好行装，几天后，小李在父母陪伴下来到浙大一院就诊。

自体睾丸移植手术，逃离 21 年的蛋蛋回家了

在对小李完善各项检查、进行全面评估病情后，浙大一院泌尿外科组织了大讨论。泌尿外科主任谢立平教授、副主任沈柏华主任医师、副主任姜海主任医师等专家充分发表了意见，谢立平教授总结后，提出诊治方案：小李被确诊为"双侧腹腔型隐睾症"，常规开放手术很难将隐睾降入睾丸内，计划通过腹腔镜探查，寻找隐睾，游离精索，如精索长度足够，直接将睾丸下降并固定于阴囊内；如精索长度不足，可借助显微镜行睾丸自体移植。

谢立平教授打了一个生动的比喻，如果把睾丸比喻成一个瓜，它上端的精索

就可看作一条蒂，大多数隐睾患者如果精索足够长，通过腔镜就可以将睾丸下降并固定到阴囊中，但如果隐睾位置过高、精索长度不足，就需要将瓜连同蒂一起"拔除"，给它们挪个窝，"移植"到阴囊内。

5月6日，手术开始。左侧睾丸通过腹腔镜，非常顺利下降并固定在阴囊内，而右侧睾丸由于位置过高，精索长度不够，专家团队只能把精索离断，解剖出腹壁下动静脉，借助显微镜外科技术，再将腹壁下血管系统与精索血管系统吻合，使其成功降入阴囊。

手术非常顺利，移植的睾丸颜色良好，术后一周复查超声显示双侧睾丸血供良好，这说明移植睾丸成功存活。

发病率 2%，抓住最佳手术时间

睾丸，就是我们通常说的"蛋蛋"，能产生精子，是男性生命的种子库。健康出生的男婴，睾丸在正常发育过程中会从腰部腹膜后下降至阴囊，如果没有出现下降或下降不全，阴囊内没有睾丸，或只有一侧有睾丸，称之为"隐睾症"。新生儿隐睾的发病率在 1.0% ~ 4.6%，大约有一半的隐睾患儿在出生后 6 个月内，睾丸可以自行降到阴囊，6 个月后隐睾就很少发生自发性下降。因此，隐睾手术的最佳的时机是 6 个月到 1 岁，如果错过手术黄金期，会对睾丸的自身发育以及生精功能造成严重影响。但由于大部分隐睾患者睾酮的正常分泌，男性在青春期的第二性征发育全都正常，这种疾病易被忽视。

阴囊是两个"蛋蛋"生长的最佳环境，它们最讨厌的就是高温环境。但隐睾患者由于睾丸长期留在腹腔内或腹股沟管里，生精细胞受体内"高温"的影响，容易造成不育。另外，由于生长环境的改变以及发育上的障碍，隐睾发生肿瘤恶变的风险是正常位置睾丸的 30 ~ 50 倍。而在心理上，隐睾会打击患者自信心，造成自卑感。

成人隐睾患者的睾丸基本不产生精子，即使性功能不受影响，但对生育功能有很大影响，手术不仅可以使睾丸回归正常位置，还能增强患者的自信心。

（内容略有删改）

全球首例老年新冠肺移植患者即将康复出院

媒　体：央广网
时　间：2020 年 4 月 22 日
作　者：王权　谢梦洁　吴海波
原标题：全球首例老年新冠肺移植患者即将康复出院！论文在国际外科顶
　　　　尖期刊上发表

　　浙大一院今天传来好消息，全球首两例老年新冠肺移植患者目前康复顺利，其中，首位患者即将康复出院；根据这两例老年新冠肺移植手术，由浙大一院党委书记梁廷波教授作为通讯作者，肺移植科主任韩威力主任医师作为第一作者撰写的 论 文《Lung Transplantation for elderly patients with end-stage COVID-19 Pneumonia》（《肺移植治疗老年终末期新冠肺炎患者》）近日也在国际外科学顶级期刊《外科学年鉴》（*ANNALS OF SURGERY*）上在线发表。

　　《外科学年鉴》是美国外科协会、欧洲外科协会、纽约外科学会和费城外科学会的官方杂志，是全球被引频次最高的外科学杂志。

　　"两位新冠肺移植患者一位 66 岁，一位 70 岁，目前恢复得都很好。"梁廷波教授介绍，两位患者术后均顺利撤掉了体

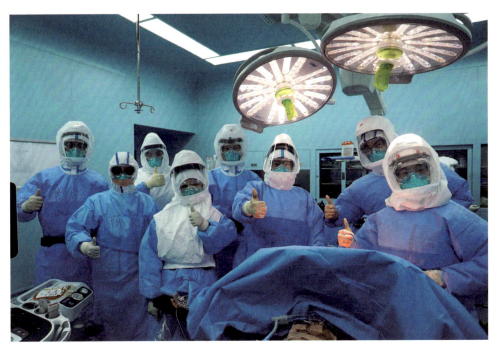

手术现场

外膜肺氧合机（ECMO），马上呼吸机也要撤下了，已经都可以下床走路并且自主进食了。

终末期老年新冠肺炎患者肺移植手术，在国际上没有任何可借鉴的经验。2020年3月初，浙大一院成功完成了全球首两例老年新冠肺移植手术，向全球宣告了终末期新冠肺炎患者肺移植手术的可行性和安全性。

2020年2月2日，66岁的新冠肺炎患者王女士（化名）因病情加重从浙江省内某地转院至浙大一院之江院区抢救，病情进展超乎想象，2月3日、2月16日先后气管插管和使用上ECMO。经过团队不分昼夜的精心救治，王女士的病毒核酸检测最终实现连续多天转阴，但双肺实变严重，肺功能受损不可逆，生命陷入"绝境"。

"能不能跟普通的终末期肺病患者一样，进行肺移植救命？"梁廷波教授提出了一个极具挑战的想法。"她当时的情况不做移植肯定是没有机会的，做移植可能也是九死一生。"肺移植科主任韩威力了解了王女士的病情后也皱起了眉，给老年新冠患者做肺移植，国际上没有任何经验，技术是否可行，是否有感染风险，术后如何康复……一切都是未知数。

经过专家组评估，患者以前身体健康，心肺功能也都正常，主要是新冠肺炎急剧进展导致肺功能的迅速恶化，其他全身脏器基本正常，符合手术标准。手术方案经过反复讨论，并通过了医院大器官移植伦理委员会的论证。3月1日，韩威力主任主刀，包括肺移植科、麻醉科、手术室、重症监护室、体外循环组、超声医学科等在内的多学科团队成功实施了这例高难度手术。

手术后，生命的接力棒很快交给重症医学团队。术后第二天，王女士就出现了严重的急性排斥反应，像这类超急性排斥反应在国际上都是极其罕见，来得特别快、特别凶，两个肺全白了，几乎跟移植前一模一样。幸好术前充分论证，制定了详细的预案，使团队能从容应对、及时处理，第二天，王女士整个人就"回来"了，成功闯过排斥关，并在术后第五天顺利撤掉ECMO。在后期康复过程中，王女士虽然又出现了消化道出血、迟发性胸腔出血等问题，但都被救治团队一一克服。

2020年4月22日，如今的王女士已经可以自如地坐在床边，用力蹬着康复自行车，还可以自主站立，即将康复出院。

亲眼看着王女士一步步从死亡边缘重回生活正轨，医护人员都备受鼓舞。

3月8日接受手术的第二例老年新冠肺移植患者也平稳康复。"通过这两例肺移植，我们在全球首次提出终末期新冠肺炎患者肺移植的评估标准，也突破了国际性肺移植的指南，把经验编写在《新冠肺炎防治手册——浙江大学医学院附属第一医院临床经验》，获全球同行的肯定。"韩威力主任介绍。

全球首例多米诺肝移植联合小肠移植手术

媒　体：文汇报客户端
时　间：2020 年 4 月 13 日
作　者：刘海波　王蕊　金丽娜
原标题：同一天挽救三个家庭！浙一完成全球首例多米诺肝移植联合小肠
　　　　移植手术

　　"我们快要出院了！想去看看春天的西湖！"在浙大一院肝移植病房里，3 位素未谋面的陌生人，因为"多米诺"移植手术，从此成了生命共同体。3 月 25 日，春分刚过，在浙大一院手术室走廊，30 号、31 号、32 号、33 号手术室，同时亮起红色"手术中"灯牌。4 间手术室里的手术就像多米诺骨牌一环扣一环，上演着"你救我，我救他"的生命接力。

　　这几台"接力跑"手术，包含了高难度的"劈离式肝移植"以及最难的器官移植技术之一的小肠移植。我国著名器官移植专家、浙大一院党委书记梁廷波教授和肛肠外科主任、小肠移植中心主任吴国生教授所带领的团队在这一天同时挽救了三个家庭，更是创造了全球首例"多米诺"肝移植联合小肠移植。

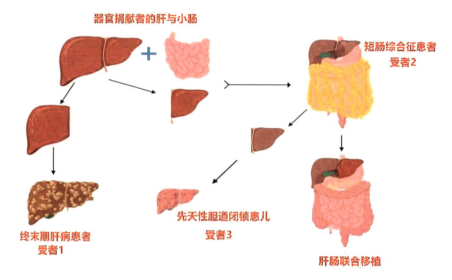

多米诺移植流程示意图

4个陌生人因为生命大爱"相遇"在一起

32号手术室，一位年轻人因为车祸生命走到尽头，他的家人悲痛中决定以器官捐献的方式延续他的生命。他捐献的肝脏将分成两部分挽救31号手术室、33号手术室两位需要肝移植救命的患者。而31号手术室患者"替换"下的部分肝脏可以挽救30号手术室的先天性胆道闭锁患儿。同时，31号手术室患者接受肝移植后还将接受小肠移植手术。

此次"多米诺"肝移植联合小肠移植涵盖了3台肝移植手术、1台小肠移植手术。所谓"多米诺"肝移植，是指上一位肝移植受者所要切除的肝脏同时再作为供肝移植给其他患者，如同多米诺骨牌一样连续地进行移植。因为器官捐献的"大爱"与"多米诺"肝移植，让4个来自不同省份、素未谋面的陌生人，相遇在浙大一院重生。

32号手术室，早上9点整，浙大一院医护人员们向捐献者默哀致敬，随后这间手术室捐献的"生命大爱"，劈离成两部分的肝脏与小肠送出手术室，正式开启"多米诺"生命接力。

32 号手术室捐献的其中一部分肝脏送到了 31 间手术室。这里的患者陈先生，2 年前因小肠坏死在甘肃当地医院切除了全部小肠，并且进行了多次外科手术，想要高质量地生存下去，陈先生只能进行小肠移植。

陈先生由于在当地医院多次接受过手术，并有多次输血史，免疫细胞会将信息贮存起来，等同样的事件再次发生时，免疫系统会迅速发动攻击，把它们"驱逐出境"。如果陈先生单纯进行小肠移植，那么这个"外来器官"势必受到患者免疫系统猛烈攻击导致手术失败。梁廷波教授带领的肝移植团队和吴国生教授带领的小肠移植团队大胆提出利用肝脏免疫特惠的特性来减轻小肠移植带来的严重排斥反应，经过数次多学科专家会诊后，最终决定进行"肝联合小肠移植"，为小肠移植"铺路"。

接踵而来的难题出现了，供肝移植放在腹腔什么位置？陈先生的肝功能正常，好好的肝切下来，移植上新的肝脏，是不是有点"浪费"？"他只需要切除部分肝脏为新肝腾出空间，再将切下来的部分肝脏移植给其他患者！"最大限度保障了患者的安全，同时对医生技术提出了更大的挑战。

挑战极限的器官移植国家队再次攀上医学高峰

31 号手术室陈先生肝移植后替换下来的部分肝脏将活体移植给 6 个月大因为胆道闭锁肝硬化的男婴超超（化名）。来到世上才 6 个月的"小黄人"超超，出生后 3 天由于皮肤发黄，在 2 个月大时在当地医院被确诊为先天性胆道闭锁，在 2020 年 1 月进行葛西（即肝门 – 空肠吻合）手术后并未好转，绝望的超超妈妈想要放弃，但听说在杭州浙大一院，肝移植可以救她儿子一命，于是抱着孩子求医浙大一院。

同时，32 号手术室器官捐献一分为二的肝，送往了 33 号手术室，这里因为肝硬化急需肝移植救命的 45 岁张女士（化名），因为原发性胆汁淤积性肝硬化，陷入生命绝境，想要活下来，只能肝移植。

31 间，16 点 10 分，器官捐献的供肝在张先生体内开始工作，这台肝移植手术并不简单，由于陈先生切下来的肝要继续移植给30号手术室的"小黄人"超超，而切肝部分还要继续移植上新的供肝，这对胆管、肝动脉、门静脉、肝静脉的长度缝合要求很高。肝移植手术由梁廷波教授主刀，为小肠移植铺好了路。

22点25分，梁廷波教授与吴国生教授联合主刀，最终将一段长约4米的小肠成功接入陈先生体内。由于多次手术，陈先生的血管条件不好，手术难度增加，通过团队通力合作，手术顺利完成。

3位患者生命体征平稳，都在肝移植病房中逐渐康复。

"作为国内首屈一指的多器官移植中心，浙大一院秉承'完成别人不能完成的手术、挑战高精尖'的移植精神，积累了大量的高难度器官移植经验。"梁廷波教授表示，此次全球首例"多米诺"肝移植联合小肠移植，代表了浙大一院的国家队实力。

爸爸献出 2.5 米小肠为让儿子正常吃饭

媒　体：浙江新闻客户端
时　间：2019 年 8 月 28 日
作　者：张苗　王蕊　江晨
原标题：为了重症儿子不被活活饿死，56 岁爸爸捐献出 2.5 米小肠

孔鸣（化名）是一名短肠综合征患者，为博一线生机，其 56 岁的父亲决定献出 2.5 米小肠。在浙大一院 30 余名医护人员的共同努力下，难度极高的亲体小肠移植手术获得成功。

据悉，孔鸣一家来自浙江温州。2015 年，还在读高中的孔鸣被诊断为"急性肠梗阻、肠坏死"，经历 3 次肠道切除手术后，他的大肠仅存 12 厘米，小肠不到 40 厘米。

专家介绍，人体小肠短于 1 米通常被称为短肠综合征，患者不能正常消化吸收，靠注射营养液维持生命也很难长久，需要小肠移植。但因为严重的免疫排斥反应和术后感染，小肠移植术一直被医学界认为是最难的器官移植术之一。

为了治病，孔鸣一家 4 年来辗转各地，直到 2019 年 8 月找到浙大一院的器官移植团队。"孔鸣与父亲在血型、组织配型上很吻合，由其父提供一段小肠进行亲属间的移植的可行性很大。"浙大一院小肠移植专家吴国生说。

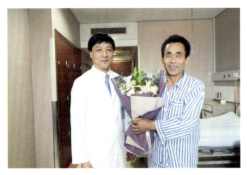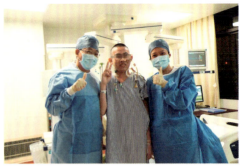

孔鸣的父亲（右）和浙大一院党委书记梁廷波合影　　孔鸣（中）与吴国生教授（左）合影

在浙大一院党委书记梁廷波教授带领下，多器官移植团队与消化内科、输血科等 30 余名专家紧急会诊，确定了手术方案。8 月 24 日，梁廷波与吴国生联袂开展了手术。

父子二人恢复良好。

手术做了 5 个多小时。

7 点 30 分，孔鸣父子携手走进 6 号楼 3 楼的手术室。之后，父子二人作为供体、受体被分别送往 30 号、31 号手术室，10 分钟后，麻醉医生为他们实施麻醉。

8 点 36 分，手术正式开始，医务人员以分秒计算，一步步有条不紊、紧张有序地为孔鸣父亲取出近 2.5 米的小肠。

9 点 56 分，从父亲腹腔取出的 2.5 米小肠被送往隔壁手术室，开始接入孔鸣的体内。12 点 40 分，父子二人的小肠近端吻合。

14 点 05 分，小肠移植成功，手术顺利结束。

8 月 24 日，浙大一院成功开展浙江省首例亲体小肠移植手术。作为最难的器官移植技术之一，世界上第一例成功的小肠移植手术直到 1988 年才出现。国内小肠移植手术从 1994 年开始起步，但患者术后均存活时间较短。

在欧美等发达国家，小肠移植的供体主要为脑死亡者捐献，由于供受者之间的配型问题和长时间器官缺血等因素，移植术后并发症居高不下，五年存活率仅有 50% 左右。目前，全球活体捐献小肠移植报道仅 50 例，吴国生教授团队独占 27 例，病例数量居世界首位。吴教授认为，活体小肠移植具有组织配型好、可以择期施行手术和器官缺血时间短等优点，理论上，这种方法有可能降低严重排斥反应和术后并发症。他们的临床实践证明，活体小肠移植排斥反应发生率只有20%左右，远低于脑死亡捐献（80%），术后长期生存的患者越来越多。

浙江智能康复治疗时代来了

媒　　体：浙江新闻客户端
时　　间：2019 年 7 月 20 日
作　　者：李文芳
原标题：浙江智能康复治疗时代来了！"机器人"正在替代康复师

"我觉得有尊严、有盼头了！"在浙大一院康复科治疗训练大厅，年近八旬的葛奶奶躺在一台康复仪器上，康复治疗师固定好葛奶奶的身体后，按下开启按钮，得到指令后的康复仪，缓缓将平躺的葛奶奶推着直立起来。在解读完患者治疗数据后，康复仪带着葛奶奶原本僵硬的双腿开启了"太空漫步"，还模拟进行了跳马游戏。

长期卧床的葛奶奶，这几年来，第一次在康复机器人的帮助下，以正常人平行的视野看周边的环境和窗外的树叶，激动不已。

这不是一台普通的康复仪，而是拥有智慧大脑的下肢康复机器人。2019 年 7 月 20 日，这台机器人正式公之于众，在浙大一院进行了情况发布会。浙江大学医学院康复医学研究中心主任、浙江大学工研院康复工程研发中心主任、浙大一院副院长陈作兵教授告诉记者，这台智慧康复机器人是临床领域产学研用的产物，康复科临床医生提出问题，解决思路，专业厂家进行"私人订制"，而后进行试产，试产后投入临床，再改进。

一直以来，下肢康复机器人的研发，是国际康复医学的难点、热点和痛点。适用于有脑卒中、脊髓损伤、高龄等引起下肢功能站立无力、肌肉萎缩、关节僵硬等的患者，可以帮助一些患者重新站立，恢复行走的功能。目前，有很多国家都在探索这个领域，荷兰、韩国、日本、美国等，但普遍价格昂贵，且存在反馈欠灵敏、使用复杂等缺点。

"这台机器人克服了上述缺点，它能够长期稳定地重复训练，精确客观地测定训练与运动参数，提供实时反馈，远程训练等，技术解决了康复训练中最难的一个环节。"中国康复医学会康养结合主任委员陈作兵教授说。据介绍，下肢康复机器人从想法到实物，前后经历了大概两年多时间，目前已经在浙大一院试行了两个多月，服务 150 余人次，患者反馈很满意。

记者了解到，这并不是浙大一院康复科与企业合作研发的首个康复机器人，目前，该院康复科与全国多所科研机构、生产厂家进行合作，研发身体不同部位的康复机器人。康复机器人的发展既可提供有效的康复训练，又不增加临床医疗人员的负担和医院的成本。此外，机器人可以记录详实的治疗数据，能提供客观、准确的治疗和评价参数，有助于机器人辅助治疗神经损伤患者研究的深入开展，具有改善康复效果和提高康复效率的潜力。

"我们希望构建智能康复这一医疗智能化康复服务模式，以机器人智能化的'感知、处理、响应'为主线来打造一体化精准康复医疗平台，实现功能障碍者与医疗康复机构之间的互动，实现患者数据的实时收集，使医生更精准的掌握患者的康复情况。"陈作兵教授说。康复医疗平台可相当程度替代康复医生、治疗师的作用，使康复服务逐步达到信息化、标准化、智能化，支撑传统康复医学向现代康复医学的升级转型。

陈作兵教授说，将机器人技术应用于康复领域，是必然趋势。当前，中国疾病谱发生了很大改变，目前已经进入了一个慢病管理时代。心脑血管疾病、癌症、慢性呼吸系统疾病、糖尿病等慢性病已成为居民主要死因。随着人民群众对有尊严、有质量的生活向往，康复医学特别是智慧康复的作用将尤为重要。

跻身全国肺移植第一方阵

媒　体：都市快报
时　间：2019 年 8 月 28 日
作　者：金晶　王蕊　胡枭峰
原标题：浙大一院肺移植中心迈入全国肺移植第一方阵

　　肺是为全身供氧的重要器官，当一个人的肺功能下降到一定程度时，会严重影响日常生活，严重的甚至需要长期吸氧来维持生命，且随时存在感染导致病情恶化、危及生命的风险。对这些终末期肺病患者来说，肺移植是改善他们生活质量，甚至存活的唯一希望。

　　器官移植，是 21 世纪外科领域皇冠上最闪耀的明珠。肺移植手术难度大、技术要求高、围术期综合救治能力考验大、患者术后存活率低。我国能自主开展肺移植的医院，屈指可数。

　　浙江大学医学院附属第一医院，有这样一支年轻的肺移植"铁军"，在带头人韩威力的带领下，从零开始建起浙江省唯一的肺移植中心，从建科初期的 3 个医生 8 张床位开始打拼，用 3 年时间，挑战一个又一个医学极限，一步步把浙江省的肺移植从"荒原"变成"沃土"，在全国打响了浙江省肺移植的品牌和影响力，同时，也成功挽救了一个又一个濒临死亡的终末期肺病患者。

从零起步到浙江第一
浙大一院肺移植专家团队　迈入全国肺移植第一方阵

回想起建科初期的艰难与不易，韩威力至今仍颇为感慨。

2015年10月，韩威力接到院领导电话，问他愿不愿意去扛浙大一院肺移植中心的大旗。

当时，浙大一院的肝脏移植、肾脏移植已是国内响当当的品牌，心脏移植每年在发展，肺移植因为难度极大，鲜少有医生愿意主动尝试，但国际上，大器官移植技术中，肺移植是不可或缺的重要一项，对终末期肺病患者来说，是救命的最后一搏。

那时，韩威力45岁，已在心胸外科临床做了20多年，除了常规的微创胸外科手术外，特别擅长局部晚期肺部肿瘤的双袖切除，2013年曾完成全省首例胸腔镜微创左上肺癌袖状切除手术。双袖切除肺癌手术是肺移植医生必须具备的基本功，从技术上说，他是最合适的人选。同时，面对门诊时碰到的众多终末期肺病患者，他们的痛苦和无助，深深刺痛着他。

韩威力骨子里是个在困难面前从不气馁，富有执行力的人，他毫不犹豫答应了。

2016年1月，被委以重任的韩威力，带上泮辉医师、李洲斌医师前往加拿大多伦多总院进修学习，那是全球最大的肺移植中心，全球首例肺移植手术也是在那里完成的。

在多伦多，这三位浙大一院肺移植中心"三剑客"，开始拼命汲取世界肺移植的先进技术和理念。

三人好学、勤奋的精神得到了多伦多总院肺移植专家、国际著名肺移植大师Shaf kashavjee（沙夫·卡沙乌荃）教授的指导，除了让他们参与每一台肺移植手术，还陆续安排他们乘坐专机参与远程供体获取全过程。

在多伦多总院，"三剑客"参加了肺移植受体选择、供肺获取、围手术期、监护及长期随访的整个流程，系统地掌握了先进的肺移植技术。

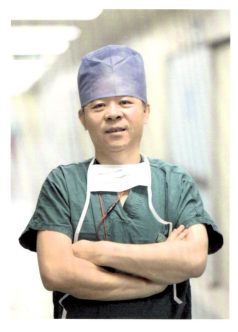

浙大一院肺移植中心主任韩威力

2016 年 6 月 1 日，学成归来的他们，在浙大一院院领导支持下成立了全省唯一的肺移植中心。泮辉和李洲斌医生是韩威力任主任的"左膀右臂"。

3 位医生 8 张病床，韩威力和"战友们"就这样铆足劲开始干起来了。

当时，其实有不少基层医生都不知道肺也能移植，更别说普通老百姓了。韩威力带领团队下基层，去终末期肺病患者家里进行宣教、评估病情；为了获取供体，团队成员不眠不休奔赴千里，只为供体安全抵达……

在浙大一院心、肝、肾器官移植超强实力加持下，肺移植中心很快就步入了快速发展时期。

作为浙江省唯一具有肺移植资质的专家，韩威力在肺移植领域的贡献，得到了全国专家的认可。

在中华医学会 2018 年器官移植学年会肺移植学组成立大会上，韩威力当选为中华医学会肺移植学组委员，同时还被任命为国家卫健委肺移植专业质控中心专家委员会委员。

而他带领的浙大一院肺移植团队，不仅是浙江省肺移植第一团队，更是中国肺移植联盟成员单位，年手术量一直保持在全国前四五位，迈入肺移植全国第一方阵。

手术只占 50% 围术期管理也占 50%
肺移植能否成功　需要团队综合救治实力

"肝肾心肺四大器官移植，肺移植的手术难度可能是最大的。"韩威力说道。肺移植手术到底难在哪？

一、患者难

不少终末期肺病患者因病致贫，而肺移植现在又是全自费，有时候即便是患者有移植的意愿，但家庭的经济情况往往无法支撑患者移植。

二、病情难

目前，社会上对肺移植的认知程度还不够普及，很多患者来就诊时，往往已经拖延很长时间，可能已经错过了肺移植的最佳时机。

三、手术难

韩威力介绍，国内疾病诊断相关分类指标叫 DRGs，分值越高，代表技术难度越大。肺移植的 DRGs 指数为 19.05，在四大器官移植手术难度排名第一，远远超过心脏移植的 16.47、肝移植的 12.00、肾移植的 3.69。"特别是需要双肺移植的患者，手术更是难上加难。"韩威力说。

四、管理难

肺移植不光光只是一台手术，术后，患者还需要闯感染、排斥等众多关卡，由于肺和心肝肾的特殊性，肺是唯一与外界相通的器官，所以围术期的管理更难。围术期患者的死亡率非常高，围术期的管理是决定移植成败的关键之一。

可以这么说，肺移植手术在整个肺移植过程中所占的比重，最多占 50%，患者要真正康复，还有 50% 的比重是在围术期管理。麻醉科医生在术中的精心维护、ECMO 团队的体外循环维护、ICU 综合监护维护，这就要求医院有非常强大的移植基础，考验的是这家医院的综合实力。

就在 2019 年 2 月，杭州 56 岁的沈先生，因肺功能持续下降，被紧急送往浙大一院肺移植中心进行了肺移植手术。韩威力主刀，手术非常成功，但是术后，在 ICU，沈先生经历了泛耐药肺炎克雷伯菌感染，后来出现了急性排斥反应，胸闷气急加重，同时还经历了严重的药物性肝损伤和药物性肾损害，需要通过 CRRT 治疗（连续性肾脏替代治疗）。

"当时，我们多次组织了全院大会诊，都觉得患者希望不大，但患者都已经走到这一步了，我们不想放弃，最后依托医院强大的综合实力，经过两个月的救治，患者最终顺利康复出院。"浙大一院重症监护室主任方强说。

在浙大一院，依托国家多器官移植重点实验室，在院内随时能做所有和移植相关的特殊性检查，保证了检查的时效性，同时，因为不用外送，费用也较低，真正给患者带来实惠。

肺移植患者最怕排斥反应，如何通过病理找出排斥的蛛丝马迹，从而精准用药，浙大一院特别开设移植病理科，由经验丰富的专门做移植病理的主任来分析病理。

"患者一旦出现排斥或者感染，如何应对，让患者活下来，顺利康复，考验的就是医院的整体水平。"韩威力说。

五、供体难

目前，很多医院对潜在供肺的保护不够，同时，由于传统固有思维，人们对捐献器官还存在一定的心理抵触。此外，供体的长途运输，也会出现或多或少的问题，因此供体一旦获取，就要分秒必争，供体离体后到移植的时间，越短越好。

为了获得高质量的供体，浙大一院肺移植团队，多次跨越千里，不眠不休，远赴贵州、广州、天津、石家庄等，只为患者生的希望。"我们团队已形成了一套成熟的流程，供体有没有把握取到，什么时间可以开始准备手术，我们都会有预判。"韩威力说。

依托浙大一院"器官移植"雄厚实力　自主开展肺移植手术领跑全省

2016 年建科当年即完成 5 例肺移植手术，截至 2019 年浙大一院肺移植中心共完成 37 例肺移植手术（包括一例心肺联合移植），一个个生命奇迹，在这里被创造和见证。

肺移植中心成立后的首例肺移植患者，65 岁的湖州人老顾，不但活了下来，还活得有滋有味，不仅能洗衣做饭，还能打太极拳、跳广场舞、骑电瓶车。

45 岁的湖州"镜面人"徐女士，体内所有脏器存在反位。2017 年 9 月 6 日，接受双肺移植，术后，徐女士新的双肺就迅速开展了工作。

67 岁的衢州人老吴，气管炎发展成慢性阻塞性肺疾病，病情严重时，每天需要 24 小时吸氧。2018 年 6 月接受了双肺移植后，他爬楼爬坡、散步遛圈、出去旅游，人生翻开了新篇章。

患间质性肺炎的 65 岁金大伯，肺功能差到几乎要气管插管，2018 年 12 月，肺移植团队雪天跨越千里，远赴贵州获取"爱心肺"，在一个大雪纷飞的晚上，金大伯顺利完成肺移植，不久康复出院。

30 岁的绍兴小伙阿华，因为先天性心脏病引发心肺衰竭，2019 年 3 月，他成功接受了高难度的心肺联合移植，不久顺利康复出院。"终于吸上了新鲜空气，这种感觉太美妙了。"阿华说。

5 月 4 日，浙大一院肺移植中心团队 10 小时来回，赶赴广州获取供体，并为患"囊性肺纤维化病"、56 岁的温州人赵阿姨成功完成双肺移植手术。5 日上午，术后 12 小时，赵阿姨就成功地撤离了体外膜肺氧合机（ECMO），迈出了康复的第一步。

就在前天晚上，浙大一院肺移植中心再次演绎跨省生命接力，赶赴石家庄获取供体，为患"重度肺动脉高压，二尖瓣成形术后"的 58 岁男子成功进行了双肺移植手术，从患者入手术室，到推出手术室，耗时 13 小时……

"肺移植术前，监护室医师进行供肺的评估和维护，肺移植手术期间，麻醉科、手术室、体外循环科和输血科等实时沟通、分工合作，移植手术后移植医师

24 小时轮班在监护室值守，与监护室医生一起关注病情变化，及时调整治疗方案……如果没有医院强大的综合实力作为保障，没有各个相关学科同心协力鼎力相助，患者的顺利康复将永远是空谈。"韩威力说，"我们希望通过肺移植手术，不仅能挽救患者的生命，更要提高他们的生活质量。"

在浙大一院，"用一流技术帮患者解除病痛"的"移植精神"已经成为医院发展的强大内生动力，依托医院强大的综合实力，多器官移植学科群已经形成高峰，用顶尖技术造福患者。

脑库"落户"浙大一院　探索人类神经精神疾病发病原因

媒　体：浙江新闻客户端
时　间：2019年4月2日
作　者：陈宁　金丽娜
原标题：脑库"落户"浙大一院，将探索人类神经精神疾病发病原因

　　浙江大学中国人脑库（简称脑库）建设取得新进展。2019年4月2日，"浙江大学医学院中国人脑库"揭牌仪式在浙大一院进行，今后医院将与脑库合作共建，以期促进相关领域的科研发展，造福更多患者。

　　脑库是为适应科学研究的需要，整合神经科学、人体解剖学、病理学和其他相关学科专家和力量共同建设。其建设目标是：集收集、诊断、储存和利用为一体，严格按照国际标准进行建设，建成与国际接轨的国内一流的人类资源保存基础设施，为神经科学研究提供支撑。

　　"与浙大一院的合作，将为脑库的研究带来人员和资金支持。"中国科学院院士、浙江大学医药学部主任段树民说，2012年11月至今，脑库已经按照国际标准工作流程共收集、储存了158例人脑组织，以供科学家们进行研究，目的是阐明神经精神疾病的发病原因，寻找更加有效的治疗方法。

大脑掌管着机体的高级功能，脑部功能紊乱可以对人类产生严重影响。目前世界上存在着多种神经精神疾病：导致记忆和认知功能减退的阿尔茨海默病、导致运动和认知功能障碍的帕金森病等，以及表现为心理功能和行为异常的抑郁症、精神分裂症等。

这些神经精神疾病不仅直接损害患者的健康和生活质量，也给家庭和社会带来严重的负担。迄今为止，这些疾病的发病原因尚未被阐明，医学界仍缺乏预防和治疗这些疾病的有效方法。

记者了解到，2014年至今，脑库已为国内20多个团队提供各类人脑组织样本3500余份。

浙大一院党委书记梁廷波肯定了脑库建设在中国的必要性："浙江大学医学院非常有必要牵头建设脑库，而浙大一院也十分乐意，并且有足够的实力共建浙江大学医学院中国人脑库。并承诺浙一将会尽最大可能支持脑库的建设。"

脑库按照国际标准收集、储存各种神经精神疾病患者和正常对照者所捐献的死亡后的脑组织及其生前病史资料，同时为这些脑组织样本做好细致、准确的神经病理学诊断（也即"最后诊断"），通过正规审批的人脑组织材料研究申请和审批程序，将相关脑组织样本、（匿名的）生前病史资料以及神经病理学诊断报告等提供给科学家们进行研究，目的是发现和阐明人类神经精神疾病的发病原因，如阿尔茨海默病、帕金森病、抑郁症、精神分裂症等人类疾病的原因，为科学家们寻找相关发病机制并建立有效治疗方法提供最直接有效的研究材料。

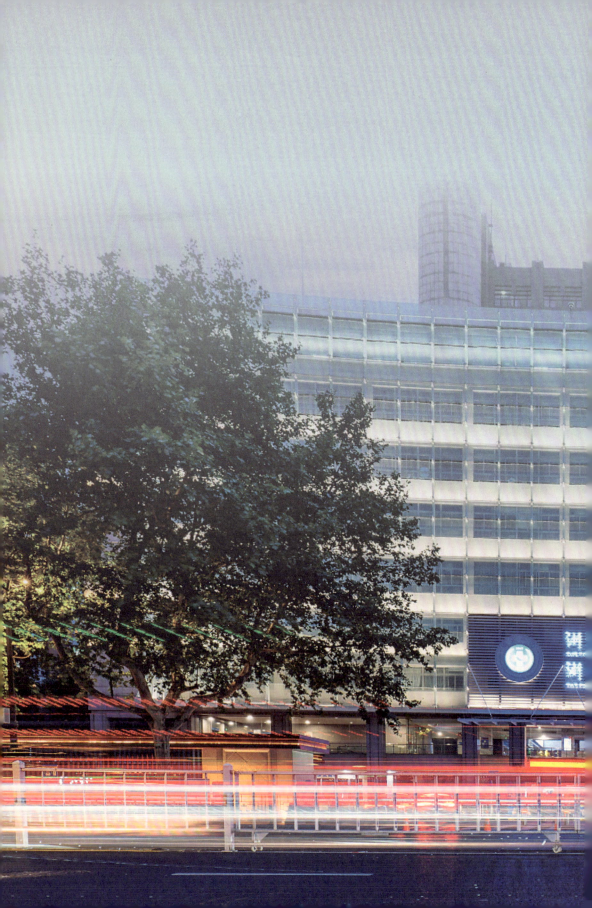

第 三 篇

跨越山海走好新时代赶考路

助力杭州亚运筹办冲刺浙一人准备好了

媒　体：人民日报
时　间：2023 年 8 月 25 日
作　者：江南　窦皓
原标题：赛会迎来开幕倒计时 30 天——杭州亚运筹办进入冲刺阶段

初秋的杭州，天朗气清，风景如画。一个月后的秋分之日，杭州亚运会将拉开大幕。来自亚洲 45 个国家和地区代表团的 1.2 万余名运动员将相聚钱塘江畔，共襄体育盛会。

从场馆运维到服务保障，再到城市亚运氛围营造……杭州亚运会筹办进入倒计时 30 天冲刺阶段，浙江已做好准备，努力呈现更多精彩。

场馆运维精益求精

"每周都要上去一到两次。"位于杭州滨江区的奥体中心网球中心里，智能化管理工程师洪宇徽正在进行场馆例行检查。网球中心的屋顶通过电子控制系统开放和关闭，每次打开前，洪宇徽都要上去走一圈。此外，网球中心里的所有智能化设备也需要洪宇徽和同事每日巡检。从场内的扩声到场馆广播，再到室内场地灯光、大屏乃至电子水表和门禁……洪宇徽说,场馆运维必须做到精益求精。

这是杭州亚运会场馆保障团队的日常。作为党的二十大胜利召开后我国举办的规模最大、水平最高的国际综合性体育赛事,杭州亚运会举国关注、备受瞩目。杭州亚运会延期举办,对筹备工作提出了更高要求。

"不变的是参赛运动员对这场盛会的期待。"杭州亚组委竞赛部部长朱启南说,本届亚运会项目数量和报名人数都创下历届亚运会新高,做好赛事筹备,场馆方面至关重要。

2021年7月,"韵味杭州"系列赛拉开序幕。进入2023年,系列赛举办频率更高,从3月到7月共举办各项系列赛50多场,赛事层级从国家级到国际级。通过前后各类测试赛的演练,杭州亚运会场馆运行得到系统检验。

复盘提升工作同步进行。杭州临安体育文化会展中心体育馆是亚运会跆拳道、摔跤项目比赛场馆,对场馆运维团队来说,最忙碌的时刻是测试赛结束之后。赛场周围的地毯接缝是否齐整?技术代表的座席是否布置得当?团队仔细检查着场馆内的各处细节。"电力保障、固定设施、景观标识、清废管理、临时设施这5个业务领域团队都在各自的领域逐一展开复盘。"场馆运营方负责人王小强表示。

针对开、闭幕式时的网络需求,杭州亚运会主体育场通信保障升级改造,可满足十万人级的网络应用需求;为了让场馆运维更加精细,智能化管理系统准备就绪,实现从人流到气象等各项数据的精准监测;很多智能机器人也加入进来,协助做好场馆巡逻和日常管理……提升场馆运维水平,更多的科技手段也持续应用,力争在赛时达到最佳状态。

服务保障打磨细节

在杭州道路上进行着一场交通压力测试,演练车辆组成的车队顺畅有序地行驶在亚运数字专用车道上,社会车辆根据沿途信号灯和交警的指引行驶,秩序井然。

"有观众在看台意外跌倒，腿部骨折，伤者马上到达急诊，急救团队做好准备。"在浙大一院庆春院区急诊科，一场亚运医疗保障演练正在进行。从伤者抵达急诊到进行检查和专家会诊，再到送入手术室，前后不到 30 分钟。

目前，浙大一院已组建超过 50 个专业、近千人的亚运医疗保障专家团队。此前，医院编写的杭州亚运会药品指南发布，用于指导省内各亚运医疗保障点的药品使用工作。"我们从省内多家医院挑选一批综合能力强的医疗保障人员，力争高水准完成杭州亚运会、亚残运会各项医疗保障任务。"杭州亚组委医疗卫生部副部长蒋辉权说。

梳理供餐问题，优化供餐路线以及流程……围绕提升服务质量，杭州亚运村运行团队餐饮服务中心副主任胡传刚一直在忙碌。此前他和团队历经近 4 个月，完成了运动员菜单的编制。"菜单编制必须符合不含食源性兴奋剂的要求，又要满足不同民族、文化和地区运动员的饮食需求。"胡传刚说，菜品也要体现浙江和杭州特色。杭州亚运村共设有 6 个餐厅，运动员餐厅自开幕当天至闭幕当天，每日提供 20 小时餐饮服务。所有进入亚运村的食材都经过相关检测，预计每天检测约 1000 批次，亚运会期间将检测超过 2 万批次。

视角转向杭州萧山国际机场。一批共计 163 项商品、1235 公斤的转播商设备从瑞士日内瓦运抵杭州。作为杭州亚运会首批空运进境 ATA 单证册物资，杭州海关正为其办理通关手续。ATA 单证册是国际通用的海关通关文件，被称为"货物通关护照"，能为暂时进出境货物在全球范围内的流动提供最大限度的通关便利。"我们开通亚运专用窗口，24 小时全天候运行，专人对接，第一时间保障该批设备实现快速通关。"杭州萧山国际机场海关副关长刘风波说，1 个月来，杭州海关已为来自泰国、韩国等代表团的 14 批次、260 项进境亚运物资顺畅办理通关手续。

交通运行、医疗保障、餐饮服务、货物进出……围绕"简约、安全、精彩"的办赛要求，赛事保障各个方面正全力打磨细节，持续提升服务水平。

亚运氛围日渐浓厚

从公园到商场，杭州亚运会吉祥物"江南忆"的形象随处可见；户外广场的电子屏上，时常播放亚运宣传短片；城市公交车，也换上了亚运新装……盛会临近，杭州随处可见亚运元素。

早上7点，身穿红马甲的俞翠英开始在杭州拱墅区环城西路沿线巡逻。翻开她的工作笔记，这两天又加了新内容。"心肺复苏和止血包扎，我现在都能做得来。"俞翠英说，经过社区组织的培训，她还掌握了简单的英语词汇，能和外国友人用英语进行基本交流。

杭州的街头巷尾，首批220个市级"亚运文明驿站"已经亮相，将为观众、游客、运动员等提供全方位志愿服务。目前，杭州已开展志愿服务23.7万场，131.6万人次参与。

"即将在杭州举办的亚运会是第几届亚运会？""杭州亚运会会徽叫什么？"在杭州市萧山区市北社区，一场亚运知识竞猜系列活动正在进行，居民踊跃参与。杭州各个社区开展丰富多彩的亚运主题活动，提升亚运氛围。

走进杭州上城区清河坊历史街区，河坊街小舞台中的小型亚运观赛空间别具特色。除了红墙黑瓦、木色格栅贴面以及红灯笼等特色装饰，一块观赛大屏十分醒目。此外，现场还设置多家非遗摊位，游客可体验投壶等运动。杭州市城管局市容景观中心负责人柏小钢说，通过利用广场、公园、展馆、剧院等室内外公共空间，目前杭州已完成15处大型亚运观赛空间和67处小型亚运观赛空间的设置。

数百个杭州社区里，居民为迎亚运种下的月季、绣球花已经开放；电影院里，观看亚运主题电影《热烈》的市民熙熙攘攘；宁波慈溪上越陶艺研究所，青瓷艺人创作了沙滩排球海纹罐；衢州柯城余东村，农民画家历时一个多月创作了迎亚运主题作品……亚运气息在之江大地越来越浓厚，人们已经做好准备，迎接这场体育盛会。

《杭州第 19 届亚运会药品指南》发布

媒　　体：人民日报客户端

时　　间：2023 年 7 月 21 日

作　　者：窦皓

原 标 题：《杭州第 19 届亚运会药品指南（The 19th Asian Games Hangzhou 2022 Pharmacy Guide）》正式发布

　　杭州第 19 届亚运会组委会于 2023 年 7 月 20 日下午正式发布《杭州第 19 届亚运会药品指南（The 19th Asian Games Hangzhou 2022 Pharmacy Guide）》（以下简称《药品指南》），同时启动亚运会医疗保障定点医院药品管理培训。

　　《药品指南》由杭州第 19 届亚运会组委会医疗卫生部委托浙江省医院药事管理质控中心编制，采用中英文双语，由浙大一院药事管理科主任卢晓阳、副主任姜赛平领衔浙大一院药学团队及相关临床团队共同编写。自 2023 年 4 月启动编制工作以来，邀请了国内药学专家、各相关学科临床专家，以及药学、临床急诊、ICU 等多学科临床团队，对所有中英文内容和数据信息进行多轮审议、修改、校对，最后报送亚组委医疗卫生部及国家体育总局反兴奋剂中心审定后发布。

　　《药品指南》参考国际奥委会（IOC）发布的《奥委会和

残奥会示范处方集》（2019 年版）编制。指导范围除了全省 41 家医疗保障定点医院外，还包含了杭州亚运村运动员村综合门诊部、淳安亚运分村综合诊所，并涵盖了全省全部医疗保障点。指南规范标识，向参与保障的医务人员精准提供每种药品的基本信息及世界反兴奋剂组织（WADA）对药品允许 / 禁用状态，进一步规范和完善杭州第 19 届亚运会和第 4 届亚残运会期间药品使用管理和药学服务工作。

浙江省医院药事管理质控中心常务副主任、浙大一院药事管理科主任卢晓阳表示，《药品指南》最大的亮点体现在设计思路：根据亚运会医疗布局和救治场景进行排布，进一步细化了药品清单。同时，《药品指南》也根据季节情况和场地情况，纳入抗蛇毒血清及个别传统中医药。

浙江省医院药事管理质控中心主任、浙大一院常务副院长裘云庆介绍，《药品指南》清单所列药品均根据世界反兴奋剂组织（WADA）发布的《2023 年禁用清单国际标准》提供了禁用状态说明，并准确标明药品名称、剂型、剂量、给药途径等信息。本指南按场景"定制化"的药品清单，在呈现形式上更为直观清晰，易于理解，将有利于各医疗保障点合理配备药品，准确区分含涉兴奋剂药品，促进运动员合理用药。

"浙大一院作为首批国家医学中心创建单位，屡次在重大医疗保障与医疗救治工作中展现浙一风采。作为第 19 届亚运会和第 4 届亚残运会医疗保障单位，医院将进一步凝心聚力，担当尽责，以最饱满的精神状态、最严格的工作标准、最优质的医疗服务，交出一份亚运医疗保障的高分答卷！"浙大一院党委书记梁廷波表示。

发布仪式后，现场为与会近 80 位定点医院药学负责人系统解读杭州第 19 届亚运会医疗保障工作要求、兴奋剂定义与管理、杭州第 19 届亚运会药品清单，并进行现场答疑，并以同样标准规范亚残运会期间药品管理，为本届亚运会和亚残运会的顺利召开提供同质化、高质量的药学保障服务。

跨越千里 6 岁新疆儿童赴光明之约

媒　　体：中国新闻网
时　　间：2023 年 6 月 7 日
作　　者：张煜欢　郭天奇
原标题：跨越千里赴光明之约　6 岁新疆儿童在杭成功接受眼科手术

在浙大一院，6 岁的新疆小朋友阿迪力接受了右眼球形晶状体摘除联合人工晶状体植入和青光眼房角分离手术，顺利出院。

患儿病情加重　治疗刻不容缓

"大概是两年前，幼儿园体检说他视力有问题，老师让我们带他去医院检查一下。"阿迪力妈妈说，当地医院检查发现，孩子双眼都有高度近视，并有非常严重的弱视，即使戴上一千多度的眼镜，矫正视力也只能到 0.2，而造成这一情况的病因却不得而知，为此家人踏上了漫漫求医之路。

2022 年 3 月，当听说新疆生产建设兵团第一师医院眼科有位从浙大一院来的援派专家，阿迪力妈妈便带着孩子前去就诊。浙大一院援疆医生唐旭园对其经过一系列详细检查，确诊阿迪力患有一种非常罕见的先天性晶状体悬韧带疾病——双眼球形晶状体，她立即联系了浙大一院眼科副主任、青光眼专业组组长汪晓宇。

汪晓宇彼时建议对患儿进行虹膜激光治疗，控制青光眼的进展，但由于阿迪力年幼无法配合治疗，只能暂时予以其降眼压药物治疗。

直到 2023 年 3 月，唐旭园等来了复查的阿迪力。但很可惜，小朋友的病情又加重了，眼压甚至高达 50 ～ 60mmHg。一年来，他的青光眼、高度近视也在加重。

针对新的病情，浙大一院眼科组织了科内白内障专家、青光眼专家、小儿斜弱视专家与新疆生产建设兵团第一师医院眼科医生进行了会诊，给出最终方案：必须尽快手术，否则会有失明的风险。

2023 年 4 月，浙大一院眼科主任崔红光带领两名眼科专家柔性援疆时当面会诊了患儿，再次确认小朋友需尽快手术治疗，患儿家属最终决定前往浙大一院进行手术。

跨越千里 专家团队保障手术成功

"得知家属的决定后，我们也第一时间启动相关预案。"崔红光说，为了给患儿提供高质量医疗服务、解决疑难病症，科室组织起一个由近十位专家组成的诊治团队。

2023 年 5 月 28 日，阿迪力入院完善各类检查。5 月 29 日，浙大一院眼科、麻醉科、儿科、骨科等相关学科对其进行多学科会诊，对手术方案进行了细致讨论，决定先对其右眼进行晶状体摘除联合人工晶状体悬吊和青光眼房角分离手术，随后再尽快进行左眼手术。

"手术看似简单，但为如此幼小的患儿进行球形晶状体摘除联合人工晶状体植入手术还是比较少的。"主刀医生、浙大一院眼科白内障专业组主任医师董枫介绍，由于阿迪力的悬韧带异常，球形晶状体又造成周边虹膜前粘连，稍有不慎就会发生大范围韧带断裂，严重影响手术效果。

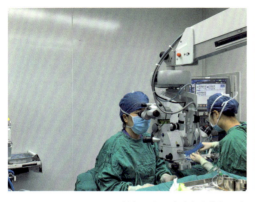
浙大一院团队对患儿进行手术

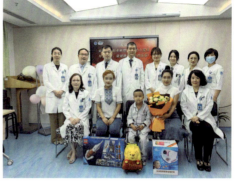
患儿出院前与浙大一院团队合影留念

好在手术顺利完成。"我感觉做了手术眼睛很明亮。"术后，阿迪力对医生如是说。术后第一天复查，他的右眼裸眼视力就恢复到 0.4，眼压恢复了正常，眼内的相关解剖结构恢复到了理想状态。考虑到左眼还未手术，术后目前存在屈光参差，所以还需对其采取针对性弱视训练措施。

手术的成功让阿迪力一家对眼科专家的技术水平更加信任，提出另一只眼可以回新疆做手术。对此浙大一院也已做好安排，近期原手术团队将赴新疆开展手术。

自从 2016 年 4 月，浙大一院作为浙江大学"组团式"援疆的组长单位和中组部指定的支援新疆生产建设兵团第一师医院的牵头单位开展工作以来，已累计选派援疆专家 22 人次，全方位嵌入式地帮扶助推了新疆生产建设兵团第一师医院高质量快速发展，其中浙大一院眼科先后派出 3 批次专家，并建立浙大一院兵团南疆眼科中心。

在"长期派驻与短期指导相结合、现场帮带与远程帮扶相结合、资源下沉与智力援助相结合"等一系列组合拳下，新疆受援医院医疗卫生服务水平得到显著提升。如今，浙江省第十一批"组团式"援疆团队、浙大一院 3 位援疆专家已在5 月中旬开始了新一轮医疗帮扶工作，在祖国西部继续书写健康答卷。

看航空医疗救援全力保障亚运

媒　体：央视网
时　间：2023 年 5 月 26 日
作　者：冯小洁　吕泽源
原标题：一架直升机从象山紧急飞往浙大一院，原来竟是……

伴随着巨大的轰鸣声，2023 年 5 月 25 日下午，浙大一院庆春院区 6 号楼楼顶停机坪上，一架直升飞机盘旋降落，机上一位在运动比赛中突发事故导致骨盆骨折、血压持续下降的患者病情危重。

停机坪外，浙大一院亚运医疗救援保障团队的多位医护人员严阵以待！而在 6 号楼 2 楼，手术室也已准备完毕，手术专家团队正在待命。

别紧张，这惊心动魄的画面其实是浙大一院作为杭州亚运会医疗保障医院，与宁波象山亚帆中心联合开展的首次航空医疗救援实战演练。

宁波象山亚帆中心是杭州亚运会帆船帆板项目竞赛基地，亚运会期间这里将进行帆板、水翼帆板、水翼风筝板等多个项目，一旦有运动员在比赛中受伤，救援环境相比陆地上更加复杂。为进一步保障运动员安全，加强海陆空三栖救援能力，在亚组

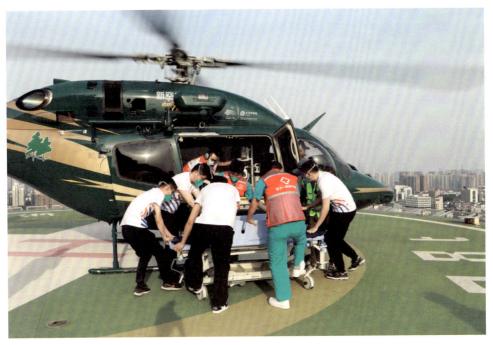

直升机转运现场（实战演练）

委医疗卫生部指导下，浙大一院与亚帆中心联合进行了这次实战演练。

　　"这是浙大一院作为第19届亚运会、第4届亚残运会医疗保障单位，进行的首次亚运主题的航空医疗救援实战演练，将进一步优化医院亚运医疗救援团队的指挥、协调、远程会诊救治、航空转运与急救等流程，大大提升在航空医疗救援方面的应急处理能力和团队协作能力。"浙大一院党委书记梁廷波表示。

　　浙大一院作为首批国家医学中心创建单位，屡次在重大医疗保障与医疗救治工作中展现浙一风采，充分展示浙大一院的医疗综合实力和过硬的政治素质。接下来，浙大一院将进一步凝心聚力，担当尽责，发挥"国家队"优势，当好亚运"战场"上的"特种兵"，以最饱满的精神状态、最严格的工作标准、最优质的医疗服务，交出一份亚运医疗保障的高分答卷！

援青医疗团队在青海海西开展早筛早治公益项目

媒　体：光明日报客户端
时　间：2023 年 4 月 19 日
作　者：刘习　陆健
原标题：送去"健康礼物"，浙江省援青医疗团队在青海海西开展早筛早治公益项目

一条朋友圈传遍了青海省海西州，也为相隔千里的浙江医疗界所津津乐道：以浙大一院为组长单位的浙江省援青医疗团队正式启动公益项目——海西州脑卒中高危人群早筛早治。"这是浙江援青医疗团队送给海西州人民的一份'健康礼物'。"得知谋划近半年的项目正式上线、顺利开展，浙大一院党委书记梁廷波连连点赞，叮嘱援青专家当好海西人民的健康"守门员"。

56 岁的牧民张华（化名）患有十多年的高血压和高血脂，长期以来自觉服药控制尚可。2023 年以来，他偶尔出现活动后头晕、眼睛发黑的情况，但一直没有就诊。3 月初，看到公益项目的宣传海报，得知浙江援青通过专项资金面向海西州户籍、40 岁以上的人群进行全面的免费筛查，并对符合条件的人群予以免费检查和治疗，便来到西州人民医院急诊科副主任、浙大

一院神经外科援青专家严敏的免费专家门诊咨询。

"他患有基础疾病时间长，又出现了短暂性脑缺血发作的症状，评估后符合目标群体。"严敏说。"收入院后完善了血化验、心电图、心脏超声、颈动脉CTA、头颅磁共振等检查，发现患者右侧颈动脉已经发生重度狭窄，左侧颈动脉也有中度狭窄，需要尽快手术。"目前，医生已成功为张华进行了右侧颈动脉狭窄的介入治疗，同时制订了后续药物治疗方案、生活习惯调整计划。"你们浙江专家真是做了件'救命'的大好事啊！"作为公益项目启动后首位获益群众的张华不停地感激。

2022年8月，新一批医疗专家到达海西州后，海西州人民医院院长、浙大一院援青专家单国栋便马不停蹄带着团队在全院范围进行了一次深度调研。"这次像'摸底考'一样的调研，也让团队对医院的整体情况和未来发展做到心中有数、眼里有活、手上有招。其中，脑卒中便是亟待解决的'头等大事'。"单国栋说。

海西州地处高原，高寒缺氧的自然条件、以牛羊肉为主的饮食习惯等，使心脑血管疾病高发。脑卒中起病凶险，救治越晚不仅严重影响治疗效果，增加家庭经济负担，甚至还可能直接威胁到患者生命安全。海西州人民医院在神经介入治疗方面基础薄弱，当地群众发生相关意外后，转院至省会大医院，动辄超过5小时的路程，让很多人失去黄金救治时间。

"我们此次援青团队中拥有神经介入方面的专家，但一人之力始终略显单薄，而传输技术、培养人才需要时间，远水解不了近渴。"单国栋说，"团队讨论后决定'治未病'——以公益项目的形式在海西州开展脑卒中的早筛早治，关口前移，将相关病症在州人民医院尚有能力处理的阶段处理好，既将伤害降到最低又可减轻家庭负担。"

除了该公益项目，目前援青团队正在谋划消化道早癌的早筛早治、新生儿眼底筛查等项目。在海西州人民医院行政楼二楼教室，最近总是挤满了前来学习的五官科医生，争先恐后地在显微镜下对猪眼球进行各类眼部手术模拟练习。由浙大一院眼科援青专家郭东煜搭建的"猪眼球练习模型平台"，是针对当地没有独立的眼科、五官科医生中没有专业从事眼科方向医生现状，专门进行的一次教学变革。

海拔高、紫外线光照强，导致翼状胬肉、白内障、眼底血管病变等眼部疾病在当地高发。郭东煜和之前的每一批援青专家一样，通过"师带徒"的方式手把手教学、一对一帮扶，填补了当地翼状胬肉切除、皮脂腺囊肿切除等技术空白。"浙大一院多年来的'传帮带'机制已经非常成熟。我们还通过定期让当地医生针对某个学习主题准备讲义、公开汇报的形式，激发思考的动力，形成良性循环。"单国栋说。

据介绍，援青团队还创造性提出了"学习型医院"建设目标：通过搭建数字化图书馆，让学习无时无刻、无处不在；计划通过 3 至 5 年时间，把全院医护人员派到浙大一院进行轮训，接受专业系统的临床培训。"以前我们想做科研，却苦于没有数据库可查，如今只要一部手机便可享受这样的优质学习资源。"一位五官科医生对此激动不已。目前，在资源优势的加持和援青专家的指导下，一篇专业的学术论文即将刊发。第一批 10 位医护人员也在 2023 年 4 月到达浙大一院学习。

作为中组部"组团式"援青组长单位，从 2016 年 3 月响应浙江省援青指挥部和浙江省卫健委号召开展的短期柔性帮扶 7 年来，浙大一院累计派出援青干部 19 人次，涌现了一批以陈水芳同志为代表的先进典型，获得了中国好医生、浙江骄傲人物、青海榜样人物、青海省优秀共产党员、青海省脱贫攻坚先进个人等荣誉。

山区群众家门口请来专家

媒　　体：浙江日报
时　　间：2023 年 3 月 21 日
作　　者：郑文　周素羽　王蕊　朱诗意
原标题：景宁实现云诊室全覆盖　山区群众家门口请来专家

在景宁县沙湾镇卫生院一间不到 10 平方米的诊室里，77 岁的村民柳育余正在驻村医生雷叶华的帮助下进行远程会诊。两块大屏幕上，一位是景宁县人民医院院长助理、主任医师兰卫明，另一位是身处杭州的浙大一院全科主治医师李帅。

柳育余患高血压 20 多年。雷叶华一边通过可视化对讲系统介绍柳育余的基本情况，一边将病历资料上传至云诊室平台，视频中的两位县级、省级医生同步在线调阅资料，经过仔细问诊和综合评估，给出了用药指导和健康管理建议。

和医生约好了复查时间，柳育余乐呵呵地对记者说："现在，不光不出村就能看病，还能看上杭州的专家，真是太好了。"

为了让偏远山区也能享受到优质医疗服务，在推进医疗卫生"山海"提升工程中，2022 年，浙大一院与景宁县人民医院开通双向会诊功能，成立丽水市首个医共体云诊室试点，并作为建设样本在全市推广。

　　"云诊室通过数字化平台，把专家'请'到群众'家门口'，让患者尤其是老年患者，足不出村就能享受到县级甚至省级医疗服务。"景宁县人民医院（县域医共体）党委书记梅明荣告诉记者，乡镇卫生院医生可以通过云诊室电脑，或者在村民家中随访时登录"景医云诊室"手机小程序，向景宁县人民医院、浙大一院等上级医院发起实时视频会诊。通过平台，专家能够完成疾病诊断。

"医"心一意走好援青路

媒　体：中国新闻网
时　间：2022 年 12 月 13 日
作　者：孙睿　吴婷婷
原标题：浙江援青医生：上阵父子兵，"医"心一意走好援青路

18 年前，一位浙江援藏干部在西藏那曲留下千余天奋斗的身影。18 年后，他的儿子踏上高原，开启医疗援青。

从医梦想的双向奔赴

从医的想法，从小就在第五批浙江援青干部、浙大一院眼科主治医师、海西州人民医院综合病区副主任郭东煜心里埋下了。

2004 年，郭东煜的父亲受浙江省科技厅选派，作为浙江省第四批援藏干部在西藏那曲进行为期 3 年的援藏任务。

那时的郭东煜已是一名初中生，父亲的这次援藏对他的内心触动极大。父亲援藏一年后，郭东煜有机会去到那曲——父亲支援的地方生活了几天。父亲无私奉献的精神带给他心灵上极大震撼。"在祖国最需要的地方奉献自己，是一件极其伟大

的事情。"这个想法从此在他心里扎根。

2022 年 7 月初的一个寻常夜晚，下班在家的郭东煜接到了浙大一院眼科党支部书记杨崇清的电话，这通电话瞬间点燃了他心中一团烈火。

此时的医院正在组织新一批援青干部。"根据海西州人民医院实际情况，需要一位临床和科研能力都比较突出的青年眼科医生前去帮扶。我们科室和支部经过充分考虑，觉得你是最合适的人选之一，你考虑一下。""我去，我很乐意去。"没有纠结和犹豫，郭东煜一口答应下来了。

挂断电话，郭东煜第一时间联系了父亲。"我父亲是很支持的，于我而言这是一个非常好的锻炼机会。"郭东煜说，"到青海，不仅能提高当地的医疗技术水平，为共同富裕建设贡献力量，更能磨砺自己的能力，实现更大突破。"

"非常荣幸医院能信任我这么一个工作不久的年轻医生，我感到非常荣幸。"郭东煜说。当时他唯一的顾虑就是个人年资较低，临床经验相对不足，害怕不能胜任在这儿的工作。但科室主任们的一些话语，让他消除了后顾之忧，他便踏踏实实地走上了援青之路。

海西时间的"医"心付出

自 2016 年浙大一院开展援青帮扶以来，眼科学科带头人沈晔教授曾多次带队前往海西州开展"海西光明行"免费白内障手术公益活动，解决了一部分患者的眼疾，但始终杯水车薪，当地的"造血机制"有待进一步激活。

到岗几天后，郭东煜便对当地眼部疾病诊治能力进行了摸排，并与杭州"大后方"及时沟通联系，对当地的诊疗基础"把脉问诊"，并开出了一剂剂"处方"：深化公益合作项目，多措并举培养当地眼科医生，开展高原特色病种诊治，加强浙青两地医院和人才交流，建设研究中心、诊疗中心……一揽子的破题方案将为海西州带去浙大一院眼科先进的服务理念和优质医疗技术，不断满足群众就医需求。

"我会一直从医下去。"郭东煜斩钉截铁地说，"虽然医疗行业确实比较辛

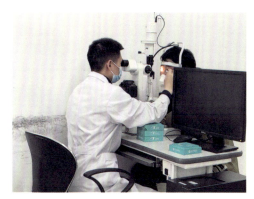
郭东煜在海西州为患者检查

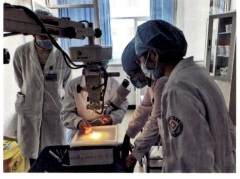
郭东煜在海西州为医生们讲解

苦，但在其中可以实现自我价值。"

"通过全面的眼科学讲课及视频录播的方式让这里的医生进行眼科学知识的全面讲解，提升眼科临床诊治水平；通过动物眼球模拟训练的方式，提高这里的医生眼科显微手术水平；争取能让这里的五官科医生掌握眼科常见疾病规范化临床诊治及眼科基本手术操作；希望能找寻高原特色眼科疾病及诊治的特点，进行相关研究，争取为这里的医院发表高质量的临床研究论文，提升医院的科研水准……"郭东煜说。

这位干练的年轻医生，在海西州的所有工作已步入正轨，那些美好的设想也正一步步成真，他也将用心、用情，"医"心为民办好实事。

解锁智慧医疗新场景　开启数字医疗新纪元

媒　体：都市快报
时　间：2022 年 10 月 26 日
作　者：金晶　陈中秋　王蕊　胡枭峰
原标题：解锁智慧医疗新场景　开启数字医疗新纪元　浙大一院打造全新
　　　　数字化就医模式

到医院就诊，只要一部手机，就可以实现院内"通关"。

在浙大一院，这样智慧便捷的就医场景已是日常。其背后，是医院数字化改革、数字化医疗的重要支撑和有力保障。

2021 年 2 月，浙江启动数字化改革，"数字浙江"进入新阶段，数字医疗潜移默化地改变人们的生活。

作为国家医学中心创建单位，浙大一院进一步贯彻数字化改革要求，通过信息化、数字化的理念、方法及手段，塑造全新的数字化就医模式，将数字医疗作为公立医院高质量发展的"利器"，树立新标杆、引领新风尚，让人民群众就医更便捷，获得感、幸福感、安全感更加充实、更有保障、更可持续。

看病缴费不排队　一部手机随时随地完成医保结算

家住杭州余杭区的方女士这几天总感觉腹部隐隐作痛，前两天，她通过"浙大一院支付宝小程序"预约了浙大一院总部一期肝胆胰外科的门诊号。当天就诊时，她惊喜地发现，通过小程序就可以直接医保结算挂号费用，并且提前在线签到，不用再像往常一样，先去自助机上付费取号，再到候诊区域签到。

看完病走出诊室，方女士点开小程序，不到 10 秒钟，完成医保结算诊疗费用。随后，她又在跳转页面直接预约了检查，并根据指示取了药，全程不需要排队。

"零等待""免排队"的智慧医保移动支付，让方女士直呼："太方便、太贴心了！看病只要带一部手机就可以'通关'了。"

方女士的便捷就医体验，得益于近年来浙大一院不断深化医疗卫生领域数字化改革。尤其是今年以来，瞄准"互联网＋医保"建设，全新上线的智慧医保移动支付系统，更是进一步做"减法"，实现多途径、多方式、全场景、全流程智慧结算，让患者真正享受到便捷的"移动支付""边走边付""想在哪付就在哪付"。

医保移动支付"智慧"在哪里？具体来说，过去，参保群众在进行医保结算时，需要到窗口或自助机上刷医保电子凭证或医保卡才能支付个人费用，面临着来回跑、排队时间长等问题。

2022 年 9 月，全国医疗保障信息平台移动支付在浙江上线，浙大一院凭借在医疗卫生数字化改革领域的出色表现和综合优势，成为智慧医保移动支付的试点单位，医保移动支付系统率先在浙大一院四大医疗院区正式上线，迈出了医保领域数字化改革的关键一步。

在这套系统下，参保群众可通过"浙大一院支付宝小程序"在门诊各项缴费环节实时进行医保结算，不仅提升了医保结算服务效率，也减缓了疫情防控期间因排队就医结算带来的防控压力。

作为全省医疗卫生领域数字化转型的主力军、排头兵，浙大一院一直致力于信息化建设，通过数字医疗推动患者服务更精细、更便捷，越来越多的未来医疗场景走入日常生活。

2022 年 3 月，浙大一院进一步简化患者出院流程，不出病区，在护士台即可完成全流程医保结算、清单打印、电子票据打印。患者出了住院楼即可直接回家，无需再跑多余地方。

四大医疗院区信息全面"云"上跑　集团化多院区信息互联互通

50 岁的钱女士家住杭州西湖区转塘街道，最近，76 岁的老父亲在她家养病。上周，她陪老父亲到浙大一院之江院区消化内科就诊，出发前，特地带上了以往检查的影像片和纸质报告，本以为要重新向医生描述父亲的病史，谁知道，话还没说出口，医生已经快速精准调出了父亲之前在庆春院区就诊的全部记录。"东西带多余了，医生在电脑里啥都查得到。"钱女士感慨。

打破信息壁垒，实现多院区信息的互联互通，是浙大一院"未来医院"信息化数字化改革成果的直观展现。

2021 年 10 月，随着浙大一院庆春院区全新"未来医院"信息系统的平稳上线，浙大一院庆春院区、总部一期、之江院区、城站院区四个医疗院区核心信息系统全部搬迁上"云"，实现了集团医院多院区信息一体化，海量信息数据互联互通，大大提升了医院的运营效率和医疗质量。浙大一院也由此成为全国首家基于云原生架构的，核心医院信息系统上云的集团化、现代化医院。

以往，因为不同年代开发的不同系统解决的是不同问题，信息无法互联互通，医生查看病历需要打开一套系统，下诊断、开医嘱又要切换另一套系统，操作繁琐，费时费力，且多年积累的临床数据沉淀在不同系统中，数据标准不统一。

基于此，浙大一院紧抓信息化改革机遇，瞄准痛点、堵点，结合自身信息化建设积累的经验，耗时多年打造全新的"未来医院"信息系统，这套系统堪称医院的"最强大脑"，将多院区的核心数据汇聚到两朵"专有云"上，确保医院运营安全。

两朵"专有云"相当于大脑，同时跑着各种应用系统和数据。各院区的海量动态数据实时上传到云上，通过强大的云计算能力，实现信息一体化、数据共享、业务协同。患者档案的统一和电子病历信息可以多院区共享，医疗资源也可以在各院区间灵活调度，提高使用效率；同时，以"云"为基底，患者可享受全流程的智慧医疗服务。

这套系统上线后，浙大一院就诊患者的预约检查等待时间和术前等待床位的时间都大幅缩短，床位资源实现按需调度，最大限度惠及患者。

信息一体化管理，对于像浙大一院这样多院区运营的大型医院而言意义重大。面对门诊量日高峰值 2.8 万余人次的高流量，"未来医院"信息系统运行一年来，经受住考验，运行平稳顺畅。

开启数字医疗新纪元　高质量发展解锁智慧医疗新场景

这两年，定期要去浙大一院复诊配药的沈小姐，总觉得药房备药速度特别快。每次医生刚开完处方，她一刻不耽误走到药房，药早已准备好了。

事实上，在浙大一院，从医生开出处方，到患者取药，最快的只需 8 秒，背后依托的是自动发药机和智能物流信息系统的高效运转。当医生开完处方，自动发药机就开始工作，智能扫码、智能分发，通过智能物流系统精准"投送"到药师手边，药师只需在窗口核对准确，便可将药物交给患者。

1700 米的气动物流、3900 米的轨道小车、18 台 AGV 导航车，在浙大一院总部一期，这"三大高手"各显神通，实现物流全智能，室内外全覆盖。在智能化系统控制下，院内物品可在科室之间高效安全输送。

以气动物流系统为例，浙大一院总部一期每个门诊单元都设有抽血点，患者出了诊间就能随时采血，不用再跑到集中抽血窗口，抽取的血样标本可通过气动物流系统，点对点快速传送到检验科，速度最快时，同样以秒计算。让"机器跑"代替患者跑，这大大提升了运送效率，也节省了患者时间。

医学检查检验结果互认共享是近年来群众呼声较高、十分期待的卫生健康改革项目，是解决"多头检查""重复检查"等问题的关键。为此，浙江省卫生健

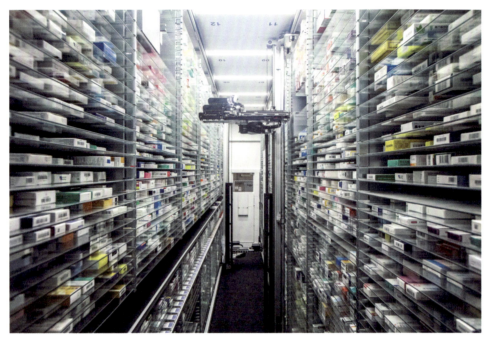

浙大一院总部一期，自动发药机正在工作

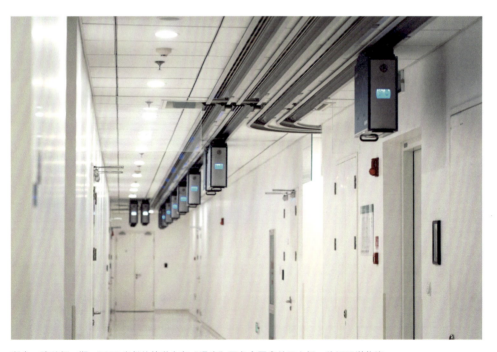

浙大一院总部一期，3900 米长的轨道小车"漫步"于各个医疗单元之间，往返运送物资

康委牵头开发统一互认系统,制定全省统一的检查检验互认共享信息化建设标准,确保建设数据存储和传输模式,构成业务流、数据流、信息流"多流合一"的应用场景。

浙大一院积极响应、全面推进"浙江省检查检验结果互认共享工作",多措并举推动检查检验互认共享工作落地见效,自平台上线以来,跨院互认项目数量全省第一。

针对检查"找寻难""反复排队"等问题,浙大一院全面上线了统一的智能化检查预约平台,改变了门诊检查"哪里检查,哪里预约"的旧模式,建立了"自助预约、诊间预约、集中预约、手机预约"相统一的一体化检查预约新模式。

智能预约平台上线以来,每月提供近 30 万人次的检查项目预约服务,智能化预约率已达 100%。平台打通了各院区之间的医疗资源,将 850 余项检查项目集中于统一平台,患者可根据自身安排预约相应时间段检查,所有检查项目预约时间精准到 30 分钟,预约成功后和检查当天会收到短信提醒,引导按时段检查,真正做到让信息多跑路,患者少跑腿,医疗服务提质增效立竿见影。

实现多院区多学科联合会诊,是浙大一院利用信息化解决多院区运营难点的又一亮点。以往,当患者和专家不在一个院区,多学科会诊通常通过电话沟通。如今,借助信息化手段,通过一块屏幕,共享视频、共享语音、共享病人资料,便可实现多院区多学科联合会诊,尤其是提高了急危重症、罕见病患者的诊疗效率,数字医疗建设成效显著。

党的二十大报告指出,要加快建设数字中国,推进健康中国建设。在卫生健康领域的数字化改革浪潮中,浙大一院正解锁一个又一个智慧医疗新场景,开启数字医疗新纪元,为全省数字化改革及共同富裕示范区建设提供"浙一智慧",探索"浙一样板",贡献"浙一力量"。

风从东海来

媒　体：学习强国
时　间：2022 年 4 月 4 日
作　者：李扬　李玲玲　许乔丹
原标题：风从东海来：双理事长创新"医共体"管理模式——象山一院医
　　　　健集团·浙大一院象山分院探索"健共体"新路实践探访

初春的象山，樱花烂漫。

午后的阳光静静洒在象山县第一人民医院。门诊大楼内，时不时闪过医护工作者快步行走的身影，医院内一切显得繁忙而有序。东海之滨，这家有着 84 年历史的县级人民医院，如今宛如初春的绿叶，生机勃勃，正在探索"健共体"的新路上前行。

2021 年 9 月 7 日，象山县第一人民医院翻开了新的一页：浙大一院与象山县第一人民医院医健集团建立全方位紧密型合作关系，象山县第一人民医院医健集团正式挂牌"象山一院医健集团·浙大一院象山分院"，首创国内公立医院托管"双理事长"管理模式，为八十春秋的象山一院注入新鲜血液。

时过半年多，象山一院医健集团·浙大一院象山分院发展如何？政府和医院如何协同发力？如何实现医疗同质化管理？带着这些疑问，近日记者走进象山一院医健集团·浙大一院象山分院，探寻其"健共体"新路的实践密码。

强化顶层设计　擘画合作蓝图

宁波市东部沿海半岛象山县的象山县第一人民医院历史久远，始建于 1938 年，为象山县规模最大，集医、教、研为一体的三级乙等综合性医院。2019 年成立象山一院医健集团，下设 9 家分院，承担辖区内约 70 多万常住人口的日常诊疗工作。2019 年至 2020 年，总院凭借以人性化服务、精细化管理、信息化建设"三化"为特色的三大项目，斩获亚洲医院管理奖的四项大奖。

这样一家老牌县级人民医院，如何走出一条新路子，让老院绽放出新芽？特别是如何让这样一家历史悠久的县级医院，通过改革创新，成为甬南地区有较强影响力的综合性医院？这是象山县委、县政府一直在思考的课题。

"风从东海来，大海是宽阔的，象山人是大海的儿女，视野也是开阔的。如何让县级老医院绽放新芽？象山县委、县政府高度重视，必须先行先试，走好新型紧密型医共体之路，为探索健康共同体之路打下扎实基础，只有充分利用省级大医院的资源，独辟蹊径，结合重组，才会有一个全新的起点。"象山一院医健集团·浙大一院象山分院党委书记左伟这样说道。

风从东海来。

左伟所说的全新起点就是指 2021 年 9 月 7 日，浙大一院与象山一院医健集团建立全方位紧密型合作关系。

全新在哪里？"双理事长"制。

"双理事长"管理模式是国内首创的一种公立医院托管模式，在全国是独特的创新，首创了政府引领、顶尖研究型省级大型医院主导的合作发展新模式，重磅注入象山健康事业发展，真正实现资源共享、优势互补、人才共通、管理统一。

那么，"双理事长"管理模式，到底是如何操作？目标又是什么？根据浙大一院象山分院（健共体）理事会规则，理事长由浙大一院党委书记梁廷波和象山县人民政府县长共同担任。理事长行使职权有：召集和主持理事会会议；确认理事会会议议题；督促理事会决议的落实情况；理事会赋予的其他职权。理事会由7名理事组成。其中象山县人民政府代表3人，浙大一院代表2人，象山县卫生健康局代表1人，象山一院医健集团管理层代表1人。理事会每届任期五年。理事会每年召开两次会议。政府和医院共同发力，协商审议医院建设和发展中的重大问题，共同审议、确定医院年度和中长期发展战略、总体规划等重大事项等等。合作以创建"三甲""宁波南部医疗健康中心"为目标，进行技术支持、人才培养、管理指导、学科优化、信息共享等多元化、深层次协作。

"健共体"成立初期，浙大一院党委书记梁廷波反复琢磨思考：如何把有强大医疗资源人才技术力量的浙大一院的优势与有悠久历史基础，在县级人民医院中有较大影响力的象山分院的特长结合起来，真正实现"1+1大于2"？

"首先是要组成一支强有力的工作小分队长期深入象山一院，扎根在象山一院。"梁廷波书记和浙大一院党委班子挑选了浙大一院重症医学科主任章渭方为常务副院长，同时配备了一支包括内外多学科的医护人员力量进入象山一院，投入到医院的日常管理及临床科研工作中，在管理、科研、技术、教学等方面进行全方位指导扶持。特别是在肿瘤内科、康复医学科、普外科（肝胆胰外科）、院感科、眼科等重点科室，大力量投入。梁廷波书记和浙大一院其他院领导明确规定相关医生每周必须常驻3天以上，开展三级查房、病例讨论、教学授课、手术等日常工作；同时明确规定，入驻医生要认真指导象山一院医护人员的医学论文，多作绿叶。在前期调研的基础上，浙大一院明确"医联体"建设的重点协作学科为肾内科、感染科、神经外科、泌尿外科、血管外科、耳鼻喉科，专家每周1天来院开展帮扶工作，同时全力扶持"甬南肿瘤中心"和"半岛急危重症联盟"这两个全新工作重点。

针对浙大一院的全力支持，象山一院的领导班子也全力投入。党委书记左伟、院长谢龙腾及其他院领导班子成员、各职能部门主任，多次召开会议讨论、调研、协商，结合浙大一院特色优势以及象山群众健康的实际需求，积极参与到"健共体"建设中来。

双理事长模式管理对接下的多重优势集聚

一个产业的发展必定要借力，与各类优质资源相结合。对于双理事长模式管理对接下，产生何种优势与成效？"浙大一院有浙大一院的特色、传统与优势，这些特色、传统与优势必须落实到象山一院，这也是梁廷波书记和浙大一院其他领导的愿望。我到象山一院作了全方位的调研，多次和左伟书记、谢龙腾院长商量，象山一院要与浙大一院实现医疗同质化管理，将科研、人才、政策、资金等多重优势集聚起来，这些优势对于推进双方'医联体 + 健共体'建设具有重要意义。"已经入驻象山一院的章渭方常务副院长解释道。

变化在悄悄地进行。

一是独特的管理组织架构。全面建立制度"一把尺"，实行同质化管理，完善各项制度，提升管理水平。修订章程、五年规划、理事会规则、班子会议议事规定等，优化、细化双向转诊、远程即时门诊及远程会诊制度，制定年度具体目标，强化监督和约束，制定下派专家绩效考核办法，提升同质化管理水平。实施"一家人一条心"工作机制，帮助分院逐步建立规范化的诊疗流程，并定期对分院开展质控考核，真正使医疗核心制度落实到位。并于 2022 年 3 月中旬，根据三甲医院的要求完成了中层干部选拔竞聘工作，选聘职位包括集团行政职能科室、总院临床医技护理科室正副职共计 200 个岗位，为了跟浙大一院进行学科同质化管理所设置，开启了发展新征程的中坚力量。

二是政策全方位支持。创新的政府 + 医院协同管理架构也给象山一院医健集团·浙大一院象山分院带来了全方位的政策支持。象山县通过创新扶持发展机制、创新科创平台建设、创新人才机制等政策措施，增强该县健康事业发展的能量和磁场。象山县政府每年给予 3000 万合作经费支持，并且由县长任理事长，从更高的高度支持和引领高水平医联体建设。健全支持人才成长、使用、引进、留任的政策和措施，提供人尽其才的事业平台，做到院有品牌、科有特色、人有专长。象山县政府全额拨款建造公共卫生临床中心，新增医用直线加速器等设备，用于肿瘤中心的建设。

三是业务医疗的匹配。在合作期间，肝胆胰外科、眼科、康复医学科、肿瘤内科等作为重点合作科室，由浙大一院对应科室的业务骨干，担任象山分院的相应科室业务主任，每周至少派驻3天。浙大一院向象山分院派驻的人员数量每周保证8～10人。双方将实现信息一体化，共同创建省－县－乡多级医疗服务网络平台，努力推进医院管理系统、电子病历、临床信息系统（影像、检验、病理、超声、心电）等信息共享，建立检查互认制度，畅通上下级医疗信息交互通道，便捷开展预约诊疗、双向转诊、健康管理、远程医疗等服务。

四是构建双向转诊体系，实行资源共享。集团推动"基层首诊、双向转诊、上下联动的分级诊疗模式"，制定集团双向转诊工作方案，成立双向转诊领导小组，规范双向转诊工作流程，明细下转、不能外转上转疾病目录，建立医共体内部双向转诊绿色通道，本着急慢分治、治疗连续、科学有序、安全便捷的原则，引导建立患者配合、运行顺畅的双向转诊渠道。

实行资源共享，总院40%号源优先下沉社区，在社区可预约总院的专家号，在各分院放置总院专家介绍、开展技术等；总院医生定期到分院门诊、参与查房、教学等。患者在集团分院就诊，医生可以根据病情需要，预约总院进行临床诊断、影像诊断、病理诊断、床位、大型设备检查等服务，支持医院的数字化管理。象山一院医健集团大徐分院院长史启伟介绍，仅"大型设备检查预约"去年就有360多例病人顺利到总院检查。同时，也可通过微信、钉钉、电话、网络远程平台等多渠道实现一站式无缝对接的转诊服务。经治疗的患者在病情稳定后，总院可将其转送到乡镇医院，让患者在家门口实现康复。

五是管理方式的匹配。如安保消防同质化，象山一院医健集团·浙大一院象山分院安保人员统一外包，加强员工安全教育，使人人知晓"四联三防"内容，掌握灭火器材的使用及火灾应对流程，消防培训演练同质化。开展全集团范围的反恐培训和消防安全培训，会同县公安、消防进行反恐、消防演习，全年员工消防知识培训率已达100%，演习参与率92%；集团安保人员共计85名，其中分院9名，达到三甲医院标准，实现人员同"智"、服务同质。

"'医共体'始于'加'，关键在'共'。通过各种同质化的管理，让其真正成为'共同联盟'。"左伟表示，以浙大一院托管为契机，要利用 5 年时间成功创建宁波南部地区首家三级甲等综合性医院，国家三级公立医院绩效考核达到 A 级，打造高水平大学附属医院与地方政府合作推进综合医改的创新示范项目，高质量建设浙大一院象山分院（健共体）。

浙大一院深化岗位分类评价改革

媒　　体：新华网
时　　间：2022 年 3 月 9 日
作　　者：俞菀
原标题：如何为"好医生"画像？浙大一院深化岗位分类评价改革

如何为"好医生"画像？如何避免"一考定职"结果导向？为进一步促进医院高质量发展，持续加快国家医学中心建设，浙大一院在重点难点上使狠劲出实招，牢牢抓住人才队伍建设这个"牛鼻子"，深化岗位分类评价改革，为医院发展注入了源源不竭的内生动力。

上下一心，合力谋划改革新蓝图

多年以来，浙江大学高度重视卫生技术队伍建设，就落实和扩大附属医院人事管理自主权，坚持分类评价、体现岗位差异提供了大力支持。

2019 年 5 月，浙江大学人事处会同医学院、各附属医院商讨卫生技术人员分类评价改革，起草了《浙江大学医学院附属医院卫生技术人员分类发展实施意见》。

2020 年浙江大学计划以试点项目为突破口，发挥试点改革的引领示范作用。浙大一院敢为人先、勇于担当，成为浙江大学首家全面试水分类评价改革的附属医院。医院党委书记梁廷波教授第一时间对改革关键进行指示，对试点工作开展部署，浙大一院率先在卫生专业技术高级职务评聘中设置临床技能考核分组评价，引入代表作同行评议机制。

2021 年，在浙大一院试点改革的经验基础上，浙江大学将"优化附属医院队伍分类管理和评价机制改革"纳入学校 2021 年度深化改革重点项目，成立卫生技术人员分类评价工作小组，在"进一步完善卫生技术人员岗位分类""进一步探索过程性考核机制""进一步优化临床技能考核""健全代表性成果同行评价体系"和"开通'一招鲜'人才晋升绿色通道"等五个方面深入推进相关工作，并将试点范围推广至 7 家附属医院。

丰富评价维度，建立起科学评价体系

量才适用，就要用辩证的观点看待人才的长处和短处，浙大一院通过优化结果评价，强化过程评价，探索增值评价，健全综合评价等一系列组合拳出实效：

抓取临床工作数据，加强过程性评价。为避免结果导向、"一考定职"，重点评价临床实践业务工作的数量和质量，浙大一院克服了技术难题，成功抓取申报医疗岗高级职务人员 2021 年上半年的临床工作数据，包括门诊人次、急诊人次、出院人次、手术人次、CMI 指数、三四级手术占比和病历质控情况等，同时列出其所在科室的全科工作量供评审参考。

大小同行结合，综合考核临床技能水平。按照社会和业内认可的要求，建立以同行评价为基础的业内评价机制，根据不同学科和岗位的特点，将申报人员分成外科、内科、医技和护理组，内、外科组采取大同行（不区分细化研究方向）评价形式，重点考核申报人员临床思维能力、动手操作能力及发展潜力，医技、护理组采取小同行（针对申报人研究领域精准区分）评价形式，重点考察申报人岗位胜任能力、实际操作能力和工作业绩。

扩大代表性成果范围，破除"五唯"顽瘴痼疾。自 2020 年开始，浙大一院高级职称评审增加了代表作同行评议环节，但当时仅将符合晋升条件的论文送审。2021 年，除论文或专著、课题、奖项以外，申报人还可提交技术专利、科普作品、技术规范或卫生标准、临床病案、护理案例、应急处置情况报告、流行病学调查报告、人才培养工作成效等其他可以代表本人专业技术能力和水平的标志性工作业绩送审。

通过放宽代表性成果的范围，对申报人的评价不再囿于科研业绩，申报人的专长得以充分表达，对卫生技术高级职务的评价思路也大大拓宽。

大胆试水人才晋升"一招鲜"

发掘人才用好人才，就要准确把握人才的内涵。"骏马能历险，犁田不如牛；坚车能载重，渡河不如舟"。对人才的评定，本就不应该局限职业和领域，而应以相关人员所创造的社会效益和价值为最重要的衡量标准。人才评价多元化，才能让更多不同行业的人才脱颖而出、获得尊重，才能促进人才的多维化、差异化发展。

浙大一院不断丰富多元评价体系，完善人才发展通道。自 2021 年起，浙江大学为临床水平特别突出、教学科研能力特别强、同行影响力特别大的人才特别开通了"一招鲜"申报通道，对科研等量化指标可不作限制性要求。

得益于"一招鲜"申报通道的设立，2 名分别因在教学和临床方面有突出贡献而成为医院推荐的"一招鲜"人才，目前均已通过高级职务评审，经浙江大学聘任为副主任医师和主任医师。

申报副主任医师的消化内科王医师多次参加教学类比赛并获奖，得到了诸多媒体报道，为校争光。申报主任医师的眼科盛医师自 2015 年起与感染科合作，率先在眼科开展巨细胞病毒视网膜炎的综合诊疗，形成了一整套 CMVR 个体化综合诊疗方案，实现了对该病的全周期治疗，显著降低了该病的致盲率（从 2015 年 26% 降到 2020 年 2.94%）。

为促进医院高质量内涵式发展汇聚人才力量

"功以才成，业由才广。人才是经济社会发展的第一资源，实施岗位分类评价是发展的必然要求。"浙大一院党委书记梁廷波说，在中央、浙大文件指引下，院领导班子大胆试水、积极部署，各学科主任大力支持、主动担当，作为浙江大学附属医院中开展岗位分类评价改革的先行者，浙大一院始终努力探索建立更加科学全面的评价体系，杜绝评审标准过于强调论文、实践导向性不强、重视临床不够等问题，激发各类人员的活力和动力。

2021年，浙大一院获批首批"辅导类"国家医学中心创建单位和全国公立医院高质量发展试点单位，国家传染病医学中心也正式挂牌。浙大一院应势而谋、敢为人先开展分类评价改革，快人一步积累了宝贵的前期经验，为国家医学中心建设和医院高质量发展提供了坚实的人才基础和制度保障。

今后，浙大一院将持续深化岗位分类评价改革，进一步推动医院人才工作高质量发展，为提升医院治理体系和治理能力现代化、促进医院高质量内涵式发展，全力推进国家医学中心建设贡献力量。

国家区域医疗中心项目浙大一院江西医院开工

媒　　体：江西日报
时　　间：2022 年 2 月 27 日
作　　者：倪可心
原标题：国家区域医疗中心项目浙大一院江西医院开工

　　为推动优质医疗资源扩容和区域均衡布局，减少人民群众跨区域异地就医，推动实现大病不出省，2022 年 2 月 25 日，南昌大学第二附属医院国家区域医疗中心项目——浙江大学医学院附属第一医院江西医院（简称"浙大一院江西医院"）在南昌开工，属于我省国家区域医疗中心建设项目。副省长孙菊生出席开工仪式。

　　浙大一院江西医院由江西省人民政府与浙大一院合作共建，依托南昌大学第二附属医院，建设集医疗、教学、科研、预防保健为一体的综合性国家区域医疗中心。目前，浙大一院已与南昌大学第二附属医院共建包括心血管、神经、肿瘤、肝胆胰、血液等方向 15 个专科团队工作站，并定期派驻专家来赣坐诊指导，全方位输出新技术、新方法、新项目，加强手术指导、科技攻关、人才联合培养等交流合作。

　　项目将分两期建设，占地面积约 200 亩，建筑面积约 15.6 万平方米，设置床位数 1200 张，预计 2024 年底完成一期建设（毗邻南昌大学第二附属医院红角洲院区）并投用，目标成为立足江西、辐射中部的全国一流综合性国家区域医疗中心。

医者仁心　跨越山海

媒　体：浙江日报
时　间：2021 年 12 月 27 日
作　者：袁艳　钱弘慧　王蕊
原标题：医者仁心，跨越山海——记浙江第四批援青人才、海西州人民医
　　　　院党委副书记兼院长陈水芳

　　浙江、青海，本无太多交集，因为跨越千里的对口援建，而变得心手相连。

　　浙大一院呼吸内科主任医师陈水芳也因医疗援青，与青海省海西蒙古族藏族自治州的高原小城——德令哈，结下了"山海情"。

　　近日，一封患者的感谢信从德令哈寄往浙大一院——

　　"两位浙江专家精湛的医术、细心的服务让我感动。你们不是亲人却胜似亲人。扎西德勒！"……

　　来自 2600 公里外的致谢，源于两位浙大一院神经外科专家奔赴德令哈，克服高原反应为这位患者进行脑血管介入手术。

　　千里救援得以实现，正是因为陈水芳的牵线。2019 年 8 月，陈水芳作为我省第四批援青人才，远赴青海担任海西州人民医院党委副书记、院长，开启 3 年援青之路。

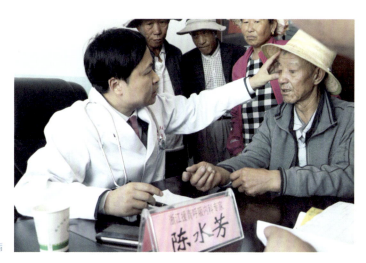

陈水芳为海西州农牧民看病

使命——"戴上党徽、穿上白大褂，就是上战场"

对于从小在江南长大的人来说，海拔3000米的德令哈是不小的挑战，氧气稀、日照强、降水少、温差大。

初上高原的不适感，陈水芳记忆犹新——呼吸困难、头疼乏力、食欲不振、失眠……为了尽快胜任工作，他每天坚持走路上下班，强健身体。

此行并不是陈水芳首次踏上这片高原。2008年，他曾作为浙江省卫生医疗代表到海西州考察，当地群众对优质医疗资源的期盼，令他印象深刻，也让他多了份牵挂。

两年多前，当浙大一院领导拨通陈水芳的电话，问他是否愿意成为浙江援青医疗队的一员时，他二话没说，一口答应下来。

"我是党员、是医生，戴上党徽、穿上白大褂，就是上战场！"陈水芳说，"组织需要就是命令，哪里需要我去，我就随时出发！"

在与妻儿、双亲拥抱道别后，陈水芳启程来到这片新"战场"。

让少数民族地区群众享受到优质的医疗服务，是一批又一批浙江援青医疗队员的使命。经过多年援建，这里的硬件设施与诊疗环境已大为改善，但学科支撑和人才培养仍相对薄弱。

陈水芳看在眼里，急在心头。走马上任后，他积极推进医院管理改革，健全制度、理顺机制，带领团队一起修订完善医院的行政、医疗、护理、应急等方面规章制度 60 余项。

在青海两年来，陈水芳"对症下药"提升海西州人民医院医疗服务质量，全心全意帮扶困难群众。2020 年，门诊量、住院量及技术服务收入等医院核心业务指标有了两位数增长，医院顺利通过青海省首家三级乙等医院复评。

"陈水芳是一名心有大爱、勇于担当的党员医生，哪里有需要，哪里就有他的身影。"浙大一院党委书记梁廷波说，浙大一院就是陈水芳的坚强"后援团"，通过捐赠医疗设备、帮助当地医院学科建设、派出专家驰援救治大病患者等方式，共同支持医疗援青。

初心——"把病人当亲人，千方百计帮他们解除病痛"

每天清晨，巴音河畔，陈水芳上班都会路过海西州人民医院门口那座刻有"精专于业　仁爱于心"的雕塑。

这 8 个字深深印刻在他的心中。"把患者当亲人"，这是陈水芳一直坚守的行医态度。在医院管理中，他身体力行"感动式服务"，要求医护人员用心对待每一位患者。

海西群众发现，海西州人民医院真的不一样了！

在诊室门上，陈水芳带头与其他 6 名浙江援青医生公开自己的手机号码，方便患者及其家属随时与他们联系。医院还开设了"院长接待日"，听取患者诉求。

陈水芳发现医院的轮椅很少，并且租借手续繁琐。他自费购买了 20 把轮椅放在医院大厅，零手续给患者借用。这些轮椅也被患者称为"水芳轮椅"，至今没有丢过一把。

"陈院长常说，医生除了看好病，还要有温度，我们要多为患者设身处地想一想。"海西州人民医院急诊科主任王朝云告诉记者，"他利用晚上休息时间，走进每个科室示范起立问候、导诊、接诊等环节。他带头做，我们跟着学，慢慢地养成了仔细、主动的习惯。"

德令哈市平原村村民马建福有切身感受。2020年3月，他的妻子颅内出血急需手术，但因患有血小板减少症，需要输注血小板才能降低手术风险。当地的小医院建议立即送往海西州人民医院治疗。

到了医院，马建福却面露难色：看病的钱还没有凑足！

陈水芳得知后，立即开通"绿色通道"。那天晚上，直至看到紧急调来的血小板注入患者体内，陈水芳才去休息。之后他又安排援青的浙大一院神经外科专家进行微创手术，还自掏腰包捐助了5000元医药费。

"能帮一点是一点。"这些年，他帮的远远不止"一点"，最大的单笔捐款有15万元，那是他获评"浙江大学好医生"的全部奖金。他把这笔钱悉数捐给了海西州的困难农牧民。他告诉家人，这个奖项代表对他多年援青的肯定，所以把这笔奖金用来帮助困难群众更有意义。

19岁的女孩马在乃白曾因髋关节恶性骨肉瘤，已经5年多不能正常行走，当环卫工的母亲花光积蓄，四处借钱求医。陈水芳了解情况后，伸出了援手。2021年6月，他联系了浙大一院骨科专家来海西为她做骨肉瘤根除手术，植入浙江援青指挥部捐助的价值7万元的3D打印假体。术后3天，马在乃白就能在助行器的支持下缓慢行走。

前不久，陈水芳收到一段视频。画面中，马在乃白正拿着大扫帚帮助母亲清扫路边的落叶，虽然步履还略显迟缓，但对于曾不能自如站立行走的她而言，已是重获新生。

情怀——"为海西留下一支带不走的医疗队"

"为海西留下一支带不走的医疗队"，是浙江援青医疗队定下的目标，也是陈水芳的心愿。

在青海的日日夜夜，陈水芳常常思考：留给我们奉献高原的时间非常有限，还能再多干些什么？多留下些什么？

陈水芳毫无保留地把自己的医术、经验传授给当地医生，想法引进更多优秀人才，建强医院的人才队伍。

海西州高寒缺氧，空气干燥，呼吸系统疾病易发高发，不少农牧民因为支气管扩张而有痰咳不出，靠药物治疗往往治标不治本、反复发作。

陈水芳刚来海西不久，便通过无痛支气管镜手术为一位 70 岁的老人吸出肺里残留的痰液。"我现在不用吸氧，走路也不气喘，10 多年来没有比现在感觉更好的时候了！"老人逢人就高兴地分享起这份"畅快的感觉"。

作为呼吸内科的行家里手，陈水芳不仅运用技术为高原群众消除病痛，而且悉心带教当地医生，提升科室的医疗技术水平。

"陈院长总是手把手教我们。"综合内科主治医师宋宇鸿说，"他特别细心和耐心。刚开始，我拿镜子的姿势不规范，他不厌其烦地演示、讲解，直到我学会为止。"

经过两年多的培养，陈水芳已为当地培养 4 名掌握这项技术的医生，2020年共完成 100 多例无痛支气管镜手术。目前，海西州人民医院呼吸科已被青海省卫健委评为青海省临床重点专科建设学科。

为全面提高海西州人民医院医疗技术水平，陈水芳在医院建立"点单"培训机制，"组团式"帮扶专家团积极参与州人民医院临床医疗和教学。远在杭州的浙大一院等多家浙江省三甲医院也连续派出多批专家团队，对海西州人民医院学科建设、医院管理等方面进行全方位帮扶，培养了多个学科的本土骨干人才。

"我们为有这样的队友而骄傲！"浙江援青指挥部副指挥长廖帅军说，正是一批批像陈水芳这样的援青干部人才，身体力行擦亮了浙江"援派铁军"的金名片。

"从陈院长身上，我们看到了浙江援青干部人才的品质——实干。"海西州人民医院党委书记钱东去告诉记者，浙江 10 多年的医疗援助帮扶，已把 80% 以上三级医院的核心技术"留"在当地，而陈水芳正努力通过数字化改革，把更多专家资源、核心技术留给海西。

2020 年，陈水芳参与设计的"一张网"移动信息共享平台获得了软件著作权，海西州人民医院院内"一张网"信息平台已建成并投入使用，医院的医护人员可以在"钉钉"上查看患者的就诊信息和检查报告,并可以随时向专家发出诊断请求。

在陈水芳的心中,有着更长远的考虑:将来,这张网将以海西州人民医院为中心,一头连接浙江的优质医疗资源,一头覆盖海西州各级医疗机构,线上专家库也能将浙江乃至全国各领域的顶尖医学力量都容纳其中,即使专家不在海西也能实现"长效下沉"。

1096个援青日子,陈水芳希望自己在这片雪域高原帮的患者多些、再多些,把最好的技术才华、长效机制留给青海……

浙江青海专家携手挑战"手术禁区"

媒　体：文汇报客户端
时　间：2021 年 11 月 6 日
作　者：刘海波　王蕊　江晨　叶科
原标题：飞 2000 多公里救命！浙青两省专家挑战"手术禁区"，这病秋
　　　　冬季高发极凶险

　　秋冬交替，又到了脑出血的高发季。浙大一院各大院区的急诊科几乎每天都会接诊脑出血的患者，神经外科的手术更是马不停蹄，脑血管破裂出血分分秒秒能夺人性命。其中，又以生命中枢的脑干出血最为凶险，有人形容"手术必瘫""非死即残"。也正因如此，浙大一院神经外科的专家千里远赴青海海西州，克服高原反应微创拆除 37 岁女患者脑中的"不定时炸弹"，带来了生命的奇迹。

　　"感谢你们及时救治，才让我爱人脱离生命危险，请接受我们全家对你们的衷心感谢……言语无法形容我们的感激！"患者大梅（化名）的老公面对着术后前来看望的海西州人民医院陈水芳院长、巴特尔副主任医师以及不远千里前来救人的浙大一院神经外科脑血管介入专家团队激动地说。

海西 37 岁女患者突发脑干出血　"元凶"是脑部随时爆炸的畸形血管

2021 年国庆节，青海省海西蒙古族藏族自治州的气温已在 0℃上下徘徊。距杭州 2200 公里的德令哈，37 岁的大梅头疼得实在忍不住了，在丈夫的陪伴下前来海西州人民医院就诊。此前，断断续续的头痛已经折磨了她十多年，每逢气温下降，头痛总会毫无预兆地突然造访，她却一直选硬"扛"，"哪里痛就用手指按住，或者去睡觉"，但最近头痛发作的频次越来越高、持续的时间也越来越久，而且这一次还伴随着左手发麻、无力。

经过头颅 CT 检查，接诊的巴特尔副主任医师发现大梅存在着非常危险的脑干出血，对于没有高血压病史的年轻患者，他立即想到了脑血管疾病的可能，于是很快进行了头颅 MR 检查，发现脑干出血周边有可疑的异常脑血管影，初步确定了之前的推测。

但是脑血管疾病种类较多，形态多样，头颅 MR 仍然无法进一步确诊，诊断脑血管疾病的"金标准"则是全脑血管造影，海西州人民医院此前已经具备了此项特殊检查的硬件设施和人员配备。巴特尔副主任医师更是在 2 年前就在浙大一院进修学习掌握了全脑血管造影技术。于是，他随后即带领海西州人民医院的本土团队为大梅顺利开展了全脑血管造影术，术中发现大梅的小脑幕区贴近脑干处，有个直径约 1 厘米、像蚯蚓一样扭曲的脑血管畸形。

脑血管畸形是一种先天性的脑血管疾病，脑出血是脑血管疾病最常见的发病表现。已经有过出血的脑血管畸形随时有再次破裂的风险。而核桃大小的脑干是生命中枢，掌管着人体的呼吸、心跳、体温等最基础的功能。脑干出血属于脑出血中最危险的一种，通常情况下，脑干部位哪怕是两三毫升的出血量都可能引起严重后果，一旦出血量超过 5 毫升，则患者死亡率高达 70% 以上。大梅的生命危在旦夕，却又无法长途转运。而且脑干周围的脑血管畸形的治疗极其复杂，风险极高，如何成功"拆弹"、挽救患者的性命，巴特尔医生心里没了底。

神经外科没有小手术，也经不住等待，浙江援青专家、青海海西州人民医院院长、浙大一院呼吸内科主任医师陈水芳在了解到大梅的病情后，第一时间与浙大一院神经外科取得联系。

早在 2020 年 9 月，海西州人民医院已成立了浙大一院詹仁雅教授海西州人民医院神经外科工作站，着力搭建浙大一院神经外科与海西州人民医院急诊科的学术交流与人才培养平台，全面提升海西州创伤救治能力和神经系统疾病诊治水平。

千里援驰专家　"一根针"治好脑部血管畸形团

"德令哈有患者需要救治！"陈水芳院长千里之外的呼救，得到了浙大一院神经外科主任詹仁雅教授及全科室的高度重视。详细了解大梅的病情后，詹仁雅教授认为患者的脑血管畸形体积大，病变位于大脑大静脉区，毗邻脑干，位置较深，开颅手术不易暴露，不适合开颅手术，创伤较小的脑血管介入是首选的治疗方式。詹仁雅教授随即指派了本科神经介入专家潘剑威主任医师、严敏主治医师前去德令哈救治患者。

面对远道而来的浙大一院神经外科专家，患者和家属喜极而泣，并表示了无条件的信赖。10 月 17 日，忍受着高原反应的潘剑威主任医师、严敏主治医师和巴特尔副主任医师一起在海西州人民医院成功为大梅进行了"复杂型脑血管畸形栓塞术"。此时的大梅不仅有脑干出血，而且脑部的血管畸形团块由大量细小的动静脉瘘组成，动脉血直接进入静脉，迂曲扩张的静脉在动脉血流的冲击下非常容易再次破裂出血，形成脑内血肿危及生命，手术迫在眉睫。

专家团队在大梅的大腿根部股动脉穿入笔芯粗细的导管，然后在脑血管造影机的 X 线引导下，将 1 米多长的细若发丝的微导管通过血管小心翼翼送至脑血管畸形部位，由于血管畸形位于脑深部，供血动脉迂曲细长，角度刁钻，手术困难极大，但是专家团队小心仔细，锲而不舍，经过 5 个多小时的紧张手术，最终将脑血管畸形完全栓塞。手术后，大梅的脑部畸形团块消失，恢复良好。

潘剑威主任医师介绍，脑血管介入是目前医学领域最先进的脑血管疾病诊断治疗方法之一，创伤小、恢复快，随着设备、材料、技术的不断进步，越来越多

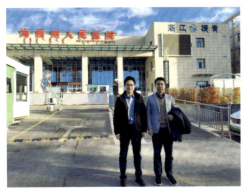 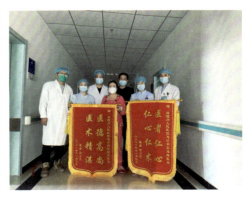

潘剑威主任医师（右）、严敏主治医师（左）　　　　　　　　　　　　　　患者康复后献锦旗

的脑血管疾病可以通过脑血管介入得到诊治。但同时，脑血管介入对手术医生的技术、心力、脑力和体力都有极高的要求。浙大一院神经外科介入团队经过十余年的发展，已经成为浙江省领先、全国一流的神经介入团队。

浙大一院神经外科团队在詹仁雅教授的带领下，现在已经是浙江省规模最大、亚专科最全、医疗技术最高的神经外科中心之一。科室依托先进设备，强化微创理念，提高手术疗效，降低手术的残疾率和死亡率，改善患者的预后与功能。

助力长三角健康一体化建设

媒　体：杭州日报
时　间：2021 年 9 月 7 日
作　者：邱丹晨　程渡生　程晓敏
原标题：浙大一院绩溪分院揭牌

2021 年 8 月 24 日，浙大一院和安徽省绩溪县人民政府举行医疗合作协议签约暨绩溪分院揭牌仪式。

据悉，此次浙大一院与绩溪县合作协议的主要内容是针对绩溪县医院发展的瓶颈与短板，开展重点领域重点帮扶，派驻学科与管理专家，在临床、科研、教学与管理等领域建立紧密型重点托管关系，全面提升绩溪县医院的综合竞争力。

此次双方医疗合作协议的签署，是加快长三角区域公共服务便利共享的实际行动，将通过打造高水平医联体，持续提升绩溪县域医疗健康服务能力；浙大一院绩溪分院的正式揭牌，将加快推动长三角医疗健康一体化进程，满足绩溪和周边群众日益增长的高质量医疗需求。为"浙一管理""浙一人才""浙一技术"扩容下沉到皖南，提供了有力的平台支撑，让绩溪和周边地区群众在家门口享受到了杭州优质医疗资源。

　　绩溪县相关负责人表示，绩溪县将牢牢把握与浙大一院的战略合作良机，紧抓合作机遇，全力加强"政策支撑、资金投入"，全力推动绩溪分院创建三级综合医院，着力将其打造成为长三角医疗领域省际紧密合作的示范样板，为绩溪及周边地区百姓提供更优质、更便捷的医疗服务。

跨越 1200 多公里为患者进行免费白内障手术

媒　　体：人民日报健康客户端
时　　间：2021 年 7 月 6 日
作　　者：胡枭峰
原标题：跨越 1200 多公里，浙大一院到革命圣地为患者进行免费白内障手术

　　浙江大学与湄潭的情缘，始于那个风雨飘摇、战火纷飞的年代，在时代巨变中历久弥新，在家国记忆中谱写故事。

　　建党百年之际，浙大一院眼科中心踏上浙大人的"第二故乡"，开启一场光明之行，寻根之行，学史之行。

　　临行前浙大一院党委书记梁廷波特意叮嘱："每一位党员都是一面鲜红的旗帜，让党旗飘扬在为群众办实事行动中，以实际行动献礼建党百年"。

2天，55台免费白内障手术　他们将光明送到"第二故乡"

天刚蒙蒙亮，家住湄潭县郊的祝阿婆（化名）就起床赶往湄潭县人民医院了。

这天，浙大一院党委委员、副院长、眼科学科带头人沈晔教授和眼科常务副主任崔红光所带领的眼科专家奔赴1200余公里，在湄潭和正安两地开展"庆七一，献光明"白内障复明公益行动的首日，而祝阿婆就是其中一位手术患者。

"有浙大来的专家给我做手术，我感觉自己好幸运的。"为此，祝阿婆还特地穿上一件红衣服。

70岁的祝阿婆干了一辈子农活，大概五六年前就出现了看东西模糊的情况，但一直没有就医，直到两年前，她开始变得连看电视都非常吃力。"感觉眼前雾蒙蒙的，看电视画面也都是黄色的。"祝阿婆在县医院被查出双眼白内障，但由于自身顾虑她没有听从医生的建议接受手术。

这次，听说浙大一院的眼科专家前来送光明，她第一时间报名咨询，术前筛查发现她左眼视力仅为手动。当天，浙大一院眼科常务副主任崔红光主任医师为她进行了左眼白内障超声乳化术，术后第二天左眼就看到清晰世界的祝阿婆笑得咧开了嘴。"感谢你们，我永远把你们的恩情记在心头"。

在湄潭县和正安县，共有55位和祝阿婆一样的患者重获光明，眼科专家们兵分两路，队中的检查技师，专科护士密切合作，用不舍日夜的付出换回患者的光明生活，78岁的周大爷（化名）同样感慨万千。

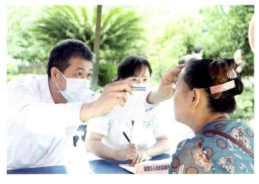

义诊现场

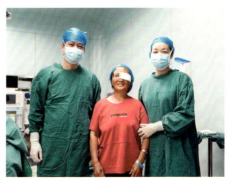

祝阿婆与崔红光主任医师（左）合影

周大爷一直以来身体都还算健朗，唯独双眼总感觉看不清，2020年5月被查出白内障，但内心一直惧怕手术。一年来，他的视力越来越差，如果不是贴近脸看，他甚至认不出自己的家人，以前最喜欢饭后遛弯的他也变得闭门不出，就怕因为光线暗、看不清而摔跤。

"看清咯，看清咯。"前一天刚接受完左眼白内障手术的周大爷在医生查房时兴奋地叫了起来，他的左眼视力在术后第二天就恢复到1.0，"现在感觉非常好，我原来的担忧一点都没得了，过段日子我打算把还有一只眼也做了。"

经过全面细致的复查，所有患者术后状况良好，视力都有了不同程度的恢复。

浙湄情深，历久弥坚　党员冲锋，服务人民

湄潭与浙大有缘，抗战时期，浙江大学一路西迁，在这里度过近7年光阴，艰难困苦、玉汝于成，变身为李约瑟博士所称的"东方剑桥"。

湄潭与浙一有缘，竺可桢老校长从湄潭回到杭州后，1947年便创办了浙江大学医学院首家附属医院，即现在的浙大一院。而今，浙大一院在"十三五"期间牵手湄潭县人民医院，输出优质医疗资源和服务。"第二故乡的医疗卫生事业发展得越来越好。"在此次活动座谈会上，湄潭县副县长刘行说道，公益活动将惠及更多患者。

对于这样的健康获得感、幸福感，随着浙大一院的对口帮扶，近几年湄潭人民感受得特别强烈。过去5年，通过"传帮带"、人才交流等各种形式，浙大一院派出22批次40位专家，帮助湄潭县人民医院多个学科实现质的飞跃，在这里留下了很多带不走的新技术、新业务，湄潭县人民医院院长张辉说出的一连串改变，是民生成果，更是民声所呼。

在沈晔眼中，此次活动时值建党百年之际，不仅是一次送光明之行，为双方日后工作开展奠定基础，更是一次守初心之行，亲身感受贵州人民对健康的愿望，更激发浙一人思考能为祖国医疗事业作何贡献、为人民需求供何服务。

"我们现场筛查出了很多首次发现白内障的患者，有些情况已经比较严重了，

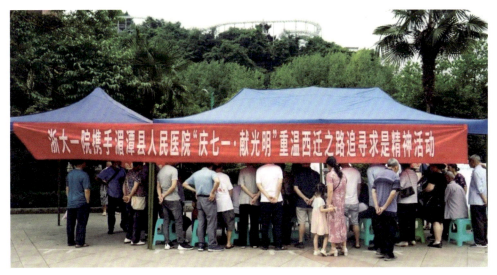

浙大一院携手湄潭县人民医院"庆七一·献光明"重温西迁之路追寻求是精神活动

需要尽快手术。"在湄潭的义诊吸引了很多当地群众，浙大一院眼科党支部书记杨崇清介绍，专家团队中党员占比近 70%，有医院党委委员，有党支部支委，也有普通党员，大家守护健康的目标都是一致而明确的。

"我们深知这次的活动绝不是终点，而是起点。"从 2021 年 3 月就开始筹划组织这次活动的眼科常务副主任崔红光感慨道："在参观完浙大西迁旧址后，我们所有人心中都为之震撼，这是属于浙大人的心灵洗礼，感恩湄潭更是每一个浙大人内心深处的情怀。"他还表示，浙大一院眼科将以这次"庆七一、献光明，学党史、见行动"湄潭公益复明活动为契机矢志提升湄潭的眼科医疗水平，让光明在"第二故乡"久久闪耀。

传承红色基因，赓续红色血脉。浙大一院眼科将进一步闯新路、办实事，在临床工作中实事求是、勇于创新，更好为人民健康做贡献。扎根浙江、立足全国、面向世界，在护佑健康的路上，浙一人的脚步从未停止……

开放周日门诊，患者就医更舒心

媒　　体：钱江晚报
时　　间：2021 年 5 月 23 日
作　　者：陈馨懿　王蕊　胡枭峰
原标题：今天起，浙大一院开放庆春院区、总部一期周日门诊！

身体不舒服，但实在抽不出时间就医？想要陪爸妈去趟医院，还得协调工作请个假？

今天起，想去浙大一院看病的朋友们可以免去这些苦恼了。浙大一院继全面开放周六门诊后，再次全面开放周日门诊，有周末求医需求的患者可及时前往庆春院区、总部一期检查就诊，工作、健康两不误。

患者说："打工人感动得想哭，谢谢白衣天使。"

30 岁的小张（化名）是杭州城西某知名互联网公司的程序员，一个月前，他出现了脖子痛的症状，严重的时候根本就转不了头，无奈于工作实在抽不出身。

现在，就算是周末，他也能去家附近的浙大一院总部一期看病了："终于不用担心'满勤'和看病不能兼得了。"

75 岁的萧山陈阿婆（化名）年初做了直肠癌手术，医生叮嘱她要定期复诊，由于腿脚不方便，也没什么文化，平时儿女上班又忙。

这位在农村待了大半辈子的独居老人出了村口，看着四通八达的大马路，她都不知道该怎么去医院复诊……

这个周末，陈阿婆的孩子便带着她来到了浙大一院："我们之前有心无力，现在可以保证按时陪着妈妈来复诊了。"

开放周末门诊后，许多患者纷纷点赞：真是白衣天使，给我们带来了福音。

一位家住宁波的患者也激动地留言：原来需要每个月周六到浙一复诊，同时周日到杭州看中医。一个周末两天都占了，苦不堪言。浙大一院有了周日门诊太方便了！感谢浙大一院，为老百姓便民服务，辛苦啦！

这家医院为何这么"宠"患者？

今年是中国共产党成立100周年，是"十四五"规划开局之年，同时也是浙大一院深入开展党史学习教育，把握新发展阶段，贯彻新发展理念，构建新发展格局，落实推进医院高质量发展的关键之年。

公立医院是守护人民群众生命健康的主阵地，是党和国家联系群众、服务群众的重要窗口。浙大一院自1947年建院至今，始终秉持"严谨求实"，一代代浙一人始终牢记公立医院使命，用心守护人民群众生命健康，坚持"人民至上、生命至上"。

看好别人看不好的疾病、解决别人解决不了的问题……这些闪闪发光的"浙一精神"，不断激励着他们积极承担社会责任，不计个人得失以优质医疗服务患者，最大程度满足广大群众就医需求。

全国第一辆"五病＋五癌"筛查车从杭州出发

媒　体：杭州新闻
时　间：2021 年 4 月 14 日
作　者：柯静　王蕊　朱诗意
原标题：全国第一辆"五病＋五癌"筛查车从杭州出发了

　　如何以健康赋能乡村振兴，为基层老百姓提供高效优质的早癌筛查，在杭州有了新的探索。

　　2021 年 4 月 14 日，浙大一院举行"向建党 100 周年献礼、浙一健康筛查公益行"首发仪式，发出了全国第一辆"五病＋五癌"筛查车，将为基层百姓"零距离"提供优质医疗，让他们在家门口就能免费享受到三甲医院的医疗服务。

　　"五病五癌移动筛查公益行"是在国家卫健委指导下，由中华社会救助基金会发起的，以移动健康筛查车为实现载体，对五病（高血压、糖尿病、高血脂、慢性阻塞性肺疾病、慢性肾病）和五癌（肺癌、乳腺癌、胃癌、肝癌、前列腺癌）进行预防筛查、早诊早治，着力缓解民生痛点。

　　"努力为人民群众做好健康服务，为'健康中国'和乡村振兴战略的实施奉献力量，这是浙大一院的使命与担当。"在首发仪式上，浙大一院党委书记梁廷波说，"希望通过此次活动能够让大众对健康的筛查防治有更进一步的了解，以增强疾病高发人群早筛早治的意识，并为已经患病的人群提供高效、精准、便捷的医疗健康服务。"

记者看到，筛查车外观像货车，内里有乾坤。筛查车全车覆盖 5G 网络，并配备了低剂量螺旋 CT、超声、智能 AI 读片机等多种设备，可进行 B 超、CT、抽血、尿液等多项检查，现场出检查结果，所有数据均直接传输到现场医师的平板电脑中。

浙大一院工作人员介绍，通过远程医疗系统、影像云系统等，还可实现专家远程读片，并根据检查报告得出治疗意见，从而为广大基层群众，特别是偏远山区群众提供五种癌症及五种慢性疾病的早筛、早诊、早治。

首发仪式结束后，浙大一院 11 名医护人员随车一起前往第一站淳安县枫树岭镇下姜村，将于 4 月 15 日至 16 日为当地百姓免费提供疾病筛查，4 月 19 日至 20 日将前往丽水市景宁县提供服务。

他让瘫痪在床的非洲女孩重新站了起来

媒　体：浙江日报
时　间：2020 年 7 月 28 日
作　者：董小易　王蕊　江晨
原标题：跨越万里的爱与担当　他让瘫痪在床的非洲女孩重新站了起来

"Chinois，Merci（中国人，谢谢）！"16 岁的马里女孩法蒂姆与家人来到马里医院，专程感谢中国骨科医生余列道。

余列道是浙大一院骨科副主任医师，2019 年初，他受浙大一院委派，前往马里进行医疗援助。他也是浙大一院自 1968 年以来，派任非洲的第 39 名医生。在当地，余列道完成了马里首例结核胸椎手术。这场手术让原本瘫痪在床的法蒂姆，重新站了起来。

在马里的一年多时间，余列道帮助当地医生做了多例骨科疑难手术，分享了浙江的医疗经验，也与马里当地的医患人员结下了深厚的友谊。

其实，被通知去马里支援的那天，余列道不是没有犹豫过。女儿马上要小升初，学业压力重；妻子一人要照顾整个家，负担也相当大。"但我是党员，党员就该发挥带头作用，不是吗？"余列道笑着对记者说。

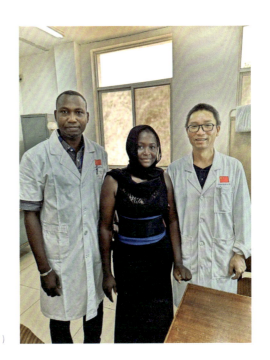

余列道（右）和法蒂姆（中）

美国籍马里人 Shariff（谢里夫）是位中国武术老师，有一位中国太太。他找到余列道时，腰腿疼痛十分明显。CT 提示，腰椎椎弓根峡部不连性滑脱，余列道建议他去中国或美国进行手术治疗。因为担心手术风险，Shariff 和太太一开始决定保守治疗。

两个月后，Shariff 与太太再次找到余列道，希望让他做这个手术。马里医院的手术条件相对较差，缺少手术器械，对医生来说是相当大的挑战。但 Shariff 夫妇对中国医生怀有极强的信任，同时，在马里手术可以帮助他们省下一大笔费用。余列道没有让 Shariff 夫妇失望，手术十分顺利。

2019 年春天，余列道第一次见到法蒂姆。她因感染结核病毒，已出现一定的下肢症状，余列道建议法蒂姆进行手术。由于费用问题，家人先为她开了一些抗结核病的药物。

没想到，两个月后再见法蒂姆，她的病情急速恶化——下肢已不完全瘫痪，是被担架抬着进诊室的。X 线片显示，结核杆菌已破坏了患者胸椎上的 3 个椎体，并造成明显的胸椎后凸，病灶周围形成了大量的脓肿。

"必须马上进行手术，否则患者将没有康复的机会。"但余列道清楚，胸椎结核手术放在浙江做都不容易，在马里完成这一桩手术，难上加难。"千里迢迢飞越1万多公里来到这里，我们肯定不是为了发发药和做几个简单的小手术。我们要为患者减轻痛苦，和马里医生共同探索出结核病治疗的新途径、新经验。"余列道说。

术前，摆在余列道面前的"难"有很多：当地人说法语和班巴拉语，语言几乎不通；手术机械老旧、存在设备限制；手术人手不足……余列道把大量的精力放在了"术前准备"上，反复确认手术前的药物、手术中的工具及材料，确保一件不落。

从上午9时到下午4时，经历了整整7个小时高强度的手术，余列道和当地助手Dama（达玛），靠着简单交流，在默契的配合下，顺利完成了手术。

手术效果超过了余列道的预期。术后回到家中，法蒂姆的双腿已经有了知觉，可以练习踢腿动作；三个月后，她已经可以行走自如；一年后，法蒂姆可以进行适度的运动，生活上已与常人差别不大。

花季少女的光明未来，因这台手术，重新打开。

除了治病救人，余列道及他所在的浙大一院医疗队也为马里当地带去了先进的医疗经验。

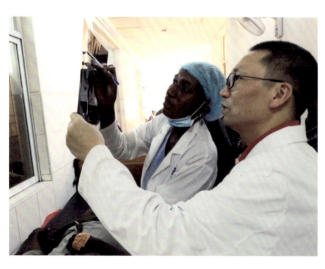

余列道与急诊医生交流

一位患者来自马里的邻国科特迪瓦，慕中国医疗专家之名前来问诊。患者的脊柱疼得直不起来，到底是脊柱感染、退变、结核，或是老化引起的？余列道将浙大一院的MDT（多学科协作诊疗）方法介绍给马里当地的医生。他组织了神经外科、影像科、病理科、检验科和麻醉科等多个学科的医生，共同探讨这例疑难杂症，为患者化解了痛苦。

除了亲自在马里带学生，多次开展常见病讲座外，余列道还为马里带去了"中国神器"——皮肤拉拢器。在创伤骨科和烧伤外科，压疮、皮肤和软组织缺损造成的骨骼、肌腱、神经和血管外露是个很大难题，它耗费很多的医疗资源，需要多次手术，为患者带来许多痛苦。中国人发明的皮肤拉拢器，利用皮肤的延展性，一次性完成创面的修复，缩短了住院时间，减少了药物的使用。

在马里的一年半，余列道和当地人建立起了深厚的友谊。有位患者从500多公里外慕名前来问诊，复诊时再度赶来，只为向余列道说一声谢。

52年来，浙大一院未曾间断地派出援非医疗队26批，援非医务人员39人次，包括呼吸内科、传染科、骨科、眼科、消化科等十余个专科，远赴马里、中非、纳米比亚等非洲国家，为缺医少药的非洲人民带去优质的医疗资源和服务，诠释"大爱无疆，医路无界"的真正内涵。

浙一专家接力赴湄潭开展精准帮扶

媒　　体：多彩贵州网
时　　间：2020 年 7 月 27 日
作　　者：徐冬青
原标题：湄潭县人民医院成为浙江大学医学院教学医院

2020 年 7 月 25 日，湄潭县人民医院举行教学医院揭牌暨捐赠仪式，这标志着该院正式成为浙江大学医学院教学医院。

据了解，浙大一院自 2016 年与湄潭县人民医院建立对口帮扶关系以来，对湄潭县人民医院进行了全方位的帮扶，使湄潭县人民医院的医疗技术水平和综合管理能力实现了质的飞跃。湄潭县人民医院成为浙江大学医学院教学医院后，将与浙江大学医学院深化战略合作，在临床教学、见习实习、专业建设、科研合作等领域资源共享、共同发展。同时，浙大一院再次捐赠价值 150 万元的设备，并将派 10 余位专家到湄潭县人民医院进行精准帮扶，推动两院的对口帮扶工作进入新阶段。

当天，浙江大学党委书记任少波，浙江大学副校长周天华，浙江大学党委副书记傅强，浙大一院党委书记梁廷波，遵义市委常委、宣传部部长、统战部部长郑欣，市政协副主席、湄潭县委书记魏在平，副县长刘行以及湄潭县等相关负责人、职工出席揭牌暨捐赠仪式。

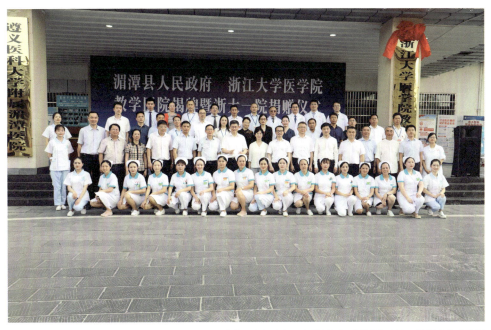

湄潭县人民政府、浙江大学医学院教学医院揭牌暨浙大一院捐赠仪式合影

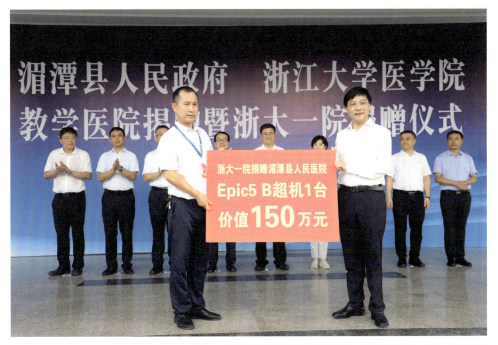

浙大一院党委书记梁廷波向湄潭县人民医院捐赠价值 150 万元的设备

浙大一院重症及创伤医疗队驻守温岭勇打攻坚战

媒　体：浙江新闻客户端
时　间：2020 年 6 月 15 日
作　者：董小易　王蕊　江晨
原标题：病人不好，我们不撤！浙大一院重症及创伤医疗队驻守温岭勇打
　　　　攻坚战

2020 年 6 月 15 日清晨，自 14 日晚上 7 点半抵达浙江温岭后，几乎没有休息、连续工作 12 小时以上的浙大一院重症及创伤医疗队 4 名专家——重症医学科主任医师方强、重症医学科护士长卫建华副主任护师、普胸外科主治医师曾理平、急诊创伤中心主治医师庄新所，还在温岭市第一人民医院紧张忙碌着。

整整 12 个小时，清创止血、抗休克、抗呼吸衰竭、抗肾功能衰竭、稳定生命体征……为把 9 名烧伤、创伤最严重、已经生命垂危的患者从死亡边缘拉回来，浙大一院重症及创伤医疗队专家与时间赛跑、与死神较量，用实际行动牢记并践行省委省政府谆谆嘱托——"病人不好、我们不撤"。

6 月 13 日下午 4 点 40 分左右，G15 沈海高速温岭市大溪镇良山村附近高速公路上，一辆槽罐车发生爆炸，引发周边民房及厂房倒塌，造成人员伤亡和财产损失。

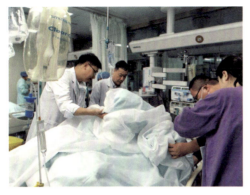

方强（左二）带领团队在救治现场

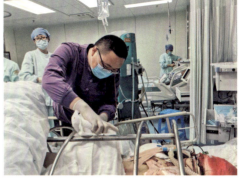

庄新所（右一）在救治患者

　　事故发生以后，浙大一院第一时间抽调精兵强将、组建应急救援医疗队。浙大一院重症医学科、急诊创伤中心等科室医生全员待命，随时做好奔赴温岭支援和接收伤员的准备。接到浙江省卫健委任务指派后，重症、创伤、呼吸和护理相关专家紧急赶往当地指导和参与救治。

　　经过多年积累，浙大一院重症医学专业 2018 年获批国家发改委和国家卫健委"疑难病症诊治能力提升工程"，是浙江省内唯一一家获得该项目支持的医院。重症医学团队在全省及国内外的数次重大突发公共事件中冲锋在前，拥有救治危重症患者的丰富经验。应急医疗队参与过支援菲律宾海啸国家应急医疗队，非洲埃博拉国家医疗队，并在数次国内大型灾害事件救援中组织力量参与医疗救援。

　　"哪里有需要，就毫不犹豫地前去。"生与死的竞速战中，这是浙大一院每位医护人员无悔的选择。

　　已经年过六旬的方强，是久经沙场的一位老将，前段时间，他还奋战在抗击新冠疫情的战场上。还没来得及休息，他再次临危受命，奔赴新的"战场"。

　　浙大一院 4 名专家抵达温岭市第一人民医院后，紧急查看了 ICU 及 EICU 的 9 位特危重患者，有严重烧伤的、严重创伤的、有活动性出血的，其中 6 位患者处于休克状态，3 位患者还在不断出血中。对伤势较重、已经无法转运至省级医院治疗的危重症患者，省卫健委组织成立一对一救治小组，实行"一人一策""一人一方案"，逐一加以会诊，全力以赴做好救治工作。

"最严重的一位患者，创伤、烧伤面积达 90%，已经无法辨别身份。"方强介绍，全身冲击波冲击以后，有患者颜面部大面积渗血，腹腔间隔室综合征，双上肢软组织挤压、胸部软组织挤压，4 位专家紧急给濒死的极危重患者开展上肢减压、腹部清创止血，而后手术止血，纠正创伤性凝血病；此外，他们还给其他生命体征极不稳定的患者装上呼吸机，为不停渗血的患者进行手术减压止血、重新包裹，暂时稳住几位极危重患者的生命体征。护士长卫建华为了加强护理工作的连续性，认真落实一位患者一个护理团队（4 ~ 5 名护士）进行专业护理的举措。她还提出预防感染的具体要求，确保患者做好保护性隔离措施。指导落实预防呼吸机相关性肺炎、导管相关性血流感染、导尿管相关性感染及全身创面、伤口等感染的防控措施。

截至 6 月 15 日中午，浙大一院肾脏病中心 CRRT 专家何永春主治医生也在赶赴温岭途中。

医联体建设再升级

媒　体：小时新闻

时　间：2019 年 12 月 27 日

作　者：王蕊

原标题："浙大一院海宁院区"正式挂牌！医联体建设再升级，十余名浙
　　　　一专家将常驻海宁

潮起长三角，扬帆正当时。正值隆冬，海宁——这座钱塘江畔的充满活力的美丽潮城，因为浙大一院与海宁市人民医院的携手共进，更多了一份祥和与希冀。

2019 年 12 月 25 日下午，浙大一院与海宁市人民医院合作办医签约揭牌仪式顺利举行，浙大一院将全面托管海宁市人民医院，海宁市人民医院正式挂牌浙大一院海宁院区。两院将紧密结合,开启优质医疗精准帮扶新篇章。浙江大学组织部副部长、医管办主任、医学院党委副书记朱慧，浙大一院党委书记梁廷波，常务副院长裘云庆及相关职能科室负责人，海宁市委书记朱建军，市委副书记、市长曹国良，市人大常委会副主任朱祥华，市人民政府副市长沈勤丽，副主席吴关佳，海宁市人民医院相关领导等出席了仪式，仪式由沈勤丽主持。当天，在海宁市人民医院，梁廷波书记还做了学术讲座，来自浙大一院 14 个临床

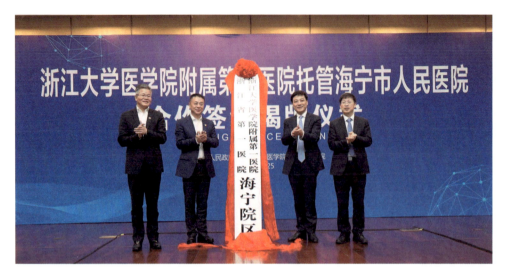

浙大一院海宁院区挂牌

科室的专家为海宁当地老百姓倾情义诊。

当天下午，梁廷波书记为海宁市人民医院的医护人员做了题为《卓越创新，争创一流——浙大一院学科情况简介》的学术讲座，简要介绍了浙大一院从田家园的一所弄堂医院到打造国际一流的现代化国际医疗集团的 72 年砥砺征程。浙一人将继续践行严谨求实的核心价值观，不负卓越创新、争创一流的初心和使命，继续前行。

签约仪式在海宁市政府会议中心举行。海宁市委书记朱建军致辞，他表示："此次托管合作是双方共同践行长三角一体化发展国家战略的一大成果，是贯彻省委、省政府医联体建设部署的一大举措，是浙江大学与海宁全面战略合作的一大亮点，也是提升全市人民健康福祉的一大喜事。托管合作必将为我市医疗技术的提升、卫生健康事业的发展提供强大动力，让海宁人民在家门口就能享受到省级医院的优质服务；必将有力推进海宁融入长三角一体化发展，打造医疗领域的融杭样板；必将更好推动'富足、健康、快乐、时尚'品质生活建设，提升人民群众的健康获得感，为高水平全面建成小康社会贡献新的力量。"

浙大一院党委书记梁廷波致辞，梁书记谈道："作为首批委省共建国家传染病医学中心和综合类别国家区域医疗中心的牵头建设单位，长期以来，浙大一院一直都是健康浙江建设的排头兵、主力军和践行者，在注重自身发展的同时，还勇挑社会责任担当，积极发挥示范、引领、辐射的作用。此次再度积极响应长三角一体化战略，牵手海宁市人民医院，建立全方位紧密的医疗合作关系，我们将选派优质的医疗技术团队和管理团队常驻，让浙大一院的优质医疗资源切实下沉，服务基层，服务群众，为海宁市及周边地区百姓提供更优质、更适宜的医疗服务，切实提升广大人民群众就医幸福感和获得感。"

浙江大学医管办主任朱慧对浙大一院与海宁市人民医院的合作表达了殷切的期望。她表示："作为浙江大学的附属医院——浙大一院是我省最具实力的大型综合性医院，其雄厚的实力为国内外医学界所瞩目。希望浙大一院利用现有的学科和人才优势，技术优势，科研优势，品牌优势，管理优势，从医疗技术、人才培养、学术研究、医院管理等方面对海宁市人民医院予以全方位的支持和帮助。同时，也希望海宁市人民医院能抓住这一良好机遇、充分利用浙大一院这一宝贵资源，认真向浙大一院学习，全面提升海宁市人民医院的管理、技术和科研水平，更好地为海宁百姓服务。"

浙大一院常务副院长裘云庆，海宁市市长曹国良上台，在现场所有领导专家的见证下，签署《浙江大学医学院附属第一医院托管海宁市人民医院合作协议书》。梁廷波书记、朱建军书记、裘云庆常务副院长、曹国良市长为浙江大学医学院附属第一医院海宁院区正式揭牌。

浙大一院一直以来积极发挥自身学科优势，推动医联体建设工作精准落地。早在2000年，浙大一院率先在浙江省内开展优质医疗资源下沉，先后已与省内外84家市、县级医院建立多种形式的医疗合作关系；采取全面托管、重点托管模式已托管9家医院，形成利益共同体，并与200余家国内外医疗机构开通了网络医疗服务平台。2009年，浙大一院北仑分院成为第一个全面托管的院区，此后浙大一院义乌、嵊州全面托管院区相继挂牌，浙大一院海宁院区的正式挂牌，是浙大一院的医联体建设工作精准落地的重要一步。浙大一院加大学科建设帮扶力度，促进各托管医院人才建设与医疗水平提升。坚持选派高年资医务人员、优秀管理人员全职在托管医院工作，2018 年向各家托管医院派出专家 890 人次，青年医师 91 人。2018 年 1 至 11 月，接收托管医院管理人员、科室主任及技术骨干来我院培训进修挂职合计 209 人。浙大一院通过"传帮带"等形式，帮扶托管医院实现从"输血"到"造血"的转变，大大提升基层医院的医疗服务能力和水平。这次与海宁市人民医院合作，浙大一院将选派高级职称技术专家 10 ~ 12 名，常驻海宁院区，每周连续工作 3 ~ 4 天；根据学科建设需要，不定期选派 6 ~ 8 名专家每周一天指导帮扶；并在海宁院区遇到急危重症或专科会诊等业务需要时，临时选派专家，将浙大一院优质的医疗资源带到海宁老百姓家门口。

本次签约"强强联合，优势互补"，浙大一院将为海宁带来新理念、新思维、新气象，为海宁医疗服务能力提升提供强大驱动力，为打造医联体建设升级版在海宁奠定更坚实的基础。与此同时，浙大一院海宁院区的正式挂牌，也将成为继浙江大学国际联合学院（海宁国际校区）成立后，浙江大学与海宁市政府深化合作的又一惠民之举，真正以初心为海宁老百姓谋健康谋幸福。

（内容略有删节）

浙大一院牵头发起成立"第一时间·心动再现"公益基金

媒　体：浙江新闻客户端
时　间：2019年9月12日
作　者：李文芳　王蕊　胡枭峰
原标题：学会一招每年或将挽救上万人　浙一牵头发起成立这项公益基金

"1、2、3、4、5……"

随着口令，杭州市学军中学学生小周双腿跪立，两手交叉重叠，使劲按压着人体模型的胸部中点，而后模拟人工呼吸等技能。这是2019年9月12日，记者在杭州学军中学看到的一幕。

在"世界急救日"来临之际，由浙大一院倡议发起的"第一时间·心动再现"公益基金在杭州学军中学正式成立，起始基金由8家爱心企业捐赠，已筹集首批金额200多万元。

据介绍，该基金将立足浙江、面向全国，致力于打造一支专业技术过硬的急救知识和技能培训师资队伍，设立一批急救培训基地，向全社会推广普及公众急救知识和技能，形成"人人学急救、人人会急救"的全民风尚，助推健康中国建设。

浙大一院党委常务副书记、副院长顾国煜是这项公益基金的发起人之一，他说，在经常看到一些有关在马拉松、晨跑夜跑等体育锻炼中意外猝死或连续加班的企业员工突发猝死的新闻后，作为医务工作者，他深感痛心和惋惜。

"如果能向普通大众普及急救知识和技能，可减少意外的发生并赢得宝贵的抢救时间。"顾国煜认为，全民普及急救知识和急救技能是大势所趋，设立公益基金可以引导居民学习掌握心肺复苏等自救互救知识技能，提高院前急救等应急处置能力，降低心脑血管疾病死亡率。

数据显示，我国每年约有 54 万人死于心脏性猝死，相当于每分钟约有 1 人猝死，其中 60% 以上的心脏猝死发生在医疗机构之外，而患者的院前急救有效率低于 5%，大众心肺复苏等急救知识普及率不足 1%，许多患者因无法得到及时有效的救治而失去生命。

中国工程院院士、中华医学会心血管病分会主任委员韩雅玲介绍，在心脏骤停方面有个"黄金 4 分钟"的治疗窗口期，患者一旦发生心脏骤停，如果在 4 分钟内进行心肺复苏，一半的患者有可能被救活，否则将造成无法挽回的悲剧。

"设立公益基金，就是想充分发挥医务工作者的专业知识，将急救培训送进校园、社区、企业，推动公众急救技能的普及。"顾国煜介绍说，该公益基金不限于心肺复苏，而是希望通过这个基金促进整个社会急救事业的科学化发展，以更好地助力健康浙江、健康中国建设。

公益基金正式成立后，现场还开展了公益培训第一课，24 名师生在急救培训导师"手把手"指导下学习了心肺复苏技能。

援建青海，填补当地 83 项医疗技术空白

媒　　体：钱江晚报

时　　间：2019 年 7 月 30 日

作　　者：张苗　王蕊　胡枭峰

原标题：浙大一院援建青海，填补当地 83 项医疗技术空白

海拔 3000 米的德令哈，因为海子的"姐姐，今夜我在德令哈"的诗句而闻名全国。

这里有着高原独特的辽阔和美丽，也有着沿海地区人很难适应的干燥、缺氧。

2016 年，浙大一院对位于德令哈的海西州人民医院实施援建项目。目前，新建 2 个学科、7 个中心……填补当地 83 项医疗技术空白，12 项青海省三新技术，4 项青海省领先技术。

李万太：海西州人民医院医生，从业 20 年
我第一次救回来一位心肌梗死的患者

作为内科医生，很多时候我很无奈，也很痛心。

海西州的面积有 3 个浙江省这么大，人口却只有 50 万，是浙江省人口的百分之一。德令哈是海西州的首府，人口也不过

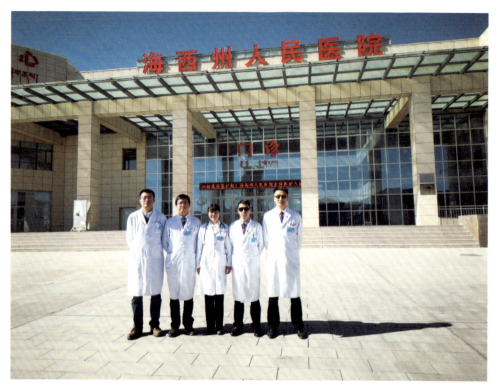

浙大一院援青专家（左起分别为曹飞、姚晓霖、唐小平、聂文成、范剑）

10万人。

　　海西州的全称是海西蒙古族藏族自治州，大口吃肉、大碗喝酒仍然是蒙古族、藏族老百姓的生活传统，这也让海西州人的心脑血管疾病发病率高于全国平均水平。

　　可在2016年之前，海西人面对心肌梗死、脑梗死等凶险的突发疾病时，往往只能听天由命。

　　没办法，当时我们医院连心内科都没建立，没法做介入手术，碰到这样的患者只能在急诊室里对症治疗。所谓的对症治疗也只是降低血压、减轻疼痛的处置，可对于最危险的血管堵塞，我们一点办法都没有。

　　拥有介入手术条件、距离最近的医院位于青海省会西宁，西宁距离德令哈500公里，运送患者只有两种办法，要么开车，要么坐火车，可两种方法都得花上小半天的时间——开车需要六七个小时，而最快的火车是 Z 字头列车，也需要 5 个小时。

要知道，心肌梗死抢救的黄金时间只有 2 个小时。这个与时间竞速的疾病，对很多人来说，能撑到西宁，已经很不容易了。

2007 年，我印象最深的一个患者，50 岁出头，人很胖，平时抽烟也多，突发心肌梗死的时候，是 20 岁出头的女儿把他送到我们这的。由于患者情况危险，我们只是用了些扩血管的药物后，叫上了我的另一位同事，赶紧坐火车将患者送往西宁。

那是一段漫长的旅程，火车还没到西宁，人就没了。

在西宁火车站下了车，患者女儿早已哭成了泪人。我们把患者带到火车站广场上，心里又难受又焦急。

怎么带着已经去世的患者回德令哈？夜色已深的西宁，街道上闪烁着万家灯火，可我拦了几辆出租车，司机们一看状况却连连摆手，最后不得不求助 110 才成行。

2019 年春节，浙大一院援建专家返回杭州老家过节。此时来了一位心肌梗死的患者，47 岁，体态偏胖，血压下降得很厉害。我们通过微信和浙一专家聂文成进行了视频通话。2600 公里之外的杭州，聂文成监控着患者的各项生命指征、指导着手术步骤，患者终于被成功救回来了。

聂文成：浙大一院心内科副主任医师
高原手术，一台做完就全身虚脱　要培养当地更多人才，我坚持

在高原上进行的常规活动就像负重 50 斤在运动，在心内科冠脉介入手术时，医生需要 4 ~ 5 个小时戴口罩，穿 30 斤的铅衣铅脖罩防护射线，一台手术下来，往往大汗淋漓，缺氧严重，全身虚脱。

我们援建，不能只来做几台手术，我们要帮他们把科室建起来，把人才培养起来，这才能真正帮助当地百姓。当地医生能独立完成手术，意味着"造血"机

制被彻底激活。

2016 年，我们来到医院的第一件事，就是把心内科直接从内科独立出来，介入手术的设备从布线开始都进行了重新搭建，手把手地教当地医生做手术。

如今的海西州人民医院，可以开展溶栓、急诊 / 择期冠状动脉成形术、冠状动脉造影术、冠状动脉内超声检查术、冠状动脉内斑块旋磨术、经皮肾动脉造影术、临时心脏起搏术、永久性心脏起搏器植入术等技术。

其中，冠状动脉内超声检查术和冠状动脉内旋磨术在青海省内居于领先地位，并与冠状动脉内旋磨术一起被批准为"青海省省级三新项目"，心血管内科被海西州委组织部认定为"海西州介入名医名师名家工作室"，可以说海西州人民医院心血管疾病的诊疗能力已达到国内三甲医院的先进水平。

成立了青海省州级医院中首个胸痛中心。胸痛中心已通过微信平台、值班电话，与海西州急救中心 120 联动，实现了对 100 多例急性胸痛患者、200 多例其他患者的区域协同救治，带动并促进了其他学科中心（海西州临床检验中心、海西州泌尿外科中心、海西州创伤中心、海西州卒中中心、海西州危重孕产妇救治中心、海西州新生儿危重症救治中心）的建设和顺利运行，胸痛中心网络微信平台已成为海西州五大中心医疗救治平台。2019 年 7 月，胸痛中心通过了国家胸痛中心总部的现场核查，成为了青海省第一家通过国家论证的基层版胸痛中心。

范剑：浙大一院检验科副主任
干燥、缺氧、睡不着　因为当地需要技术、需要制度，我坚持

干燥、缺氧、睡不着。在无数个夜晚，因为干燥而从睡梦中醒来，吸一吸氧，打一脸盆水把窗帘弄湿，才能继续睡上几个小时。

医院技术水平的提高，更要有完善的制度做保障。3 年来，为海西州人民医院新增完善了 1127 项制度，涵盖了医疗操作、行政后勤等领域。争取各项政策、资金建立了 5 个医学中心。其中，海西州临床检验中心已成为青海省首个临床检验中心。

海西州人民医院成为当地人看病的首选，甚至还有玉树、西宁的患者乘飞机慕名前来找专家诊治。

不只是州府所在地的德令哈，在尕海、乌兰、都兰、天峻、柴旦、茫崖、格尔木等地的巡回送医下乡每月都有一次，总计行程就有 8000 多公里，服务当地医务人员和患者 5000 余人次。

再过几天，我们将正式结束援青工作，回到浙大一院；新一批浙大一院援青专家已整装待发。

冷面硬汉的天山情缘

媒　　体：浙江援疆公众号
时　　间：2019 年 6 月 13 日
作　　者：王蕊　江晨
原标题：冷面硬汉的天山情缘　他说：我愿做一棵扎根边疆的胡杨

2019 年 5 月 13 日，初夏的新疆阿克苏，天空晴朗、阳光温暖。
65 岁的维吾尔族大婶热比艳木带着自家种的核桃，从温宿县特
地赶来看望恩人——陈军。

一年前的此时，陈军组织多名专家开展了多学科协作会诊，
将因肾结石造成肾积水继而引发感染性休克的热比艳木硬生生
从"鬼门关"拉了回来。

"组团式"发展、以院包科；打造"浙阿跨省医联体"、
托管阿拉尔医院；新建 2000 平方米医院食堂，为职工定制新的
体检套餐……

援疆以来，陈军带给阿克苏新疆生产建设兵团第一师医院
的，远不止治病救人这么简单，大到医院的规章制度，小到护
士身上的一件羽绒服，他用点滴行动带来新变化，让托木尔峰
下这座 69 年历史的医院散发出新的生机与活力。

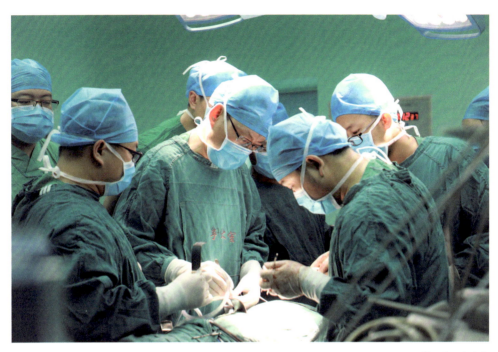

陈军在手术台上

三张处方，开向医院管理顽疾

2018 年 4 月 17 日，陈军带着浙江省委、省政府、浙江大学的重托，承载着浙江人民的期望，肩负重任，从美丽的西子湖畔来到了大漠边陲的阿克苏新疆生产建设兵团第一师医院（以下简称"第一师医院"），开启了他 3 年的援疆征程。

上任不足一周，他就在手术台上发现了问题——每次上手术，医生所穿的手术鞋，没有一双是合脚的；新风系统多年没有进行"大体检"，手术室内空气质量不达标，经常发出警报；医生手术完，无处洗澡，要带着血污回家清洗干净……针对种种问题，陈军坚持院长行政查房制度，带领医院其他领导、11 个相关职能科室负责人对"顽疾"开刀，限期整改，责任到人，完善工作规范和手术流程，做好手术护理和院感防控，把存在于手术室内的隐患彻底切除。

第一师医院生活条件落后，大院内职工和患者就餐的食堂早就破败不堪，就餐环境差、厨师准备饭菜潦草随意，每次一到吃饭时间，医院门口排满了送外卖的骑手。之前的几届领导班子都想解决这事，但最后都是因为一个"钱"字而不了了之。

就在第一师医院党委书记茶春喜一筹莫展的时候，陈军受浙江大学委派来到了阿克苏。对于茶书记来说，无异于来了一个"救星"。

"不管怎么样，我们都不能再等了！一定要啃下这块硬骨头！资金问题，我们可以向上面争取……但最关键的还是要靠我们自己的决心和勇气！"陈军将问题反映给浙江省台州市援疆指挥部，一下子争取到600万资金用于新建食堂，另有260万元用于购买远程医疗一体化会诊车。占地2000平方米的新食堂即将结顶，预计2019年7月投入使用。

最令人印象深刻的，还有他针对医院管理开出的"三张处方"。

他通过"问诊把脉"，实地调研、科学谋划了"组团式"援助第一师医院短期、中期及长期规划的"1357工程"项目。"13"即13+X个学科，除了重点打造泌尿外科、脊柱外科、急诊医学科、新生儿科、病理科、神经外科、口腔科、肝胆胰外科、儿科、妇科、消化内科、胸外科13个学科，还采取柔性援建模式，建设X个学科，邀请各附属医院专家定期来疆工作，开辟多种帮扶模式；"5"即成立胸痛、卒中、创伤、危重孕产妇救治、危重儿童及新生儿救治5个中心；"7"即健康宣教、移动巡诊、毕业后教育、学历教育平台、远程诊疗、研究生社会实践、精准慈善扶贫7个平台。

他在浙江大学前两批"组团式"医疗援疆工作的基础上，认真落实"以院包科"，积极协调后方六院之力帮扶第一师医院加强专科建设。通过"团队带团队""专家带骨干""导师带徒弟"等"传帮带"工程，为第一师医院培养了一支带不走的高水平、成梯次、成建制的医疗骨干队伍，实现了从"输血"到"造血"的转变。

他将浙江先进的管理理念、管理方法引入医院，先后修订完善了59项管理制度和流程；强化质量管理，帮助援疆专家团队结合医院年度质量控制目标优化工作流程、修订质控标准、完善了工作内容，提高了医院质量控制体系的运行效率。充分调动后方优质资源搭建了学术教育交流平台、纳里健康云平台、远程医疗服务平台，通过互联网手段将"组团式"援疆的辐射效应不断扩大。

同时，他还通过"补短板、强基础、破瓶颈"努力推动大基地、分中心的建设，倾力打造南疆医学高地。与 2017 年同期相比，第一师医院 2018 年的住院患者死亡率下降 6.8%，转诊率下降 59%，手术量增加 14.1%，三四级手术增长 129%。

一腔热血，扎根戈壁甘做胡杨

"一脚踏入塔里木，终身都是兵团人"。面前的陈军又黑又瘦，援疆以来，烈日曝晒，他比在江南时深了好几个"色号"，人至少减重 4 公斤。

援疆至今，他不断整合"组团式"援疆和医院的优势资源，加强区域"医联体"建设工作，先后赴阿瓦提县、乌什县、温宿县、拜城县等 10 余家医院开展教学查房、专题讲座、手术示教等活动，指导基层医务人员提高综合服务水平，为各族群众送医送药，辐射带动周边地区各级医院提升南疆的综合医疗服务能力。

为了推进第一师医院和阿拉尔医院一体化建设，他一直奔波在路上，一年来轮胎换了快 10 个；为了推进医院与喀什地区，以及第三师、第一师部分医院的"医联体"合作关系，他全部行程超过 15 万公里，相当于绕赤道 4 圈。

其实早在 2013 年 11 月，浙大一院和三门县人民医院合作伊始，陈军曾带领浙大一院的医疗团队来到东海之滨，成为了浙大一院三门湾分院的常务副院长。他发挥自己管理、临床双肩挑的特长，将浙大一院的品牌、管理、医疗技术、服务理念带入了三门湾分院。

经过 3 年的努力，三门湾分院的临床、教学、科研水平得到了全面的发展，建立了系统的学科发展规划、人才培养机制、教学管理制度，一跃成为台州市最好的二甲医院。2015 年，中央宣传部、中央文明办、教育部等 12 部门通报表彰了全国文化科技卫生"三下乡"活动，陈军成为浙江卫生医疗系统唯一的"先进个人"获奖者。

2018 年，刚刚结束三门湾分院工作一年的陈军再出发，这次他作为浙江大学援疆领队带领中组部第九批"组团式"医疗援疆队伍对口援建新疆生产建设兵团第一师医院。

3年过了，又3年，外科医生最美好的6年时光，陈军忙碌在远离家庭、远离医院、远离杭州的岗位上，他忙碌在最需要他的地方。他带领浙大援疆医疗队奔波在南疆大地，种下了希望的种子，让天山和大漠见证浙大人无悔的奉献和无私的真情。

2019年春节刚过，本来有20天年假的陈军假期未满，就匆忙赶回第一师医院。"医院各项工作都亟待开展，离不开人。"没有人知道是，陈军的老父亲一直在绍兴老家住院，每天上班前，他都会往家里打电话，询问父亲病情的进展、会诊的情况。另一头，他的女儿马上面临高考，女儿成绩非常好，他又担心因自己的缺位影响女儿高考发挥，最终耽误了前程。

中年人的压力都是悄无声息的，但这年春节，因为他早早赶回来，第一师医院的医生护士们却欢天喜地。

阿克苏的冬天，冷得刺骨。以往，医生护士身着白大褂，最多只能披着薄毛衫穿梭在诊间，陈军为医生护士配发了100件长款羽绒服，款式新颖、物美价廉，这暖烘烘的衣服穿在身上，暖在心里。

医院分管护理、科教、院感、保健的副院长吴燕介绍，过去，第一师医院职工健康体检并未全覆盖，只有高位岗位的职工有资格享受体检，体检按照职称职级来，很多高龄职工享受不到相应的体检。陈军责令她大刀阔斧修改并重新拟定医院职工的体检套餐，最终实现医院职工体检的全覆盖，高年资医生不仅按职称也按照年龄配体检套餐，"花一样的钱办了更多的事，提升了医院职工的满意度"。

一份柔情，各族人民像石榴籽一样紧紧抱在一起

大漠豪情如胡杨，塞外柔情似雪莲。

在1年多的援疆时间里，陈军和当地各族群众血脉相连、顾盼守望，共同谱写了一种超越血缘、亲情、民族的人间大爱。

他一到医院，分别与五团三连的阿不都热合曼·木尼和第一师医院的萨尼亚·阿迪甫"结亲"。

2018年5月28日，陈军到五团三连亲戚家走访时，得知亲戚阿不都热合曼·木尼家洗浴不方便时，主动拿出2000元钱，帮助他购买电热水器及下水道排水管等材料，带着安装工人帮助亲戚家新建一个洗澡间。

亲戚家的玉米地里也有他的身影，给地膜扶土、帮着伺候核桃树……农活间隙，他又拿起党报党刊为亲戚宣讲党的十九大精神和各项惠民政策。

2019年4月24日，当陈军得知亲戚萨尼亚·阿迪甫生了一个大胖小子时，高兴地买了两大只羊腿，一只送给亲戚全家，一只送给产妇，还附加500元的贺礼……

与此同时，他积极组织援疆专家参与当地和医院开展的各项社会公益活动。他们走上街头，深入社区、学校、部队、团场、乡村、第三师图木舒克市、第十四师皮山农场，开展"走基层、送温暖"和"控制慢性病、享受幸福生活"等16余次大型健康义诊活动，服务千余人次，受到了当地各族群众的欢迎和好评。

行有疆，心无界，医有道，志无涯。

2018年8月，陈军带领的浙江大学"组团式"援疆医疗队获得中共浙江省委宣传部、浙江省卫生计生委联合评选的"最美浙江人·最美天使"特别奖。2019年3月2日，第一师医院浙江大学"组团式"医疗援疆队荣获浙江省援疆指挥部2018年度"四比四创"的先进集体——创新奖。

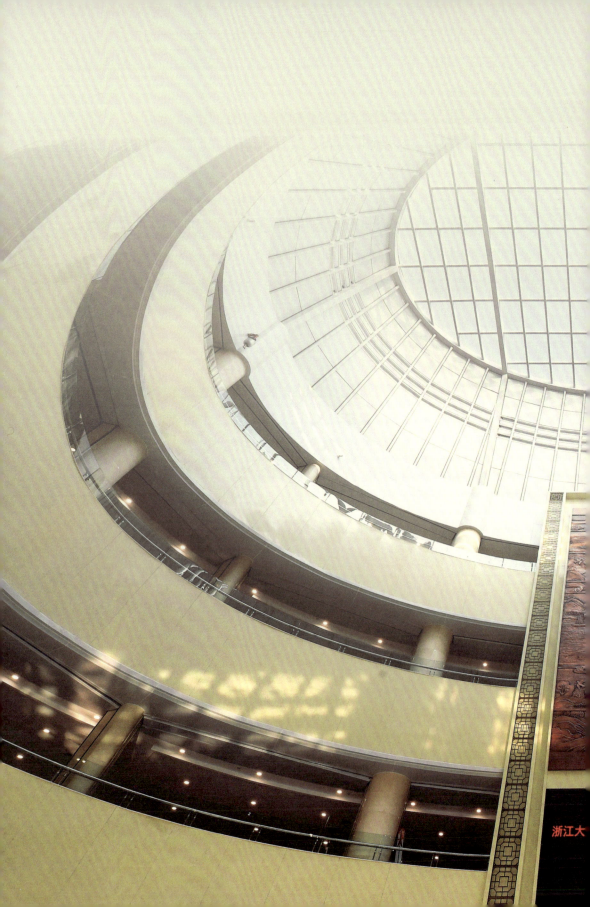

浙江大

第四篇

大爱无疆点燃生命之灯

第一医院

暑期完成健康"补习"，浙大一院开通师生就医"绿色通道"

媒　体：新华社
时　间：2023 年 6 月 28 日
作　者：黄筱　沈晨跃
原标题：暑期完成健康"补习"，浙大一院开通师生就医"绿色通道"

因为平时工作、学业繁忙，不少教师、学生只有在寒暑假，才有较为集中的时间解决健康问题。对此，浙大一院为这类师生群体开通了"绿色通道"，保障他们适当优先入院、假期内完成治疗。

45 岁的陈老师是杭州某高中毕业班班主任，临近高考即使感到身体不适，也坚持到高考结束后才前往浙大一院就诊。经过一系列检查，陈老师被诊断患有胆囊结石，需进行手术治疗。

但担心手术会影响后续工作，陈老师犹豫不决。"不用担心，我们有'绿色通道'。"浙大一院肝胆胰外科专家向陈老师介绍，医院为师生等暑期才有时间的群体开通的"绿色通道"，能够保障假期内完成治疗，入院服务中心可以按照患者需求，在充分沟通后精准安排入院、手术和住院时间，打消了陈老师的顾虑。

据了解，每年暑期像陈老师这样的情况不在少数，许多患者因为假期才有时间来医院就诊，肝胆胰外科、泌尿外科、耳鼻喉科、眼科、口腔科、整形外科、整形美容中心、皮肤科等科室在暑期会迎来就诊高峰。

　　浙大一院入院服务中心主任张露莎介绍，医院通过整合医疗资源，调动各科室力量，统筹调配多院区床位，精准高效量身定制诊疗方案，全力保障这类患者在暑期内及时住院并完成治疗，不耽误工作、学业等安排，帮助他们利用假期完成健康"补习"。

"溶瘤病毒"让对抗肝癌近 10 年的他看到曙光

媒　体：都市快报
时　间：2023 年 6 月 23 日
作　者：张慧丽　王蕊　江晨
原标题：用病毒"杀死"肿瘤？对抗肝癌近 10 年，系统治疗全部失败，
　　　　这项"黑科技"让他看到曙光

确诊肝癌是在 2013 年 10 月，当时老顾 39 岁，他的两个孩子大的 13 岁，小的 7 岁。

"那时候突然肋骨痛，程度一点点加重，从出现症状到觉得有些难忍受去就诊，大概一个多星期的时间。"老顾回忆道，在绍兴当地医院做了 CT，医生说"肋骨没问题，但肝脏好像有点小问题"。又做了增强 CT，拿到结果，医生建议他到大医院去看看。

老顾还不清楚到底是什么问题，有那么点稀里糊涂地就跟家里人去了上海。

"医生在我的肝脏这里按了按，说我肝硬化很厉害，让我回老家去养养，话里的意思好像是别在这里浪费时间了。"后来老顾才知道，当时已经明确了肝癌的诊断结果，父母和妻子怕他接受不了，偷偷请医生不要告诉他实情。"其实我又怎么

会察觉不到呢？就诊科室名称、检查单上的文字……既然他们怕我接受不了，在家里人面前我也就顺势表现出不太清楚的样子。"

一家子心照不宣的状态，在回到绍兴不久被打破——与其在家等死，不如再努力一把。

复发转移　病情不断加重系统治疗全部失败

托熟人打听，老顾赶来杭州求医。

"还好，医生说情况不算太差。"

3 次介入治疗后，老顾肝脏的肿瘤缩小，达到手术条件。2014 年 3 月 1 日，手术切除了 60% 的肝脏。术后，老顾又做了 3 次介入治疗，肿瘤标志物指标终于回落、稳定下来。那时，老顾一家别提有多高兴。

可惜好景不长，2016 年 1 月，老顾总觉得左手上臂疼痛，此前，他的肿瘤标志物指标也呈现出上升趋势。经检查，确诊肿瘤左肱骨转移。

在当地医院前后做过 23 次放疗，不见好转。思来想去，还是赶来杭州。

又经过 2 次大剂量放疗，老顾的左臂肌肉已经严重萎缩，有一次轻轻碰撞到，肱骨上便出现了裂痕。在骨科医生的建议下，老顾接受了左肱骨移植。

2018 年，肿瘤转移到肺部，介入、冷冻消融、放疗……复发转移的次数太多，老顾已经记不清楚具体时间，不知道过了多久，肿瘤又转移至左肩胛骨。

"痛，骨头痛得受不了。"

吃了一段时间靶向药，肿瘤进展倒是控制住了，可老顾快要撑不住了。"皮疹、腹泻、恶心、呕吐……生病前的我体重将近 150 斤，生生被折磨到不足 120 斤。"老顾觉得，与其这样活着，还不如一了百了。

换靶向药、同步跟上免疫治疗，各种手段全都用上，那几年，老顾不知道自己是怎么过来的。"最绝望的是，钱花了、罪受了，依然控制不了，肿瘤标志物指标还是在疯狂往上升。"

接受溶瘤病毒治疗带来新的希望

2023 年 2 月，老顾一家了解到浙大一院肝胆胰外科专家梁廷波教授带领团队正在开展名为"溶瘤病毒"的临床试验，专门针对肝癌、胰腺癌、肝内胆管癌等系统治疗失败的晚期实体瘤。而且入组后，检查、住院、治疗全部免费。

"说实话，医生告诉我这个消息的时候我的心里毫无波澜。快 10 年了，该试的全都试了，还不是走到了这一步？这些苦我吃够了。"

架不住家人的轮番劝说，老顾决定接受溶瘤病毒治疗——为了爱自己和自己爱的人。

3 月 1 日，老顾接受了第一周期的溶瘤病毒治疗。

"和穿刺很相似，医生先用 B 超定位好注射的点，然后像打针一样把药水直接注射到里面，我注射的地方在胸口的位置，整个过程大概 10 分钟。"

提前一天入院完善检查，连续接受 3 天注射，第 5 天，老顾便出院回家了。

"注射后几天，我能感觉到的变化是身上的疼痛好像有所减轻，以前止痛药完全不管用，现在靠止痛药能控制住了。"

28 天后，是第二周期治疗，和之前的流程一样。"感觉挺神奇，明明就注射一个地方，效果却作用在全身，左边肩胛骨痛得没那么厉害了。"疼痛感减轻，能吃得下饭睡得着觉，老顾的精神状态好了不少，人也胖了几斤。

第三周期治疗开始前，老顾常规接受一次检查，检查结果令他兴奋——此前不断进展的全身转移灶，在给药后仿佛踩了刹车，不再进一步长大，部分甚至开始陆续缩小。在最严重的肺部转移灶中，最大的那颗整整缩小了 32%。

"五一假期里，我刚做完第三周期治疗出院。不知道溶瘤病毒的效果能持续多久，肿瘤在身体里我也看不见，最起码人舒服一点活得也轻松一些，总归是新的希望。"老顾说。

溶瘤病毒本质上属于免疫治疗
具有杀伤效率高、靶向性好、副作用小等优势

最早的溶瘤病毒其实是临床医生在临床诊疗时，无意中发现的。

1904 年，《柳叶刀》（The Lancet）杂志报道一位患有慢性白血病的妇女，无意间感染流感病毒后，白血病症状意外好转，这一奇特的现象使人们开始意识到病毒和肿瘤作为医学上两大难以攻克的疾病，或许可以相互影响，从此开创了病毒治疗肿瘤的先河。

溶瘤病毒来源于自然界存在的常见病毒，比如单纯疱疹病毒、痘病毒、腺病毒等。自 20 世纪初首次发现病毒的抗肿瘤潜力后，科学家通过对一些致病力比较弱的病毒进行基因改造，将病毒"拔去毒牙"，安装上"癌细胞定位系统"，再增加一些"佐料"来激活免疫系统，使得这些病毒可以选择性的在肿瘤细胞内复制并产生抗肿瘤效应。

浙大一院梁廷波教授团队致力于进行溶瘤病毒科研攻关与成果转化。溶瘤病毒如何发挥作用？梁廷波教授解释："溶瘤病毒发挥作用的方式主要有两种：一种是在肿瘤细胞内大量复制，最终导致肿瘤细胞裂解死亡；另一种是裂解肿瘤细胞以释放细胞内的损伤相关分子模式、肿瘤相关性抗原以及病原相关分子模式等免疫相关分子，激活机体全身抗肿瘤免疫反应。"

梁廷波教授指出，溶瘤病毒还可携带并表达丰富的外源性基因，增强免疫活化，阻断免疫检查点作用，进一步放大抗肿瘤免疫，从而达到增效目的。相较于其他肿瘤免疫疗法，溶瘤病毒具有杀伤效率高、靶向性好、副作用小、多种杀伤肿瘤途径避免耐药性和成本低廉等优势。

据悉，由梁廷波教授团队牵头开展的多项溶瘤病毒临床试验，主要采用的是第三代溶瘤病毒 VG161，老顾便是其中之一。

相比当前国际上以第一、二代为主的溶瘤病毒，VG161 在兼顾获得性免疫与固有免疫共同刺激的同时，还可以表达 PD-L1 拮抗肽从而起到 PD-1/PD-L1 单抗的作用。通俗地说，相当于将多种抗肿瘤药物融合到一种药物当中，而这些抗

肿瘤机制之间又相互协同刺激，从而把抗肿瘤作用最大化。

目前，VG161 在浙大一院开展的临床试验主要适应证包括肝细胞肝癌、胰腺癌以及肝内胆管细胞癌，不仅展现出优越的安全性，同时也取得了可喜的有效性结果。部分成果在日本癌症协会（Japanese Cancer Association，JCA）/ 美国癌症研究协会（American Association for Cancer Research，AACR）会议、美国免疫治疗协会年会（Society for Immunotherapy of Cancer，SITC）会议上公布，获得国际同行的广泛认可。

而基于浙大一院的数据，VG161 获得了美国食品药品管理局（Food and Drug Administration，FDA）的准许，在全美排名第一的梅奥医学中心也启动了肝癌的临床试验。此外，VG161 联合卡瑞丽珠的联合疗法也于近期获得了国家药监局的准许批件，拟于 2023 年下半年在浙大一院开展针对晚期肝癌的临床试验，为患者提供更为强力的疗法。

值得一提的是，另一款全球领先的新型溶瘤病毒药物 VG201 也于 2022 年 8 月在浙大一院完成首例患者的给药。目前，VG201 已完成多例患者入组，其中一位患者在接受一个周期给药后，肿瘤缩小达 50%。VG201 的成功转化，也宣告了溶瘤病毒精准化治疗时代的正式开启。

全球首例技术助年轻母亲割肠救女

媒　　体：新华社
时　　间：2023 年 6 月 17 日
作　　者：黄筱
原标题：浙大一院开展 3D 腹腔镜辅助活体部分小肠移植

　　浙大一院成功开展全球首例 3D 腹腔镜辅助活体部分小肠移植手术。在专家团队娴熟的 3D 腹腔镜手术技术应用下，一名 29 岁、刚生完二胎不满 4 个月的年轻母亲，将 1.8 米小肠作为最珍贵的生命馈赠，共享给她生命垂危的两岁女儿，如今母女即将出院。

　　来自河南的妮妮（化名）在 2022 年 5 月被确诊为急性肠坏死，医生紧急为她切除了大部分的小肠，剩余小肠不足 1 米。但妮妮病情没有好转，一直不停地高烧、便血，她的父母签下 20 多张病危通知书，也不愿放弃女儿，又一次手术后妮妮剩余的小肠仅剩不到 30 厘米。

　　失去了吸收营养的小肠，妮妮每天至少要静脉注射 1000 毫升营养液勉强维持生命，已经怀上二胎的妮妮妈妈遍查资料，几经辗转找到浙大一院小肠移植中心。

　　自 2019 年 10 月浙大一院小肠移植中心成立以来，浙大一院党委书记梁廷波教授和中心主任吴国生教授带领团队克服困难，成功实施了一系列复杂疑难小肠移植手术，包括自体小肠移植和异体小肠移植，手术例数已超过百台。

经过周密的多学科联合会诊，妮妮被诊断为因急性肠扭转引发的短肠综合征，这种疾病每百万人口仅有 2 ~ 5 例的发病率，小肠移植是重要的治疗选项。

吴国生教授指出，小肠移植是解决不可逆性肠功能衰竭的有效方法，亲属捐献活体小肠移植较社会捐献小肠移植具有组织相容性好、缺血时间短、最佳手术时机选择、充分免疫诱导及脱敏等优势。

经过检查，妈妈与妮妮的血型相吻合，即便刚生完二胎、尚在哺乳期，她也毫不犹豫断奶、要捐出自己的一段小肠救女儿。考虑到妮妮妈妈刚生完宝宝、身体还未完全恢复，吴国生建议以 3D 腹腔镜手术的方式取出部分小肠，手术创伤小、恢复快，但却考验着医生的外科技术。

6 月 6 日，吴国生团队成功采用 3D 腹腔镜技术，从妮妮母亲体内获取了 1.8 米小肠移植给妮妮，手术仅历时 3 小时顺利完成。他提到，这次利用 3D 腹腔镜技术的成功实施，为活体小肠移植供者手术方式的选择开辟了新途径，有望成为活体小肠移植供者小肠获取的标准术式。

如今，妮妮已经转入普通病房，不久将康复出院。吴国生介绍，每年他都会接诊数十例肠扭转患者，近八成患者是不可逆性的肠坏死，出现"短肠"甚至"无肠"的情况，从而需要进行小肠移植，其中青少年占了不少比例。他特别强调，出现严重的突发腹痛，一定要到正规医院查明腹痛原因。目前，肠扭转没有确切可靠的预防方法，但养成不暴饮暴食等良好的生活习惯，以免造成肠动力异常，可以切断部分肠扭转发生的外因。

聚焦关键小事　提升患者就医体验

媒　体：潮新闻客户端
时　间：2023 年 6 月 12 日
作　者：朱平　朱诗意
原标题：一月一次求"挑刺"，为提升患者体验杭州这家医院也是蛮拼的

　　这几天，到浙大一院庆春院区来就医的患者，发现有个新变化：庆春路大门（北大门）广场上出现了一个临时下客点，住院患者可以直接将车子开进医院，从容地拿好行李再下车，下客点还有专门的值班保安帮助联系爱心接驳车，送患者前往住院楼。

　　别看只是短短的几百米，在众所周知停车难、人流量大的市中心医院，要设置这样一个院内下客点非常不容易。为了这个停车点，院领导牵头协调多部门，专门在庆春院区北门新增一个保安岗位，从早上 6 点半至晚上 6 点半，该岗位人员要引导管理车辆，并协助行动不便的患者下车，联系对接院内爱心接驳车。同时考虑院内的人车安全和院内交通通畅，医院还提前进行了车辆进出的动线管理，加强对安保人员的培训。

　　为什么要花如此大力气，去解决一个小停车点的问题？这还得从浙大一院 2023 年开始进行的患者座谈会说起。

　　2023 年 2 月起，为进一步搜集患者及家属对医院的建议，给患者提供更优质的服务，在院领导统一部署下，浙大一院开展了"倾听您的心声"患者座谈会，医院行政职能多部门协同，邀请在医院住院的患者及家属前来谈谈就医体验，尤其是对就医过程中可提升患者体验的环节提出建议意见，每月进行一次。

　　对参会的患者和家属，医院只有一个要求：说说我们哪里做得不到位，不够好？第一次被要求给建议，患者和家属有些顾虑，拿着话筒，不知怎么开口。

　　"对我们医院工作人员来说，有些地方可能已经习惯了，但对你们，特别是第一次来这里的患者和家属，有些地方或许造成了不方便，所以请大家提出来，一起提升就医体验。"医院工作人员用一段真诚的开场白打破僵局。

　　"要说建议么，希望医院在吃饭口味上再多元化点。"

　　"现在检查结果都在手机上显示，但老年患者还是喜欢纸质版，医院打印纸质报告要跑很多地方，很不方便。"

　　"一楼的女卫生间保洁能不能加大力度，感觉不如其他的干净。"……

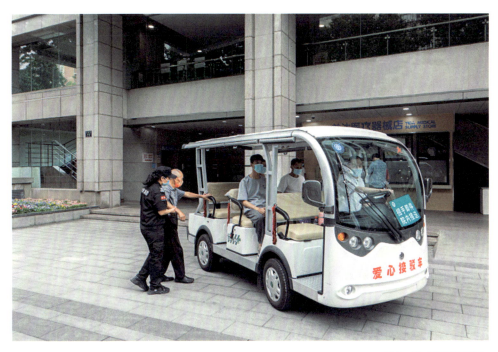

浙大一院"爱心接驳车"

患者和家属的每一条建议都被医院记录下来，会后逐一分解到相关职能部门，落实责任人，对于立行立改的问题，要求整改，对于需要逐步落实的问题，要求提出改进方案，给出时间截点，并定期汇报整改进度及效果。

开头提到的临时停车点，是每次座谈会中，大家最关注的问题。

"近期，国家卫健委下发了关于开展改善就医感受提升患者体验主题活动的通知，要进一步解决人民群众看病就医急难愁盼问题，进一步优化医疗服务。作为国家医学中心创建单位，近年来浙大一院正是这么做的，我们坚持以患者为中心，高度关注患者就医路上堵点难点问题，在不断提升医疗水平、解决别人解决不了的难题的同时，更不断创新改革，全面优化管理流程，使优质服务贯穿就医全流程，提升患者就医体验感、获得感，助推医院高质量发展。"浙大一院党委书记梁廷波说。

以建议为沟通的切入点，挖掘建议背后的改进措施，创新的医患沟通模式让医院获取了患者的信任。为方便解决患者最关心的"入院几百米"交通问题，浙大一院从去年开始就在院内设置"爱心接驳车"，用于院区内循环接驳，患者招手即停，之江院区、总部一期同步开通，住院患者如有需要，还可在入院服务中心享受免费陪送进病房服务。

生死200米！公交车站他跪地救人

媒　体：浙江新闻客户端
时　间：2022年12月22日
作　者：郑文　王蕊　江晨
原标题：生死200米！"阳康"男护士公交车站跪地为老者心肺复苏

2022年12月22日清晨，浙大一院庆春院区附近的公交车站上演"生死时速"。一名老者突发疾病、呼吸心跳骤停，命悬一线之际，浙大一院医护人员分秒必争、赶来救治，成功挽救生命。

"有人在门口公交站晕倒了，快救命！"早上7时40分，日常在医院庆春路北大门维持交通秩序的保卫科保安许太士跑进急诊科大厅大声呼救。

急诊科男护士刘耀聪刚刚结束夜班，正在与同事交接班。听到一阵阵急促的呼救声后，他顾不上思考太多，拿起手边的急救药箱，跑到门口与许太士汇合，一同推上转运床飞奔到事故现场。此时此刻，在距浙大一院北门约200米外的公交车站，一位年逾六旬的老伯栽倒在地、口吐白沫，老伯的儿子跪在旁边手足无措。

"您醒醒！能听见吗！"刘耀聪轻拍老伯的肩头，随即摸向颈动脉，呼之不应、脸色发青、口吐白沫、颈动脉消失、心跳骤停、意识丧失、瞳孔散大……在了解到老人这次是来浙大一院看心肌梗死的毛病后，"需要立即进行抢救！"他立即跪地对患者实施心肺复苏，并一直不间断地呼唤患者。

两个循环的心肺复苏后，老伯被抬上转运床。时间就是生命，一下、两下、三下……刘耀聪双膝跪在转运床上，持续对老伯实施心肺复苏和人工呼吸，争取宝贵生机。而为了让转运床又快又稳，保安许太士、患者的儿子及一名热心路人拼尽全力把稳方向、推着转运床一路小跑，冲向急诊科。这一路急救，他们跑得汗流浃背、浸湿棉服。

进入院门后，护士李港庆应声而动，联手将老伯推入急诊抢救室。经过急诊科专家一系列紧张有序抢救，老伯的自主呼吸、心跳、意识慢慢恢复，血压逐渐回升，"鬼门关口"脱险！在场所有医护人员松一口气。目前老伯正在急诊抢救室治疗，病情较为平稳。

"急救声就像是战士在战场上的冲锋号，以后遇到这样的事情，我还会冲在最前面。"这是 27 岁的刘耀聪在浙大一院工作的第 5 年，跪地高强度持续胸外心脏按压，让小伙子的膝盖发青。他几天前还高烧到 39℃，喉咙痛得像吞刀片，"阳康"后立即回来上班。"你看，我抢救时还有这么大力气，肯定是完全康复了！"声音嘶哑的他说话还有些困难。

"心梗发作、呼吸心跳骤停，这种情形非常危急。这位患者幸亏遇到热心保安的呼救，医护人员迅速奔往救治现场，年轻护士专业救治能力过硬，为老伯赢得了心肺复苏黄金 4 分钟，也为后续治疗赢得了宝贵的时间。"急诊科主任陆远强说，刘耀聪护士的这次急救，是浙一急诊人的天然反应，救死扶伤镌刻在浙一人的基因里，急救就必须反应迅速、判断准确、专业过硬！

他介绍，因受新冠疫情影响，浙大一院急诊科不少医护人员中招奥密克戎病毒，面对每天日益增多的患者人数，急诊科医护人员轻伤不下火线，全员处于高负荷状态，然而没有一个人叫苦叫累。他们当中，有人下夜班后只休息了几个小时就主动申请再上班的，也有退烧后第二天就强烈要求返岗工作的，还有丈夫、孩子全"阳"了依然奋战在工作一线的医护人员。

　　"在遇到类似紧急情况时，浙大一院任何一名医护人员都会挺身而出，利用自己的专业素养，救死扶伤、挽救生命。"急诊科护士长章夏萍如是说。

治好了爸爸的病，又资助了辍学女儿

媒　　体：钱江晚报
时　　间：2022 年 12 月 12 日
作　　者：吴朝香　王蕊　江晨
原标题：一张迟迟不开的处方
　　　　一份跨越千里的温情
　　　　他们，救人一命，还帮人一家

不用再担心无书可读。

身患白血病的爸爸，病情也得到控制。

对 17 岁的高二女生小涵（化名）来说，这是今年最令她兴奋的两个好消息。

而这一切都是因为浙大一院骨髓移植中心的几名医生，他们治好了小涵爸爸的病，同时又资助了这位在辍学边缘的女孩。

"我们的想法很简单：不能让孩子辍学。"浙大一院骨髓移植中心副主任施继敏主任医师说。

小涵在江西，施继敏和同事在杭州，彼此素未谋面，相隔上千公里，但他们都是这个温暖故事的主角。

一个多月，她吃了 100 多袋方便面

11 月底，在经过半年断续治疗后，小涵的爸爸刘平（化名）终于可以从浙大一院出院回家。

浙大一院骨髓移植中心赵妍敏主任医师比刘平还要激动，在她看来，这件事有了一个"HAPPY ENDING"（美好的结局）。掩饰不住激动的心情，深夜她发了一个朋友圈，就是这个朋友圈，让身边的人知道了其中的故事。

一年前，41 岁的刘平确诊为急性淋巴细胞白血病，需要造血干细胞移植，为救命，他慕名找到了浙大一院骨髓移植中心，由黄河院长带领的移植团队顺利实施了移植手术。

但手术后不久，刘平出现了一系列移植后并发症，脱髓鞘病变刚控制，又发生了排斥反应，急性排斥反应得到控制，慢性排斥反应迁延反复，持续的慢性腹

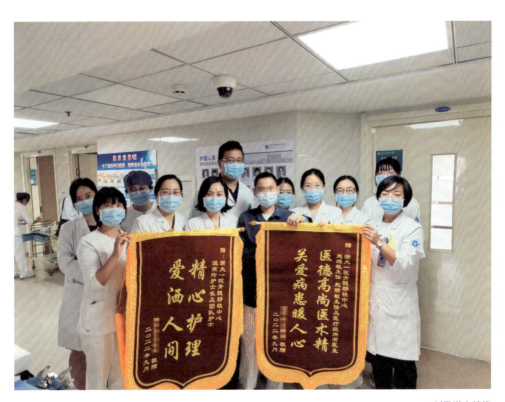

刘平送来锦旗

泻导致了他重度营养不良。

"一天要上七八次厕所，每天晚上都要起来两三次，睡不了觉，人都水肿了，从 150 斤瘦到 80 多斤。"刘平的妻子闫美（化名）说。

消瘦、贫血、血清白蛋白含量只有 20g/L（正常人的白蛋白指标不低于 35g/L）。赵妍敏医生清晰地记得，2022 年 7 月份，刘平再次入院时，情况很差。

和刘平的病情一样差的还有他的家境：家中有 3 个正在读书的孩子，小涵是老大，下面一个妹妹，一个弟弟，前期治病差不多耗尽了所有的积蓄。

住院期间，刘平吃患者专供的盒饭，陪护的闫美每顿饭就是袋装方便面。"我一天就吃两顿饭，每顿都是泡面，一个多月，吃了 100 多袋。"

有时候，血液骨髓移植病区里的温燕玲护士长和护士姑娘们也会点一些医院饭食送给闫美。

闫美是个能吃苦的人，她之前在制衣厂工作，有手艺。陪刘平来杭州治疗时，她曾经见缝插针打零工，下午 4 点做到凌晨 4 点，挣到 400 元，"我高兴坏了。"

在刘平病情稳定时，她从老家赶到杭州做工一个月，挣到 6000 元。

"我不怕吃苦，什么都愿干，如果不是一直要照顾他，我觉得我能挣到钱。"刘平反复腹泻，虚脱到走不了路，独自上厕所都要摔倒，闫美只能守着他。家里也就断了经济来源。

医生迟迟不愿给他下这个处方

一次查房，赵妍敏看到闫美在掉眼泪，问其原因，闫美哭着说：家里实在没钱了，他们有意让即将读高二的女儿辍学。"我女儿成绩很好，在班级里考前三名，我读书只到初中，很想让她读下去。知道爸爸看病需要钱，她高一一年生活费都没问我们要，就在学校食堂帮忙打饭，这样不用付饭钱。"

闫美纠结又无奈。

刘平的病情一直反复，闫美问赵医生，"听病友说有一种抗排斥的靶向药，效果很好，我们能不能吃？"

选择新药治疗，对病情控制肯定有益，但赵妍敏却开不下这个处方，"对他来说，这个药价格太高了，我担心，开了药后，他女儿可能立刻就没学上了。"

治疗似乎陷入了僵局，望着治疗意愿强烈的刘平，专家团队对刘平的情况进行详细评估之后，赵妍敏提出了一个建议：加入临床研究。

"有一个抗排斥的国内原研新药在我们这里做Ⅱ期临床试验，你如果同意参加，筛查合格入组后就可以进行免费治疗和复查了，这样不仅可能有助于控制病情，也将缓解经济压力"。

与大多数患者对临床研究心存顾虑，不愿接受不同，一向依从性很好的刘平，又一次选择了接受医生的建议，因为"我相信赵医生"。

不能让这个女孩子辍学啊

与此同时，赵妍敏找到施继敏，把刘平家里的情况告诉了她。

"女孩子怎么能辍学呢？不读书，未来怎么办？"两位医生的想法出奇的一致：肯定不能让这个女孩读不了书。

"我自己也是女性，深知读书的意义，对于这个孩子，读书，就有了可以改变命运的机会。不能眼睁睁看着这个小女孩辍学啊。"

治疗组的几位医生一拍即合：一起捐款，资助小涵完成高中学业。

说明心意，向患者要来了小涵的联系电话，当天晚上，施医生就给小涵发了一条短信："你妈妈和我说了你们的情况，千万不能辍学啊！不读书没有未来。家里现在的情况，父母可能真的有心无力。我们可以帮你……"

施继敏至今记得小涵的回复："我知道现在只有读书是我唯一的出路了。"

"后来联系过程中，我们发现，这个孩子特别有礼貌，特别刻苦，包括她的弟弟和妹妹，有时候，她去上学不带手机，她妹妹会代替回复，言谈间也很懂事。"

孩子们的坚强，让医疗组的医生唏嘘不已，也更坚定了他们助学的决心。

她的学费，我们包了

虽然平时的医疗工作异常繁忙，为了实现资助小涵读书的心愿，施继敏又辗转要来了小涵班主任的联系电话，表明了捐助意愿："我们希望这笔钱专门用来帮助小涵读书。"

小涵的班主任说，小涵的成绩很优秀，学习态度很好，从未违纪。"资助过程有任何需要学校提供帮助的，我都会尽最大努力去做。"

在这位热心的班主任反复协调下，学校破例为小涵开设了一个专门账户：施继敏和同事们捐助的费用可以专款专用。

"我本人真的非常钦佩和感谢像您这样的社会热心人士，能帮助像小涵同学这样面临着她们这个年纪不该面对的困难的孩子们，去渡过难关。"班主任老师这样给施继敏留言。

医疗组施继敏、赵妍敏、余建、傅华睿、刘蒙五位医生的爱心，感染了在医疗组参加精英班进修学习的 4 位医生：来自衢州的王刚、宁波的唐劲奋、江苏的苏贵珍和新疆的陈晨，也一起加入了这个爱心援助。

2022 年 9 月份开学前，资助小涵的第一笔 8000 元打进了属于她的账户。

收到钱后不久，小涵的班主任联系施医生，这些钱足够小涵这学期的学费，多余的部分，学校可否每周给她的饭卡直接打入一部分生活费。

施医生很痛快地答应了。她在那天给小涵留言：我们已经把学费打到账户里了，你安心读书，加油！

小涵回复她说：谢谢叔叔阿姨们对我的帮助，我会好好努力的！

别让我们的帮助给她带来负担

那之后，施继敏和赵妍敏与小涵始终保持着联系，时不时关心她的学习和生活。碰到她住校没带手机的时候，小涵的妹妹就会替姐姐回复，并把姐姐得到奖状和奖品拍照发给她们看。看得出，她很为自己的姐姐自豪，也已经把两位阿姨当成自己人。

总是说自己文化不高，不会说话的闫美则反复对赵妍敏说：遇到你们，真是我们前世修来的福气！"我们老大刚开始知道这件事时，高兴得一晚上没睡。"

好消息接踵而至。

11月份，刘平顺利进入实验组，服用药物后，他的症状很快得到改善。腹泻从每天六七次减少到一两次，血红蛋白很快恢复，一周的时间，刘平像换了一个人。

11月底，他已经可以出院了。

闫美已经半年多没有见过孩子，她和小涵经常电话联系，"她说自己很忙，我听老师说，她学习抓得很紧，晚上熄灯后还到走廊里看书。"

资助小涵的事，几位医生没有告诉身边人，科室的其他人也不知道。直到刘平的病情好转后，无比欣慰的赵医生发了一个朋友圈，分享这个临床研究的神奇效果，一家关于这个家的好消息。

资助之后，小涵班主任也曾联系过施医生，说学校准备寄一个捐助的证书给她，施继敏对老师说：不用了，只要可以帮到孩子就好。

"希望我们的帮助是平和的，温暖的，而不是居高临下的，给人有压力的。"施继敏说，"我们会一直资助小涵到高中毕业，不能让孩子辍学，不读书就没有未来。好好读书，给她一个未来，给这个家一个未来。"

离世 3 年的老公，竟然救了她的命

媒　体：钱江晚报
时　间：2022 年 12 月 5 日
作　者：吴朝香　王蕊　魏纯淳
原标题：人间有爱，苍天有义　善举轮回，生命接力

做完肾脏移植手术后的第一个晚上，吴云（化名）失眠了，"我特别想念他，总觉得是他在冥冥之中，来帮我。"

吴云想念的他，是 3 年前意外离世的丈夫程军（化名）。当年，她在挣扎和纠结后，在丈夫的"中国人体器官捐献确认登记表"上签下自己的名字。没想到，3 年后，她成为严重肾衰竭患者，作为捐献者的配偶，吴云优先获得肾脏移植，少等候了一千多天。

程军的爱，被用另外一种形式，传递给了吴云。

突发脑溢血，他走得猝不及防

2022 年 11 月 24 日，浙大一院肾脏病中心，36 岁的吴云在等候两个月后，获得匹配肾源，成功完成肾脏移植手术。这意味着，她可以摆脱每周 3 次的透析，渐渐回归到正常生活。

除此之外，作为捐献者的配偶，她被减免了移植肾脏的器

官获取费用，医保报销后，吴云只需承担几万的医疗费，这个收入微薄的家庭，不至于被压垮。

这个时候，吴云尤其怀念离开她 3 年的程军，"我从来没想到，他当年不仅救了其他陌生人，3 年后，还来帮了我和孩子们。"

程军和吴云的老家距离杭州近千公里，两人多年前到浙中地区打拼。

2017 年，吴云生下小儿子后回到老家带孩子，两年后，她把孩子交给老人，再次返回到浙江。

"他一个人挣钱挺累的。"吴云想为丈夫分担一些，"俩人在一起，生活开支也能省一点。"

夫妻俩在外租了房子，一日三餐自己烧，每天带饭到公司，她负责做饭，他包揽洗衣，平淡而温馨。

吴云万万没想到，这样的日子才持续了半个月，就戛然而止。

"那天中午，他在厂里休息时，突然晕倒了，后来说是脑溢血。"回忆起那段过往，吴云就泪流不止，"他早上出去还好好的，谁想到……他才 36 岁啊。"

程军的病来得又快又急，虽然在当地医院做了手术，但他最终没有挺过去。

"我当时整个人是懵的，不知道该做啥。"伤心、错愕、痛苦，排山倒海一样向吴云压来。

我们留不住他，就帮帮别人吧

这个时候，医院里的医护人员向她提及器官捐献。

当时，吴云对器官捐献的认知是零，"我第一反应就是不接受，我觉得太残忍了，他走得这么突然，难道还要让他不完整吗？"

程军的家人先后赶来，一家人用沉默来表示反对。

之后，有器官捐献协调员找到吴云，缓缓给她解释，什么是器官捐献，它能怎么帮到人。

从悲痛中略微缓和了一些的吴云听进去了只言片语，最先开口说话的是程军的哥哥，"人都走了，我们尽力了，但是留不住他啊。"

吴云想，"是啊，我们能带回去的也就是一盒骨灰，能帮帮别人，就算给两个孩子积德了。"

做出器官捐献的决定并不容易，吴云思来想去了两天，有时候想着想着，她会不自觉地哭出声来，"就怕对不住他，就怕他再受苦。"

一家人在痛苦中，最终达成了共识。

程军捐出两个肾脏，一个肝脏，一个心脏，4位等候移植的患者因此重获新生。

吴云在程军过世后，再也没去看过他，她见他的最后一面是他被送进入手术室的样子，"我不敢去看他，我接受不了，再怎么喊，他都没有回应……"

时隔一年后，吴云曾后悔，"我怎么没去见他最后一面呢？"她也会自我安慰，"我最后记住的是他还没有离开我的样子。"

送走程军后，吴云就回到了老家，从那之后，她再也没来过浙江。

"我很长一段时间不敢在自己家住，没有他，家里冷冷清清，太安静，我眼泪经常说来就来。"

程军离世前，两人正在修整老家的房子，计划建好后，好好装修一下，程军离开后，一切都停滞了下来，房子虽然造好了，但到现在也没有装修。

她不想放弃，但一直觉得没希望

吴云在老家找了一份工作，独自带着两个孩子，慢慢开启新生活。

谁想到，祸不单行。没多久，吴云在一次检查中被查出肌酐达到200μmol/L，这意味着她有严重的肾脏问题。"当时，身体也没啥感觉，我就一直吃药。"

疾病在悄无声息地进展。

今年夏天，吴云的肌酐超过1000μmol/L，她身体乏力、走不动路，工作辞了。她开始透析，每周3次，被困在医院和家之间。

"其实，很早之前，医生就对我说，让我做肾移植。"吴云却从来没有考虑过，"听说要几十万元，还要等肾源，我负担不起。"

天无绝人之路。

因为吴云孩子的助学，当年的器官捐献协调员一直和吴云保持联系。

这个叫作"小桔灯"的助学项目，是浙江省红十字会在 2015 年设立的，专门资助器官捐献者的孩子，为他们提供从小学到大学的助学款。

病情变重时，有些走投无路的吴云把自己的情况告诉了器官捐献协调员，"我记得当时捐献的时候，他们给我说过，有什么优惠政策，但我记不清了。"

可以享受移植优先权；可以免收移植器官的获取费用。协调员明确告诉吴云，这是她能享受到的政策，并让她尽快来杭州。

也是那个时候，吴云才清楚地知道，正常的排队等候移植时，她可能需要等待 3 年以上，甚至更长的时间，而依据国家的政策，作为捐献者家属，她的等候时间可大大缩短。

浙江省人体器官获取服务管理中心减免了吴女士移植肾脏的器官获取费用。根据浙江省出台的捐献者家庭关爱政策，对在浙江省内捐献人体器官的捐献者父母、配偶、子女，需要在浙江省内器官移植的，免收器官获取费用。

"我觉得有希望了。"吴云从来没想过自我放弃，"我想活下去，两个孩子不能没有妈妈，只是，原来觉得，一点都不可能……"

我以后要告诉孩子，爸爸救了妈妈

2022 年 9 月，在亲戚朋友的帮助下，吴云凑够了治疗费用，将两个孩子托付给家人，来到杭州求医。这是丈夫离开后，她第一次来到浙江，之前她觉得这里是伤心地，再也不想回来，但这次却满怀希望而来。

"她来的时候情况已经挺严重了，肌酐达到 $1100\,\mu\,mol/L$，每周需要 3 次透析，她这么年轻，最好还是能进行肾脏移植。"接诊吴云时，浙大一院肾脏病中心常务副主任吴建永主任医师非常感慨，从事肾脏移植多年的他，也是第一遇到这样的情况：捐献者的家属又成为了需要移植的患者，他们当年的大爱如今又让自己受益，"我们当然不希望，这样的不幸发生在任何一个家庭，但如果不幸真的来了，他们的家属也会得到帮助，这对生者和逝者来说，都是一种慰藉。这也是我们想告诉大家的，器官捐献是生命和爱的传递。"

在做完一系列检查后，吴云耐心地等候移植，两个月后，她幸运地等到了和自己匹配的肾脏。

11月24日，吴云接受手术，一切都很顺利。术后的吴云还有些虚弱，手术处有隐隐的痛感，但她精神却很好，说起两个孩子，说起很快就能回家，她的眼睛闪闪发亮。

在经过一周的康复后，吴云办理了出院手续，她打算在杭州租房一段时间，等待后续的检查完成后，再回家与孩子们团聚。

程军器官捐献的事，吴云一直没有告诉两个孩子，她珍藏着那张捐献证书，"等到孩子长大了，我会把证书拿给他们看，让他们知道，爸爸不仅帮了别人，也救了妈妈。"

带着另一种"心跳"生活

媒　体：小时新闻

时　间：2022 年 12 月 1 日

作　者：王蕊　胡枭峰　吴朝香

原标题：没心跳也能活！浙大一院一个多月完成 4 例人工心脏手术，数量居全省第一

　　47 岁的郑先生患心力衰竭（简称"心衰"）12 年，快撑不住的时候，浙大一院的医生为他提出了一种全新的治疗方案：左心室辅助装置，也就是人工心脏。装上人工心脏的郑先生得以继续延续生命。

　　2022 年 11 月 26 日是第八个全国心衰日。来自《中国心血管健康与疾病报告 2021》的数据，目前中国心血管病死亡占城乡居民总死亡原因的首位，农村为 46.74%，城市为 44.26%。中国心血管病患病率处于持续上升阶段。由此可推算，我国心血管病现患病人数约有 3.3 亿，其中心衰 890 万。

　　对于心衰指南推荐药物治疗无效的严重心衰患者，最终可能需要心脏移植或机械辅助的循环支持（人工心脏）。由于移植供体器官缺乏，人工心脏为终末期心衰患者提供了新选择。

　　在浙大一院心脏大血管外科，目前有 4 位装上了"人工心脏"的患者。

心衰了 12 年，这次真的撑不住了

今年 47 岁的郑先生在 12 年前出现头晕、心慌等症状，在当地医院被诊断为扩张型心肌病，这是一种病因未明，以左心室或双心室扩大伴随着心脏收缩功能障碍的心肌疾病，生病以来，郑先生一直都在接受针对性的保守治疗。

2021 至 2022 年两年来，病情反复发作，他经常要到医院住院治疗，但收效甚微，最近，他胸闷气急的情况加重，在平地都无法走到 10 米，睡觉只能端坐在床上，生活完全无法自理。由于当地治疗技术匮乏，他被转至浙大一院心脏大血管外科寻求进一步治疗。

"患者刚来的时候心功能很差，心脏射血分数只有 15%，不到正常人的 1/3，考虑是扩张型心肌病慢性心衰的急性发作。"浙大一院心脏大血管外科主任马量主任医师介绍，扩张型心肌病是临床导致心衰的第三大病因和心脏移植的最主要原因，经评估郑先生的身体各项指标极差，只有手术才能延续生命。

马量主任进一步解释，长期的慢性心衰导致患者肺动脉压增高，肺血管阻力上升，因而单纯的心脏移植已经不适合改善病情，他需要接受心肺联合移植。

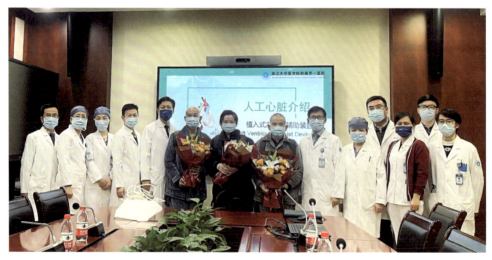

浙大一院首三位人工心脏患者与医护人员合影

　　然而治疗期间，郑先生还同时出现了无尿等现象，说明其他脏器功能已经受到累及，如果再等不到合适的供体，及时进行手术，紧绷的生命之弦随时可能断裂。

　　就在治疗即将陷入僵局的时候，医生提出了一种全新的治疗方案，为患者带来了希望——左心室辅助装置（人工心脏）。但是植入人工心脏要求患者自身心脏的四个瓣膜都正常运作，考虑到郑先生三尖瓣存在大量反流，马量主任团队先为他进行了三尖瓣修复，随后顺利植入了人工心脏。

打满"补丁"的心脏，再添新伙伴

　　55岁的林先生（化名）病情和郑先生非常相似。十余年前，他开始出现活动后胸闷、气短，偶尔还有胸痛。休息后能得到缓解，却又反复发作。于是到医院就诊，被确诊为扩张型心肌病。

　　十来年间，林先生的心脏陆陆续续打上了植入型心律转复除颤器（implantable cardioverter defibrillator, ICD）、冠状动脉支架等补丁，才得以过上比较正常的生活。

　　1个多月前，林先生发现稍微活动就会出现更明显的胸闷、气短，小便量也变得比往常更少。用了多种利尿剂和心血管药物之后也只能稍稍缓解，甚至喝下一小瓶矿泉水之后都会觉得胸闷、乏力。于是来到浙大一院心脏大血管外科就诊。

　　"虽然林先生最开始住院是自己走进来的，但是左心的射血分数已经只有不到20%，只有正常人的1/4～1/3。"浙大一院心脏大血管外科陈新副主任医师介绍说，"少尿的情况也表明心衰已经影响到了肾脏功能。另外，稍微多喝一点水，身体里面容量多一点，心脏就受不了，这已经是一颗岌岌可危的定时炸弹了。"

　　马量主任团队及时为林先生打满"补丁"的心脏添加了一个新伙伴——人工心脏。术后回到普通病房的林先生已经能够和他的新伙伴"人工心脏"一起在病房走走，心功能改善良好，也不会再担心稍微多喝一点水就压得自己喘不过气的事情发生了。

多重意外，心脏再起航

47岁的李女士（化名）1月前因为车祸意外被送至当地医院，虽有多处骨折但程度似乎不严重。而最凶险的，是李女士出现了胸闷胸痛，完善各项检查后考虑心肌梗死，当地医院急诊进行了冠状动脉造影＋取栓术。术后几天，李女士又突然出现了晕厥、呼之不应的情况，心电监护显示室速室颤，经过心肺复苏、电除颤、药物治疗后才慢慢清醒。当地医院评估心梗后左心功能持续没有好转，赶忙将李女士转至浙大一院心脏大血管外科。

"患者急性心梗严重影响到了左心功能，形成了一个巨大的室壁瘤。"马量主任解释，"室壁瘤是急性心梗的常见并发症，大面积的心肌梗死，部分心肌细胞缺血坏死，被纤维组织替代，形成一个囊状的病理改变，会导致心室壁的异常运动，引起包括左心室功能不全、心律失常甚至心脏破裂这样危及生命的问题。"

马量主任和李伟栋主任团队手术前进行了全面的评估和周密的准备，制定了包括人工心脏在内的手术方案。手术中结合超声评估发现李女士的左心室射血分数低、心室壁运动异常，室壁瘤切除之后心衰风险很大，决定植入人工心脏。

术后李女士已逐渐从车祸意外和心血管意外中恢复起来，心脏功能恢复良好，吃得下、睡得香，也能在病房里散步了。

这几类人群适合人工心脏

我们常把心脏叫作人体发动机，正常情况下，血液从左心室泵出主动脉，流向全身，支撑我们机体的各项活动。

而对心衰终末期患者来说，左心室的"泵出"功能受损无法逆转，人工心脏正是解决了这个问题，其全称叫作"植入式左心室辅助系统"，由人工泵、控制器和充电电池组成，是在保留自身心脏的情况下，在体外接一个人工心脏泵来辅助或代替真实心脏的泵血功能。

其核心部件是一个如水管三通接头的金属血液泵，工作时，它如同洗衣机的涡轮，血液从左心室经入血管流入到血液泵内，通过血液泵内叶轮转动产生的离心力，将血液推出并经出血管流入到升主动脉，从而流向全身。

这几位患者植入的人工心脏是中国第一个正式上市并经全球验证的仿生型左心室辅助装置，不仅可以帮助患者短期过渡危险期，还可长期支持心功能治疗。这也意味着这款人工心脏可以终身使用，无需再更换为心脏移植。

人工心脏的植入尽管没有明确年龄限制，但仍有其他的"准入条件"，需要详细评估患者病情，一般来说，适合以下几类人群：

一是可以做心脏移植的终末期心衰患者，但是还没有合适的供体；

二是大体重的患者，因为根据要求，供体和受体体重相差不能超过15%，这部分患者很难等到合适的供心；

三是具有免疫类疾病的心衰患者，不能正常使用免疫抑制剂的。

随着人工心脏技术的逐渐成熟，相信未来它体积可能会更小，电池装置会更轻巧，将会有更多患者从中获益。

多个首创，多个独特，浙大一院 CAR-T 细胞治疗让很多人重生

媒　体：钱江晚报
时　间：2022 年 10 月 28 日
作　者：吴朝香　王蕊　朱诗意
原标题：他终于看到儿子上大学　多个首创，多个独特，很多人在这里
　　　　重生

对 40 多岁的孙先生来说，2022 年的夏天是明亮的：儿子被清华大学录取；曾经罹患弥漫大 B 细胞淋巴瘤的他在浙大一院骨髓移植中心治疗后，已无病生存超过两年，生活恢复正常。

让孙先生获得第二次生命的是浙大一院院长黄河教授团队的一项细胞治疗技术，这个夏天，这项临床研究成果刊发在国际顶级期刊《自然》（*Nature*）上。

从被判"死刑"到看着儿子读大学

孙先生 4 年前确诊弥漫大 B 细胞淋巴瘤，经过 14 次化疗、20 次放疗，全胃切除，但病情依旧在进展。

"命运已经给我判了'死刑'。"

2020 年 5 月，孙先生来到浙大一院，经过前期评估后，接

受了全新的 PD1-19bbz CAR-T 细胞治疗，最终战胜病魔，并如愿看到儿子进入大学。

这个全新的 CAR-T 细胞治疗法就是黄河教授团队的最新研究成果，它是迄今为止全球 CAR-T 细胞治疗难治复发淋巴瘤中高缓解率和低毒副反应的最好临床结果，标志着中国学者在 CAR-T 细胞研发及临床转化应用领域处于国际领先地位。

守正创新，不断探索全新的治疗方法，这是浙大一院血液病学科的传统。

20 世纪 50 年代初，我国著名的血液病学家、浙大一院郁知非教授创建了血液病学科，一代代浙一人努力传承，孜孜不倦专攻血液病，一直走在全国前列，他们的研究造就多个首创，形成了多个独特的治疗方案，让很多像孙先生这样的患者重获生的希望，有了不一样的人生。

在"临床 – 科研 – 临床"闭环中实现创新

急性白血病传统化疗方案周期长、费用大，很多家庭被迫放弃治疗。血液科金洁教授看在眼里、急在心里，她领导的白血病团队在国际上首创了具有中国特色的急性髓细胞性白血病的 HAA 治疗方案，只需花费之前治疗费用的 1/10，就可以获得更好的治疗效果。HAA 治疗方案也成为国内急性髓细胞性白血病（acute myelogenous leukemia，AML）治疗的首选方案之一。如今，金洁教授团队优化了 HAA 方案，联合靶向药物的研究结果显示完全缓解率高达 90%，达到了 AML 的精准治疗。

在临床中发现问题，用科研更好地研究和解决临床治疗问题，浙大一院血液病学科在这样的闭环中不断创新。

骨髓增生异常综合征（myelodysplastic syndrome，MDS）是一种常见的恶性血液病，但在临床治疗上，它又存在诸多瓶颈：容易被误诊、异质性大、难治性血细胞减少、可用药物有限、移植后复发率高、输血依赖……

血液科主任佟红艳教授带领团队一直致力于解决这些问题：2013 年浙大一

院成立 MDS 诊治中心，4 年后，又被国际 MDS 基金会（MDS Foundation）认证为 MDS 卓越中心。

"诊断方面，我们将所有初发患者进行二代测序，并对 MDS 相关基因进行分析，提出了较低危患者的预后模型，从而更精准地对这类高度异质性的患者进行评估。"佟红艳教授带领团队研究新的靶向药物、治疗新策略、优化移植方案降低移植复发率。

攻克"吃"人骨头的骨髓瘤

说起血液疾病，很多人最先想到的是经常被影视剧提及的白血病以及淋巴瘤，而对一种专"吃"人骨头的血液病——多发性骨髓瘤却鲜有耳闻，它位居血液系统恶性肿瘤第二位，主要见于老年患者。

93 岁高龄的任老，确诊为多发性骨髓瘤，由于体能状态弱、免疫力低下，标准治疗方案难以持续，任老的病情控制并不理想。

浙大一院骨髓移植中心副主任、多发性骨髓瘤中心主任蔡真教授及其团队建立了多发性骨髓瘤诊疗预后分层新体系、个体化的治疗方式，总有效率超过 90%，完全缓解率约 50%。蔡真教授为任老这类的高龄群体调整细化最适宜的靶向治疗方案，再次攻克"吃"人骨头的骨髓瘤，既关注患者生活质量，又兼顾药物疗效，大大提高了高龄及难治复发骨髓瘤患者预后。

550 多个孩子重获新生

媒　体：钱江晚报
时　间：2022 年 10 月 28 日
作　者：吴朝香　王蕊　金丽娜
原标题：550 多个孩子重获新生　550 多个家庭有了希望

5 岁的小宇（化名）已经上幼儿园中班，他非常聪明。

"老师教的东西，他一学就会，就是太调皮。"小宇的爸爸高天（化名）和家里视频通话时，几乎看不到儿子停歇下来，小小的身影总是在屏幕中一闪而过。

小宇这样的活泼让高天感觉安心，回想两年前，他一度以为自己要失去儿子。

来自甘肃的小宇患有先天胆道闭锁，大多数这样的孩子会在一年内因为肝功能衰竭而死亡，尽早进行肝移植手术是唯一希望。

高天一家在农村，夫妻俩平时靠四处打零工为生，巨额的医疗费是一家无法承担的，"我不敢想，如果孩子没了……"

那是锥心之痛。

幸运的是，高天遇到了浙大一院的"小黄人"公益项目，小宇成为这个项目第一批被救助的患儿：浙大一院为他免费实施了肝移植手术。

这个处在生死线的孩子被拉了回来，这个摇摇欲坠的家庭也有了希望。2019年8月，浙大一院启动"小黄人"公益项目，为终末期肝病患儿提供免费救治，截至2022年10月已为来自甘肃、云南、山西、安徽、宁夏、内蒙古等多省550多名经济困难患儿免费实施肝移植手术。

用实实在在的公益行动挽救濒危患儿的生命，托举起困难家庭生的希望。这是我国著名器官移植和肝胆胰外科专家、浙大一院党委书记梁廷波教授发起此项活动的初衷。

身处绝境的孩子们重获新生

小宇出生几个月就因为黄疸过高被当地医院诊断为先天性胆道闭锁。他的胆汁无法从胆管顺利排出，随之浑身蜡黄，变成"小黄人"，并逐渐发生不可逆转的淤胆性肝硬化，终至肝功能衰竭、肝性昏迷。

肝移植是小宇唯一的机会，但几十万元的费用，对这个农村家庭来说，简直是天文数字。

亲戚朋友们觉得这是无底洞，劝高天放弃，也不敢借钱给他。

"我不能放弃啊，我要救我儿子。"高天不敢想以后，但也不知道眼下该怎么办。

时至今日，浙大一院肝移植中心钱轶罡医师再看到小宇的两张照片仍然会感慨：两岁的小宇躺在甘肃省妇幼保健医院 ICU 的病床上，浑身插满管子，腹部鼓胀得大大的，看着像是睡着了。

"他是肝性昏迷了，需要气管插管，小宇其实确诊得不晚，但因为费用问题被耽搁。"

不幸的小宇又是幸运的，浙大一院和甘肃省妇幼保健医院曾建立互联互通，当地医生帮高天联系了浙大一院。

2020年年初，小宇在浙大一院接受了免费肝移植手术，转危为安。来时，小宇毫无生气，高天心怀忐忑。走时，儿子活蹦乱跳，一家人有了念想。

3年来，这样的故事不胜枚举：外卖小哥刘文虎开着快报废的破面包车，带着一岁的女儿，狂奔1300公里赶到杭州求救；7个月大的女宝命悬一线，胆小爸爸捐肝让这位"镜面"宝宝重生；所有人都来和不到一岁的小皮（化名）说再见，只有坚决不肯的妈妈芳华（化名），最终为儿子找到生机……

如今，这些孩子都拥有了健康的身体，快乐地成长。风雨过后，他们的父母却有相同的感触：感谢浙大一院。

这是医者仁心也是彰显担当

"小黄人"项目的发起源于梁廷波的医者仁心，作为移植领域的专家，他救治过太多这样的小患者。

"有一群小孩子出生以后胆道是闭锁的，这些先天性胆道闭锁患儿的胆汁无法从胆管顺利排出，随之浑身蜡黄，变成'小黄人'，并逐渐发生不可逆转的淤胆型肝硬化，终至肝功能衰竭，很多活不过一岁。唯一的治疗方法就是做肝移植手术，但平均花费在15万～20万元，这对于一个普通家庭尤其是经济欠发达地区的家庭来说，是个巨大的负担。"这是梁廷波教授所知的现实，他想尽己之力去改变。

在新时代的伟大征程上，把人民健康放在优先发展的战略地位。"儿童青少年是国家的希望，健康成长的道路上，同样'一个孩子也不能少'"。梁廷波教授表示，浙大一院始终坚持"人民至上，生命至上"，始终秉承公立医院公益性，积极思考与探索新时代公立医院发展的应有之义。为此，造福全国肝病儿童的"小黄人"公益项目诞生了。

"小黄人"项目为终末期肝病患儿提供免费救治。梁廷波教授表示，这个项目面向全国尤其是广大西部地区经济困难患儿家庭实施精准健康帮扶，切实减轻患儿家庭医疗经济负担，保障更多终末期肝病患儿得到科学、优质、高效的救治。

为了让"小黄人"项目惠及更多家庭，浙大一院曾在全国寻找"小黄人"，足迹遍布甘肃、云南、山西、安徽等中西部地区，他们还分别与内蒙古自治区的12家医院、宁夏4家医院签订战略合作协议，共同实施"小黄人"公益项目。

在杭州期间，为解决高天的生活问题，浙大一院为他在医院内找了一份保安工作。同时，医院还为像高天一样的"小黄人"家庭在杭州免费提供60天住宿。这些年，陆续有约20名来浙大一院治病的"小黄人"父亲成为了浙大一院的保安，他们有些在孩子完成治疗后，回到了老家，有些还继续留在这里。

这样的帮扶细致又体贴。

3年多来，"小黄人"公益计划也被全社会认可：2022年，浙大一院"小黄人"项目荣获中国慈善榜"年度慈善项目"称号。

治愈一幕

媒　　体：新华社
时　　间：2022 年 8 月 11 日
作　　者：林光耀　黄筱　王宜玄
原标题：治愈一幕！4 岁弟弟确诊白血病　11 岁哥哥捐造血干细胞救治

最近，一段视频在网上火了。兄弟俩相拥的场景，让网友直呼"好治愈！

近日，4 岁的浩浩（化名）在浙大一院骨髓移植中心结束了近 40 天的隔离治疗，顺利完成造血干细胞移植并出仓。这一天，等在仓外的是浩浩的哥哥，两兄弟一见面，浩浩就喊着"哥哥，我好想你！"看到哥哥，浩浩更是迫不及待地向前张开双臂、开心得直跺脚，哥哥上前一把将他抱起，兄弟俩黏在一起，笑得很开心。

前不久，这对兄弟一起经历了严峻的考验。2021 年 9 月，刚上幼儿园的浩浩突发高烧、吃了退烧药也压不住，反反复复烧了一天。奶奶连忙带着浩浩去医院做了检查，检查结果犹如一道"晴天霹雳"，浩浩被确诊为急性髓性白血病。医生说，这类白血病在儿童中比较少见。

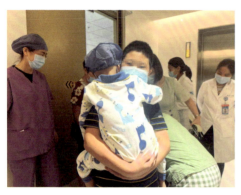
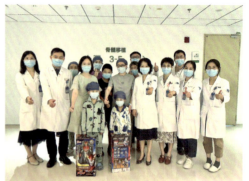

浩浩与哥哥合影　　　　　　　　　　　　浩浩（前排右）与另一位小朋友一起出仓

　　浩浩一家从此踏上了漫长的治疗路，经过 7 次化疗，浩浩的病情稳定了下来，但只有通过进行造血干细胞移植，才可能彻底治愈疾病。

　　经过配型检查，11 岁的哥哥天天（化名）是浩浩的最佳供者选择，他的身体情况也符合捐献条件。得知自己的造血干细胞能救弟弟时，还是一名小学生的天天丝毫没有害怕。

　　"我来救弟弟！"捐献造血干细胞时，天天十分淡定，宛若一个"小大人"。

　　6 月 16 日，天天的造血干细胞输进了浩浩的身体。在医生的努力下，一切都很顺利。

　　治疗期间，天天每天都要打电话问浩浩什么时候出院。妈妈说，"哥哥很关心弟弟住得习不习惯，身体舒不舒服，有没有哭鼻子……"

　　经过治疗，浩浩顺利出仓。在第一时间，他就看到了等候已久的哥哥。相拥一幕，哥俩满眼只有彼此，这就是血浓于水的亲情！

10年后曾患白血病的他考上救命医院的研究生

媒　体：中国青年报客户端
时　间：2022年5月8日
作　者：陈垠杉　王蕊　金丽娜
原标题：曾患白血病被治愈！十年后，这位大学生重回救命医院……

近日，一位10年前的白血病患者重新走进浙大一院。

他来，并不是就医，而是想成为当年救治他那样的人，救治更多曾经的自己。

"十年前，我曾是个白血病患者"

前不久，在浙大一院举行的浙江大学医学院血液学硕士研究生面试中，一位高高瘦瘦的男生很"亮眼"。

这位男生叫陈格（化名），他很少把自己的故事主动讲给别人听，但此时此刻他必须要讲给对面一群穿着白大褂的面试官听，因为那曾是把他从死亡线救回来的恩人。

时间回到2012年，那时的陈格年仅16岁，是浙江某地重点高中的高二学生。

有一天上数学课，陈格发现黑板上的一条直线中间部分居然是模糊的，他好奇地问同桌，黑板上的直线中间部分他能看清吗？同桌对他的疑问很诧异并表示能看清。

母亲立即带他去当地医院眼科进行检查，经过检查发现他的右眼底存在出血症状，当地医院建议他查个血常规。血常规后，医院又建议马上住院做进一步骨穿检查。

即使近十年过去了，陈格对于第一次做骨髓穿刺的情形印象还是很深刻，"因为我当时侧躺在床上，不由自主地发抖，很奇怪抖着抖着眼泪就出来了。"

结果出来——急性淋巴细胞白血病，陈格的视物模糊是血小板重度减少以及白血病细胞髓外浸润导致。

"想成为鼓励、治疗他人的人"

在浙大一院，陈格进行了化疗治疗。在住院化疗期间，他遇到了很多有相似经历的病友。

从此他知道了白血病患者这个群体，并且彻底"打"入了这个群体的最深处，他说："我们是一群连住院治疗都要戴着口罩的特别群体。"

经过第一次化疗后，陈格的白血病得到了完全缓解，然而在后续的巩固治疗中，白血病呈现出复发状态。终于，2013年6月，浙大一院黄河教授团队为其进行了来自台湾慈济骨髓库的非血缘造血干细胞移植，移植两年后他回归了校园。

2017年，陈格参加了高考并报考了浙江某医学院临床医学专业。陈格说，想到自己现在健健康康，想到以前病房里的病友们，他也很想成为鼓励、治疗他人的人。

"你比谁都有资格"

"黄医生，我能成为一个血液科医生吗？"

临近本科毕业，陈格需要做一个抉择，做一个什么方向的医生？在一次定期复查中，陈格很真诚地问了浙大一院院长、血液学科带头人黄河。

黄河教授说："我觉得你比其他同学更有资格学血液，因为你战胜过血液疾病。"

在硕士面试场上看到陈格，黄河院长感觉很"恍惚"又意料之中，他很欣慰看到经他救治的白血病患者重新回归社会，并有了一颗救治他人的心。

据浙大一院消息，黄河院长经常对患者讲"我们不能被白血病打败"，这条路虽然很辛苦，但只要一起携手并进就有希望找回最初的人生，并且是依旧很精彩的人生。

2022 年，陈格已被预录取为浙江大学医学院血液病学硕士。

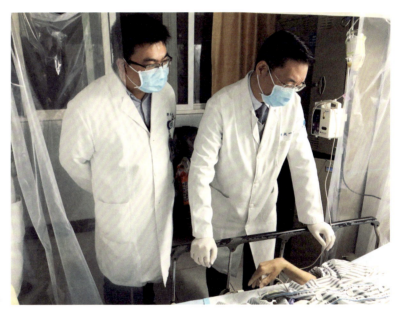

黄河教授（右）查房

援鄂医生救治的武汉新冠肺炎患者来杭赴约

媒　　体：都市快报
时　　间：2021 年 4 月 17 日
作　　者：金晶　王蕊　胡枭峰　陈彦汝
原标题：这个拥抱太暖！援鄂医生救治的武汉新冠肺炎患者来杭赴约

"那时躺在金银潭医院 ICU 病房，她穿着厚厚的防护服，露出一双明亮的大眼睛，感觉很高大，没想到再次见面，竟是这么娇小的一个女孩子。"

2021 年 4 月 13 日上午，浙大一院综合监护室上演温情一幕，肖军和郑霞来了一个大大的拥抱。这个迟来的拥抱，她们等待了一年。

肖军曾是武汉一名在武汉金银潭医院接受治疗的危重症新冠肺炎患者，郑霞则是新冠肺炎诊治国家卫健委专家组成员、浙大一院综合监护室副主任、浙江省第一位驰援武汉的医生。在当时处于疫情风暴眼的武汉金银潭医院 ICU，肖军是郑霞收治的一位患者。

2020 年 2 月初，因为照顾感染新冠肺炎的父亲，肖军也不幸被感染，持续高烧，吃不下任何东西。2020 年 2 月 15 日，肖军被转到金银潭医院进一步救治，因病情持续恶化，四五天

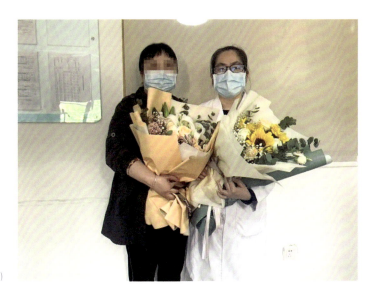

肖军和郑霞（右）

后转到了金银潭医院 7 楼 ICU。

"当时自己烧得迷迷糊糊的，就看到两个年轻的女医生（后来才知道其中一位是金银潭医院的 ICU 护士长）过来看我，关心我状态好点没，哪里不舒服，特别亲切。那时不知道女医生就是郑霞医生。"肖军回忆。

在金银潭 ICU，肖军的病情不断恶化，肺部供氧能力几近丧失，不得不进行气管插管治疗。

"当医生跟我说要气管插管时，我本能地害怕和抗拒，僵持了一天半，最后因为情况实在太差，只能气管插管。"

气管插管前，肖军突然拉着医生的手问："你叫什么名字，是从哪里过来的？"那个瞬间，肖军脑海里闪过两个念头：如果醒不过来了，至少知道谁帮过她；如果醒过来了，她能知道要感谢谁。

"她是浙大一院的医生，也是国家卫健委派来的专家，她叫郑霞。"一位男医生大声回答肖军。那一刻，肖军才知道，她的主诊医生叫郑霞。

"郑医生，10 天，我插管 10 天后能好吗？"肖军本能地"求"郑霞。

"你一好起来就立刻给你拔管。"看到防护面罩后面郑霞医生笃定的眼神，肖军减轻了对于插管的焦虑和恐惧。

"事实上，当时气管插管后情况如何，她能不能好起来，我们心里都没底，能做的就是尽全力拼一拼。"郑霞坦言，"操作时给的时间窗太短，插管时，她的血氧饱和度就掉到二三十的样子，甚至心脏还停跳了，在一念之间就有可能会失去她。"

但幸运女神终究还是眷顾了肖军。气管插管 10 天后，她醒了，郑霞和医护团队又为她调整治疗方案，"气管插管醒来后，医护人员推我去做了 CT，肺部病灶明显有吸收，那一刻我觉得自己有救了。"肖军说。

2020 年 3 月 11 日，肖军顺利拔管，虽然病情一度还有反复，但最终一步步往好的方向发展。

13 天后，因为整体救治部署安排，郑霞要离开 ICU 病房，离开前，她和肖军加了微信好友，只要肖军有任何问题，她都会给予建议和指导。

2020 年 3 月 30 日是肖军的生日，那天，郑霞换上厚厚的防护服，再一次走进 ICU，为肖军过生日，两人定下了一年之约，"我和她说，让她努力康复，一年后，要么我去武汉，要么她来杭州，我们相约再见面。"

一年时间，转瞬即逝。从武汉回来后，郑霞又投入了重症监护室的日常忙碌中，而远在武汉的肖军，一直未曾忘却这个温暖的约定。

"郑医生，我买了票到杭州来看你。"前两天，郑霞收到了肖军的消息。

时隔一年，肖军终于能看清郑霞的脸，能拉着郑霞的手好好说说心里话。而郑霞，看到曾经在生死线上徘徊的肖军，能自由呼吸，康复得越来越好，由衷高兴。

闯过生死关，久别重逢的喜悦，都融化在一个深情的拥抱里。

14 年，我学会了跟尿毒症和平相处

媒　体：小时新闻
时　间：2021 年 3 月 11 日
作　者：王蕊　金丽娜　魏纯淳　陈馨懿
原标题：和疾病斗争 14 年，如今已是尿毒症期　他说：我学会了跟它和
　　　　平相处

和一种疾病斗争 14 年，是什么样的心情？是绝望疲惫还是依然斗志昂扬？

陈炎（化名）今年 40 岁出头，他给出的答案是："我已经学会跟它和平相处。"

2021 年 3 月 11 日是第 16 个世界肾脏日，这天，陈炎讲述了他和慢性肾病共处的故事。

一个蛋白尿 +，让他的生活中多了一个"第三者"

2007 年，刚刚 30 岁的陈炎在离家不远的余杭区某高校当外语教师，他的爱人也是同一所高校里的教师，他们俩孕育的新生命还在肚子里等待着时机呱呱坠地，陈炎对生活充满了一切美好的想象。

然而，就在这一年单位组织的体检，陈炎查出来尿蛋白+，余杭某医院建议他住院做肾穿刺查明下原因，陈炎却拒绝了，他觉得自己平时身体素质很好，不会有什么问题。

"我是谁？我家住在哪？"体检过后的某一个晚自习，陈炎坐在讲台桌上突然抬头望着下面一大群乌泱泱的学生失忆了，当他努力回想自己是谁，为什么会坐在这里，家住在哪时，他的脑子就跟死机了一样，一片空白。

他落荒而逃，在学校走廊上跟无头苍蝇一样转来转去不知归处。同一个学院的同事碰到他，把他领回了办公室，并电话喊来了同一个单位的爱人。

"奇怪的是，我虽然不记得自己是谁，但我认得出那个是我爱人。"陈炎跟着爱人回了家，第二天早上意识恢复了正常，谈起昨天的事情，他自己都觉得不可思议。于是，他主动走进了浙大一院，查了脑 CT、24 小时心电图等一系列全面检查，除了熟悉的"尿蛋白+"，其他检查显示一切正常。

"建议您做一下肾穿刺。"浙大一院肾脏病中心的专家也建议陈炎做一个肾穿刺明确下病因，但陈炎害怕肾穿刺对肾脏有损害风险，再次拒绝了，而为什么突然失忆至今成了谜。

他选择在某中医院喝中药治疗，中药喝了两个月后，尿蛋白+消失了，并且在 2015 年前多次复查都显示正常，就在陈炎以为撇掉了这个"小尾巴"时，他出现了痛风的症状，并在杭州某医院开始了痛风药物治疗，断断续续吃了近两年的药物，痛风一直时好时坏，2017 年陈炎突然上网查了下在服用的药物副作用，发现其中有一条就是对肾脏存在损害风险。

果不其然，在浙大一院体检中，他被查出肌酐超出正常值，尿蛋白++，这次他没有拒绝做肾穿刺，穿刺结果显示为慢性肾小球肾炎，需要药物治疗。

早早报名肾移植，但他很乐观：心态一定要好

2019 年 1 月，陈炎开始觉得恶心，腿也肿了起来。他的慢性肾病发展成了尿毒症。

"2019 年 1 月 18 日，是我第一次做透析的日子。"他还清楚记得日期，完全不用回忆就脱口而出，那天他难受得吐了。

"不过并没觉得天塌下来，也猜到了迟早会这样吧。"陈炎说，他其实在做透析前一两年，就已经报名了肾移植，"我知道会走到这一步的。"

陈炎说自己是血透室的"在编"工作人员："我就把血透当做来浙大一院兼职上班，偶尔主动参加下药物试验，补贴就当是我拿的兼职工资了。"

每周二、四、六，早上六点出门，转一次公交，大概八点，陈炎就来到血透室报到。他的"同事"们，就是躺在边上的病友。

一有"新人"来，经验更丰富的病友还会主动安慰："时间久了，也就没什么不舒服了。"

4 个小时的透析，陈炎考虑过看书打发时间。不过一只手不能动，翻页太麻烦，还是看手机、聊聊天比较多。病房里有人装上了手机支架，就让视频一集集播放。

也会有病友突然沮丧。小刘（化名）和陈炎是在吃药时就认识了，不过，小刘比他晚半年开始的透析。偶尔，陈炎会突然收到小刘的消息："为什么这个病会找上我？""以后的日子怎么办""今天身体又不舒服了"……

其实这些问题陈炎也不是没想过。他不抽烟、不喝酒，每天早睡早起，三餐也规律健康，病却还是来了。

"纠结也没用。"陈炎自己开解得很快，也安抚着小刘，"心态一定要好！不能在被疾病打倒之前，先被自己打倒了。"

2021 年 1 月浙大一院总部一期血液净化中心正式投入使用，陈炎第一个报名要求在总部一期进行长期透析。

"坐公交车 10 分钟就到了。"陈炎坦言，以前去浙大一院庆春院区"上班"基本上要一天，现在在总部一期"上班"半天就可以回到自己任职的高校，"中饭还能回学校食堂吃，下午还能把正职工作捡起来继续干，路途不奔波的话，下班后还有精力去打乒乓球。"

"等肾移植后，我就能出远门旅行了。"陈炎说，目前一份工作一份"兼职"让他只能在杭州周边城市走走，以前每年都会带爱人、孩子出国旅游，"马上就又能带他们出国旅游了。"

全世界有八亿五千万人因各种原因罹患慢性肾脏病，目前慢性肾脏病是全球死亡率中排第十一位的疾病。

慢性肾脏病造成的疾病负担正在迅猛增加，其致残致死率增幅排在所有慢病之首。预测到 2040 年，慢性肾脏病将成为全球第五位的致死病因。

在中国，慢性肾脏病的患病率高达 10.8%，患者人数超过一亿。

对肾病患者来说，尤其是到了肾脏病中、晚期，患者的日常生活及生活质量会受到不同程度的影响。

但是即使罹患肾脏病，通过正规的药物或肾脏替代治疗，完全可以使肾脏病病人回归社会，进行正常的生活、工作、学习。怎样"积极面对肾病，共享精彩人生"成了第 16 个世界肾脏日的主题。

3 月 11 日，浙江省医学会肾脏病学分会组织在杭委员，在浙大一院总部一期举行大型义诊活动。在义诊的现场，有年轻女性想要生育孩子前来咨询，她也说着："生了病，我还是要好好生活下去。"

用"借来"的生命好好活着

媒　体：中国新闻网
时　间：2021 年 3 月 4 日
作　者：张煜欢　黄龄亿
原标题：对抗"血癌"的"励志网红"：用"借来"的生命好好活着

"生命就是不断受伤又复原的过程。"在浙大一院 6 号楼的肺移植科，38 岁的"励志网红"小白（化名）这样告诉记者。两年前成功进行骨髓移植的她，在对抗"血癌"历程中出现术后并发症，于近日成功进行肺移植，不久后将出院。

小白出生于安徽，是两个女儿的妈妈，在某社交平台拥有 37.7 万粉丝，她将自己对抗疾病的故事上传至网络，鼓励、温暖着一个个与厄运狭路相逢的人。

2017 年 9 月，一直在义乌从事外贸工作兼开网店的小白，在送女儿上学的路上突然腹痛难忍，到当地医院被诊断为"阑尾炎"，手术前的血液检查结果令人大吃一惊——小白的血细胞、中性粒细胞和血小板大量减少，当地医院建议她到大医院去看看，她最终被确诊为骨髓异常增生综合征（MDS）。

该病是一种有向急性髓系白血病转化的风险、起源于造血干细胞的一组异质性髓系克隆性疾病，造血干细胞移植是迄今根治中高危 MDS 的唯一可能的有效方法。

此后，小白回家乡一边接受化疗，一边辗转各地求医。2018 年 5 月，已经不能走路、无法正常吃饭的小白只能被丈夫背着上下楼梯，在义乌当地医院专家的建议下，小白来到浙大一院骨髓移植中心。

好在漫长的配型等待终于传来好消息，小白与一位内蒙古的爱心人士配型成功。2018 年底，在浙大一院院长黄河的带领下，骨髓移植中心副主任施继敏等专家为小白成功进行了非亲缘异基因造血干细胞移植。

之后，小白一边接受造血干细胞移植后的抗排异治疗，一边在视频直播中向广大病友传授自己对抗"血癌"的经验、教训，"我想让和我一样的患者在治疗过程中，少走一些弯路。"

然而不幸的事又发生了，2020 年下半年，反复肺部感染的小白在慢性排斥反应的基础上出现了严重的胸闷气急、呼吸困难。一次次地住院治疗，只能暂时缓解小白的气急，但她的肺功能却在一次次的肺部感染后越来越差，最终发展为闭塞性细支气管炎综合征（bronchiolitis obliterans syndrome，BOS）。

"有研究显示，BOS 患者一旦需要机械通气，死亡率高达 70% ~ 80%。"浙大一院肺移植科主任韩威力介绍，BOS 在造血干细胞移植的患者中，是比较少见的术后并发症，轻症患者多表现为干咳，活动后气急，BOS 患者肺功能严重降低，难以耐受正常活动，甚至出现呼吸衰竭。"虽然 BOS 发病率不高，但患者生活质量会被严重影响，肺移植是重型患者目前最有效的治疗方式。"

韩威力补充，造血干细胞移植后一旦出现肺部并发症，经过内科积极治疗后效果不佳，肺功能继续进行性快速减退，就应该考虑肺移植评估。肺移植评估除了常规项目，还要考虑移植物抗宿主病引起的其他脏器功能损伤程度，包括皮肤、肝脏等。

经过评估，小白的肺功能严重下降，只有肺移植才能救她一命。对于曾经罹患过血液病又进行过造血干细胞移植的小白来说，手术难度极大。

2021 年 2 月 17 日，农历正月初六，是她 38 岁的生日，这一天她收到浙大一院给予的一份生日礼物——一位心有大爱的患者捐献出了他的肺，且恰好与小白成功配型，韩威力便在第一时间通知她，希望她抓紧进行肺移植。

2 月 18 日，从安徽老家赶来杭州的小白经过各项检查后被推上了手术台，经过近 8 个小时的手术，捐赠的右肺被成功移植入小白的胸腔之中。

"肺移植后，大家关注的重点是原来的血液疾病是否会复发，根据目前的研究结果，如果骨髓移植和肺移植间隔时间超过两年，复发概率会显著降低。"韩威力介绍，肺移植后造成患者死亡的主要原因还是肺移植的相关并发症，骨髓移植后 BOS 行肺移植死亡率与常规肺移植适应性患者的死亡率没有显著性差异。

在扛过抗感染、抗排斥各项"关卡"，4 天后小白由 ICU 成功转入普通病房，浙大一院康复医学科专家还为小白量身订制了康复计划。

"没想到我会恢复得这么快，能顺畅呼吸的感觉真好。"目前，逐渐康复的小白在丈夫的帮助下，在病房里仍继续上传视频，分享自己的抗击病魔、逐渐康复的励志故事，"现在活着的每天，都是医生和社会上的好心人恩赐的，我要用'借来'的生命好好活着。"

香港白血病患求诊浙大一院

媒　　体：香港文汇报
时　　间：2021 年 2 月 15 日
作　　者：俞昼
原标题：港人白血病患求诊浙大一院：我现在是"捡回一条命"！"健身
　　　　达人"与死神赛跑　在港治疗 2 年病反复

"如果没有你们，现在我已经不在了。"浙大一院总部一期骨髓移植中心的病房里，裹着头巾、戴着口罩的朱女士向医护人员表达自己的心情，回忆起与"死神"赛跑的过程，她几度落泪，颇有些劫后余生的感慨。"等我回到香港，一定会跟病友们分享我在医院的经历，让更多人有重获新生的机会。"

朱女士出生在香港一个幸福的小家庭，爸爸妈妈与哥哥都很宠爱她，即使在婚后，她也常常与家人结伴出游。"我是做保险的，平时比较忙，所以一有空我们就会阖家去旅行。我很喜欢运动的，在生病前几乎每年都会去滑雪。"病榻上的朱女士很瘦，口罩几乎罩住了她大半张脸，显得眼睛特别大。讲述起生病前的日子，朱女士的眼神里流露出遗憾和向往。

2018 年下半年，朱女士突然感觉到背部隐隐作痛，她在屯门的医院里看了骨科，X 线片上查不出什么毛病。"后来背痛一直持续了一两个月，而且越来越痛，连站都站不住。"在医生的建议下，她转看血液科，最终被确诊为原发性浆细胞白血病。拿到一纸薄薄的确诊单，朱女士坦言觉得是老天跟她开了个玩笑，"平时朋友们都叫我'健身达人'，我怎么会得这种病的？"

朱女士并没有放弃，经过 6 个月的化疗和自体干细胞移植后，病情有所缓解。"化疗很难受，但我坚持了下来，我有那么多爱我的人，我一定要活下去。"没想到，仅仅过了 1 年多，2020 年 7 月，朱女士突然开始持续发热，到医院复查后才知道，她的白血病又复发了。2020 年 8 月，她转院至玛丽医院接受了 Dara+KRd 方案化疗，病情短暂缓解后又持续加重了起来。

2020 年 11 月，朱女士的病情并未好转，眼看着妹妹的身体越来越虚弱，朱女士的哥哥找到了她的主治医师，询问还有没有"最后的办法"。"我也是从她的主治医生，才了解到浙大一院院长黄河教授团队正在做 CAR-T 细胞治疗的临床研究，目前已经有好几例像我妹妹这样的病例，在他们团队的救治下活了下来。"朱女士的哥哥回忆，在那一刻他决定"搏一搏"。

"我在香港都治不好，去内地有用吗？"听到哥哥的建议，朱女士充满了疑虑。于是，她的主治医生将其推荐进了一个病友群，他们都是曾经在浙大一院做了 CAR-T 细胞治疗的病友。"群里所有的人都跟我讲，医院很好、医生很好、护士很好、技术很好，反正全部都是劝我一定要去的。"于是，在香港填写了一系列的表格后，朱女士一家于 2020 年 12 月 4 日搭上了前往上海的飞机。

病情再转坏　遂放手一搏

然而白血病进展凶险，原本计划要在上海的酒店里进行隔离的朱女士突然感觉到胸闷和心慌，被紧急送至当地医院进行抢救。2020 年 12 月 17 日，她在上海的医院里进行了两侧胸腔穿刺引流手术，并于第二天由救护车转送进了浙大一院的血液科骨髓移植中心。

"朱女士到医院的时候，情况很危急。"黄河教授回想，当时医院每天要从朱女士的胸腔中抽出 1000 多毫升的血性胸腔积液，而且经过化验，胸腔积液里含有大量的白血病细胞。"她的病情实在是太重了，而且身体非常虚弱，CAR-T治疗风险极高，然而朱女士治疗意愿强烈，在与朱女士丈夫和哥哥详细讨论了治疗风险收益后，他们决定信任我们，放手一搏。"

疗效快且强　质疑转信服

"真的，我刚送到医院的时候，以为自己要死了。"朱女士的眼睛里一下子充盈了泪水，她感慨道，住院的第一晚，她连躺下睡觉都做不到，只能靠坐在病床上，"一躺下气就喘不上来"。"那天晚上黄院长来巡房，看到我坐在病床上输氧，特意让护士又给我拿来几个靠枕，好让我坐得舒服些。"朱女士说她当时连说谢谢的力气都没有，"感动在心里面"。

2021 年 1 月 4 日，朱女士回输了 CAR-T 细胞，随后的报告显示，仅仅过了12 天，她外周血内的白血病细胞就减少了一半多，到了第 16 天，最严重的胸腔积液内的骨髓瘤细胞更是减少了一大半。"我现在能吃能睡，对恢复很有信心。"朱女士有些激动地说，病情最凶险的时候她真的以为自己迈不过这道坎了，现在是"捡回了一条命"。

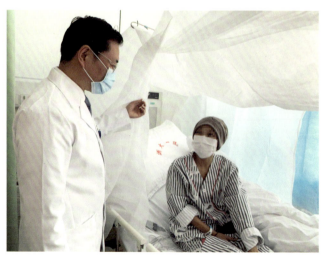

黄河院长与患者朱女士

当朱女士的申请报告和病历化验单被送至黄河院长团队时，"要不要接受"成为了黄河最大的难题。"虽然送到我们团队里接受 CAR-T 细胞治疗的，几乎都是恶性血液病的终末期患者，但像朱女士那么重的病例其实并不多。"黄河坦言，作为一个仍在进行临床研究的团队来讲，这是一个挺大的风险。

"一项诊疗能不能推到市场上去商用，前期的临床数据其实很重要，一旦在诊治朱女士的过程中发生什么意外，确确实实会影响到数据的'好看'。"最终让黄河拍板"接受"，是因为他想到了当年学医时的第一课——希波克拉底誓言。"健康所系，性命相托。"黄河一字一顿地说，"对于科研工作者来讲，数据确实很重要，但对于医生来讲，生命的价值远高于数据。"

事实上，CAR-T 细胞治疗在浙大一院仍处于临床研究的阶段，因此 CAR-T 细胞制备费用是完全免费的。"现在全世界只有 CD19 靶点的 CAR-T 细胞治疗上实现了商用，诊疗费用约为 300 万元至 350 万元（人民币，下同）。"黄河表示，CAR-T 细胞的制备需要为每一例患者在实验室单独制备，再回输人体。"仅实验室的制备成本就接近十几万元，十分昂贵"。

"现在我们的这个项目完全靠政府的科研基金和医院自筹资金在运转，数额十分有限，做不了太多的案例。"然而，想要参与临床试验的病患每个月都在增加，尤其是香港，因为此前已经有 10 例成功的案例，所以很多晚期的白血病病患都希望能来这里做"最后的一搏"。

盼善长捐助　救更多患者

"我们投入了大量的人力、物力、财力去救治每一位病患，我们的研究团队几乎是夜以继日地扎在医院里。"黄河说，他十分希望有更多的慈善基金或人士能捐赠这个项目，让团队能够发挥出更大的功效。"我可以在这里保证，捐赠的每一分钱都会用在患者身上，都能帮助挽救更多的生命。"

朱女士并不是第一位来浙大一院参与临床研究的香港人，早在 2019 年 8 月，一位 62 岁的香港理发师就在医生的建议下远赴杭州就诊。"我父亲是抱着最后一丝希望争取到的临床试验。"该理发师的儿子说，"当时恰好黄院长团队来父亲所在的玛丽医院交流，看了他的各项报告后认为符合临床要求，很快就把我们接到了杭州。现在父亲恢复得很好，我们都觉得很庆幸。"

此后，更多的患病港人经过医生的介绍，向浙大一院提出了参与临床试验的请求。然而，正当一切都顺利进行时，一场突如其来的新冠疫情阻断了原本的生命通道，直到 2020 年一位香港女护士李佳（化名）的出现，才打破了僵局。2020 年 6 月，李佳被确诊为"急性淋巴细胞白血病复发"，在医生的建议下，她决定参加浙大一院的临床试验，并向香港特区政府驻上海经济贸易办事处发出了求助信息。

2020 年 7 月 17 日，李佳与家人踏上了飞往上海的飞机，原本她们需要在上海进行隔离后才能赴杭州就医。在上海市港澳事务办公室与浙江省港澳事务办公室的协调下，病情危急的李佳一下飞机就直接被送至浙大一院，边隔离边治疗；而另一边，她的丈夫、母亲、姐姐则在上海隔离期满后再到医院与李佳团聚。

2020 年 8 月 17 日，李佳盼到 CAR-T 细胞回输的这一天，随后她的病况每一天都在好转，半个月后就康复出院，回到了香港。"可以说，李佳与她家人的求生意志很强，她们不惧困难，四处求助，打通了疫情期间港人来杭州治疗的绿色通道，为更多后续来杭的港人跑通了'生命线'。"黄河笑着回忆道，李佳走时一再讲，是祖国挽救了她的生命，她永远都不会忘记。

医学中心开幕　衔接临床研究

2020 年 11 月，浙大一院总部一期（余杭）在杭州市文一西路 1367 号正式启用，这间占地 202 亩的新院区被定位为国际一流的医学中心，空中连廊连接医院总部和浙江大学医学研究中心，真正实现了临床与研究的无缝衔接。"目前已经有香港保险公司在制订计划，将来投保人员来杭治疗，可以享受包括挂号、住院等费用减免，相信能服务到更多有需要的香港同胞。"

105 岁奶奶手术后康复出院

媒　体：文汇报客户端
时　间：2020 年 7 月 14 日
作　者：刘海波　王蕊　江晨
原标题：浙大一院再创新纪录！105 岁奶奶手术后康复出院

　　"鸡蛋拿去！鸡蛋拿去！"2020 年 7 月 13 日上午，在浙大一院，即将出院的宝奶奶反复叮嘱孙子，要给医护人员送上临别礼物，感谢他们这段时间的悉心照料。这位 105 岁的老人身材瘦小却力气极大、说起话来中气十足，不停指挥着孙子干这干那。

　　谁能想到，6 月 18 日，宝奶奶被送来浙大一院急诊科时，已经被连续 5 天的腹痛与时不时的呕吐，折磨得奄奄一息、神情恍惚。一场紧急开展的手术外加精心的护理，将宝奶奶从"鬼门关"拉了回来，"毛毛（孙子小名）接我回去后，再活个 20 年！"浙大一院手术室王莺护士长介绍，这是近年来浙大一院开展的手术之中年龄最大的患者。

105 岁的宝奶奶，腹痛又呕吐不止

今年 105 岁的宝奶奶家住浙北水乡某古镇，出生于 1914 年。那一年，第一次世界大战才刚开战，历经岁月风霜洗礼，见证百年中国巨变。心地善良，与世无争的她，日子过得像古镇河水一般岁月静好。老人年轻时曾在古镇上最有名的餐馆里煮面，丈夫也是古镇上出了名的大厨。她的两个儿子一个 88 岁、一个 83 岁都早已退休，一群孙子孙女也非常有出息，在杭州家庭和睦、事业有成。如今，这个大家族已经五代同堂了，老人因为住不惯城里，平时和保姆一同生活在古镇上。

"肚子痛得厉害！"从 6 月 13 日起，一向"吃嘛嘛香"的宝奶奶开始吃不下饭了。6 月 18 日晚 8 点，她肚子疼了 5 天，被紧急送往浙大一院，80 岁的儿子、60 岁的孙子、30 岁的曾孙急得团团围在医院的急诊室外。经过医院腹部 CT 检查后，正在急诊值班的肝胆胰外科高峰副主任医师，以"消化道穿孔"将宝奶奶收治入院拟开展急诊手术。

全力以赴急救高龄奶奶

"这位超高龄患者，各器官功能明显退化，这都将给手术带来很大风险和挑战。"高峰说，这是一台他从未尝试过的手术，105 岁的宝奶奶不仅血压偏低、心率高达 130 ~ 140 次 /min，还出现了感染性休克的症状，如若放任不管，她的情况会进一步恶化。但只要手术治疗及时，还有很大希望将宝奶奶从死神手里夺回来，并且能有效避免危及生命的各类并发症。

随后，浙大一院急诊科、肝胆胰外科、麻醉科、心内科、ICU、输血科专家深夜积极开展 MDT，一同讨论确定手术方案的可行性。"我们支持医生的一切确定，同意给老太太做手术！"患者家属的充分支持，给了医护人员前所未有的信心。

6 月 18 日晚上 11 点 34 分，宝奶奶被送进手术室。主刀的高峰副主任医师先以腹腔镜对她的腹部进行探查，发现腹腔内遍布大量的脓液，距离回盲肠部

70 厘米处小肠肠管疝入右侧腹股沟管，疝入肠管坏死伴穿孔。医生成功将肠管疝回纳至她的腹腔，对腹股沟管内环进行修补，与此同时，还将坏死的 5 厘米肠管切除、健康的肠段吻合。

要给 105 岁的超高龄老人做手术，最大的考验还有麻醉。因为老人许多身体机能已衰退，术前还存在感染性休克、急性心功能不全和快室率房颤等情况，麻醉效果不仅决定手术能否成功实施，且对术中、术后患者的生命质量有很大影响。"我们针对患者的情况，在麻醉的同时进行了抗感染性休克、抗心衰及纠正心律失常等治疗，麻醉时间、药物用量都进行了认真研究，竭尽全力保持患者血流动力学各方面的稳定。"实施麻醉的副主任医师张雄信介绍，正是所有医生的通力协作，让整个手术过程非常平稳。

超高龄术后护理，精细到每一寸皮肤

6 月 19 日，进入 ICU 的宝奶奶各项指标良好，当天中午就成功拔管。对于高龄患者来说，伤口愈合不良和感染发生的概率相当大，而眼前的这位百岁老人，极度消瘦、大便失禁的同时加上外痔疼痛发作，需要我们格外用心照料。"陈丽霞护士长介绍，刚转入病房时，宝奶奶很虚弱、生活不能自理，为了防止老人出现耳廓、肩背部、臀部、足部等处的压力性损伤，他们为老人特别准备了气垫床、身体保护贴等，在医院医护人员精心照料下宝奶奶逐渐康复。

"原本我们做了最坏打算，没想到手术不仅做得那么顺利、还那么快，没有造成任何心理负担。"陪护宝奶奶的是她的孙子毛毛，同样也是一位花甲老人。在孙子眼中，宝奶奶性格开朗，为人低调，与世无争。她平时省吃俭用，但是谁家有困难，都会主动捐钱相助。全家五世同堂，儿子、孙子孙女都很孝敬她，经常从杭州赶去古镇看望她。

问起老人的长寿秘诀，家人帮她总结，除了家族里的长寿基因，还有就是"心态乐观"——宝奶奶总是以乐观的心态面对生活，宽容对待身边的人，即使自己吃点儿亏也从不放心上。

痛失龙凤胎生命危在旦夕　妈妈捐出 2.4 米小肠救女

媒　体：都市快报
时　间：2020 年 8 月 5 日
作　者：金晶　王蕊　江晨　胡枭峰
原标题：急性肠扭转！28 岁女子痛失龙凤胎，生命危在旦夕！52 岁妈妈
　　　　捐出 2.4 米小肠拼力救女儿

"从去年女儿痛失龙凤胎、小肠坏死被医生宣判'死刑'，到如今每天能走上万步，吃得香睡得好，重生的幸福，是浙大一院给予我们的。因为他们的出现，我们才有了希望，有了活下去的勇气，也对未来有了更美好的憧憬。"

2020 年 8 月 4 日上午，浙大一院小肠移植中心成立一周年病友会现场，来自呼和浩特的小肠移植患者冯依（化名）的妈妈，说到动情处，几次哽咽。

这是一场充盈着重生喜悦的聚会，12 位"换肠人"代表从全国各地汇聚杭州，和浙大一院的医护人员一起为浙江省首例换肠人孔鸣（化名）庆祝重生的 1 周岁生日。

首例多米诺肝小肠联合移植、首例年龄最大供者活体小肠移植、首例儿童小肠移植、胰十二指肠切除自体小肠移植、首例针对家族性腺瘤性息肉病小肠移植、高难度腹腔多器官联合

移植……浙大一院小肠移植中心成立一年，共为来自全国的 25 名患者进行了小肠移植手术，最大的 56 岁，最小的 5 岁，患者术后恢复状况均良好。

一场急性肠扭转肠坏死　双胞胎孩子没了　自己生命也危在旦夕

2019 年 4 月 8 日晚，沉浸在孕育双胞胎喜悦中的准妈妈冯依，突然出现急性腹痛，当地妇幼院检查，医生诊断为"肠胃炎"，用了孕妇耐受的常规药后回家继续观察。

4 月 9 日，冯依腹痛得更加厉害，还出现了便血，随即陷入休克状态。在当地医院挂急诊，腹水严重，肚子里的两个宝宝已经听不到胎音。

冯依紧急接受了手术，"一打开肚子，医生就说我的女儿没救了！"52 岁的冯依妈妈回忆起当时的情形，百感交集，手术进行没多久，她和女婿就被叫进了手术室，看见冯依躺在手术台上，取出的一大段小肠已经扭转、发黑、坏死，腹部发出阵阵恶臭，妇产科医生果断判断，如果摘除冯依的子宫和一对宝宝，大概率人就要死在手术台上。

经过全力抢救，医生们为冯依留下了 1.98 米的小肠。次日，她在 ICU 催产分娩出一对 6 个月大的死胎。

死神紧追不舍，术后恢复的情况并不理想，7 天后，因产后并发感染，冯依剩下的 1.98 米小肠也大部分坏死，4 月 16 日第二次手术后，她只剩下了 12 厘米的小肠和不到 1 米的大肠。

几乎没了小肠的冯依，吃啥拉啥，无法消化吸收，只能靠输营养液维持生命。长时间输液，还会造成肝脏等多器官的衰竭，当地医生判断，生命撑不过 3 年。

"那时只有一个念头，不能放弃。只要能救女儿，哪怕砸锅卖铁去国外，我们也去。"冯依的家人开始上网查资料，到处托人打听，2019 年 7 月，幸运地找到了浙大一院小肠移植专家吴国生教授团队。

妈妈捐出 2.4 米小肠　手术成功

2019 年 7 月 4 日，冯依妈妈带着冯依抵达杭州。"当时经过专家会诊，诊断我女儿是'妊娠合并肠扭转'导致小肠坏死，小肠移植或许能挽救生命。"

冯依妈妈回忆，"浙大一院的医护人员都很热心，我们到的时候是 4 号晚上 8 点多，医护人员都等着我们，所有的入院手续都已经帮我们办妥，我们一到医院就入住了病房，梁廷波书记第二天还来病房看了我们。当时就觉得我们选对了医院，很踏实。"

经过两个月的住院治疗和调理，冯依的身体符合移植手术指征，2019 年 9 月 7 日上午，经过浙大一院多个学科、多名专家的合力拼搏，由浙大一院党委书记、全国知名的器官移植专家梁廷波教授，浙大一院小肠移植中心主任、结直肠外科主任吴国生教授主刀，冯依妈妈捐出的 2.4 米小肠成功接入冯依体内。

术后，因为要面临排斥反应关、感染关，还有漫长的康复时间，冯依和妈妈在医院附近租了房子住下。

刚开始的几个月，冯依的胃口不是很好，吃不下东西，冯妈妈的心还是提在嗓子眼，没有真正放下过，直到年三十，冯依突然说想吃饺子了。

"我们北方人，年三十有包饺子的习惯。虽然人在异乡，那天我还是包了些饺子，没想到女儿突然跟我说也想吃，一口气吃了四个肉馅的。我心里那个高兴啊，她终于愿意主动吃东西了。打那以后，她的状况一天比一天好，胃口好了吃饭也正常了。"冯妈妈说。

每天能走上万步　周边大大小小的景点都逛遍了

冯依的身体一天天向好。除了定期复查，其余的日子，她和妈妈会到处走走逛逛。西湖、植物园、小河直街、太子湾公园、各家博物馆，都留下了母女二人的身影。

"孩子身体好了，我的心情也跟着好起来了，离我们住的房子 20 公里以内的杭州景点，我们都逛遍了，杭州是我们的福地，想把杭州的美都装进心里。"更让冯妈妈骄傲的是，"女儿现在比我能走，每天都能走上万步呢。"

再过一个月，冯依的小肠移植手术就满一年了，前几天，她到医院复查肠镜，一切安好。

"再过几天，我们就要回呼和浩特老家了，离开家快一年了，有点想念。这一年就像做了一场梦，好在，女儿健健康康地活着，活着就是幸福。"冯妈妈正说着，冯依凑近脑袋，"吴国生教授说了，2年后，如果身体条件允许，我还是可以怀孕生宝宝当妈妈的，我期待那一天早点来。"

外商突发"致命"凶疾！浙一专家：事情不"简单"

媒　体：浙江新闻客户端
时　间：2019 年 12 月 3 日
作　者：王蕊　胡枭峰
原标题：美国商人突发"致命"凶疾！祖母、妈妈、舅舅曾因此离世，幸好他在杭州遇到了他们

　　如果没有这次意外，来自美国的 Michael（迈克尔）或许早已从杭州抵达马来西亚，洽谈完业务回美国了。但也是因为这次意外，不仅让他经历了生死时速，更让他亲身体会到以浙大一院为代表的中国一流医院的医疗技术已达到国际先进水平。

　　而造成这次意外的，是一种叫作"主动脉夹层破裂"的凶险疾病。

　　现年 59 岁的 Michael 前一天刚刚抵达浙江海宁洽谈业务。11 月 16 日早上 6 点 45 分左右，正和朋友共进早餐的他，突然感觉胸口剧烈疼痛，"就像子弹穿过胸口那样痛。"Michael 回忆，朋友立马帮他打了 120 并就近送到了当地医院。

　　检查结果显示，他的人体中最大的血管升主动脉出现了一个裂口，考虑是主动脉夹层（I 型）。听到这一消息的 Michael 心生绝望，这种疾病他并不陌生，他的祖母、妈妈和舅舅都是

因为突发这种疾病，在美国送医后不到一小时来不及抢救就去世了，所以在他的意识中，自己这次肯定凶多吉少了，都紧急通过视频给家人留了遗言。但医生接下来的话又给了他一线希望，急性主动脉夹层必须要尽快手术，也只有通过手术才能争取一线生机。经过沟通，Michael 选择转院至浙大一院。

"患者到达医院是周六上午 10 点 30 分左右，当时额头都是汗，意识还比较清醒，用英语跟他交流，他告诉我们胸口像被异物刺痛一样。"接诊的急诊医生说，根据海宁当地的检查结果，主动脉夹层破裂基本诊断明确，需要尽快安排手术。

得知这一消息后，正带队在外参加学术会议的浙大一院心脏大血管外科主任马量主任医师第一时间回杭，给手术争取时间。另一边，在浙大一院手术室，麻醉科、输血科等术前工作也有条不紊地开展，下午 3 点，Michael 被送进手术室，心脏大血管外科郭雷主治医生开始开胸、分离血管，建立体外循环，马量主任一到医院，就直接投入到手术之中。

"手术整体过程还是比较顺利的，但他的病情是十分凶险的。"马量主任介绍，打开胸腔后发现，升主动脉的内膜和中膜已经完全撕裂，仅剩的一层外膜也如同一张薄纸片，随时可能也会爆裂，后果不堪设想。手术切除损伤的升主动脉、主动脉弓，用人工血管替换，降主动脉植入"象鼻"支架，晚上 8 点手术顺利完成，Michael 随后被送入监护室监护。

但康复之路一开始并没有像想象得那么顺利。

由于主动脉夹层破裂，全身血液大量聚集到夹层中，直到手术结束前，Michael 全身处于缺血状态，而追问病史后发现他还曾患有格林巴利综合征，这是种脊神经和周围神经的脱髓鞘疾病，常表现为四肢迟缓性瘫软、肢体感觉异常，因此，Michael 出现了主动脉夹层手术最致命的并发症之一——脊髓缺血，术后四肢无知觉，下肢不能运动。

急诊监护室医护人员第一时间发现后，紧急组织心脏大血管外科、神经内外科等会诊，采取脑脊液引流脊髓减压、激素、脱水、提高血压增加灌注等一系列措施，取得了良好的效果，肢体感觉运动功能恢复较快，术后 3 天，他就可以自己在床上坐卧 3 个多小时，术后 10 天，我们在病房看到他的四肢肌力基本恢复正常，能够自己下床上厕所。

"我感觉自己是非常幸运的，我原计划是 11 月 17 日启程前往马来西亚的，我真的不敢想象如果在途中发病会是什么后果。"Michael 略显激动地说，"大概 10 年前我也曾在中国看过病，但那次只是小毛病，这次生病我很感谢这家医院（浙大一院），急诊的处理很迅速，我从朋友那得知这里每年接诊量近 500 万人次，所以他们在外科领域也是经验很丰富的。"

Michael 生病后，他的夫人和女婿第一时间从美国飞抵杭州，在医院照顾他。医生告诉他们，这次发病除了跟 Michael 的家族史有关，还和他常年以来的高血压和体重超重等因素密不可分，这些都是主动脉夹层破裂的高危因素。身高 180 厘米多的 Michael，体重也超过 180 斤，有点超重，并且一直都有高血压在规律服药，这次很有可能是因为他路途劳累引起血压波动。

11 月 28 日，Michael 乘医疗专机返回美国进一步康复治疗。在出院前，他向主刀医生马量和急诊科副主任李彤再次表示了感谢，在他准备的感谢信中，他说非常感谢两位医生高超的技术和专业的治疗。他还表示待他康复后一定带家人再来浙大一院，对医护人员的救命之恩表示衷心感谢。

女儿不幸离去，4 岁儿子终于在杭州找到希望

媒　体：钱江晚报微信公众号
时　间：2019 年 6 月 2 日
作　者：张苗　王蕊　金丽娜
原标题：父母基因突变，儿女双双中招尿毒症！女儿不幸离去，4 岁儿子
　　　　终于在杭州找到希望

六一儿童节，小朋友们最期待的礼物是什么？新衣服？新玩具？4 岁的小知（化名）最想要的礼物是，同龄小朋友都能吃的巧克力饼干。

"医生叔叔把我肚子的虫子拿出来了，我可以吃巧克力饼干了。"小知奶声奶气地指着自己的肚子说道，小知因为生病，4 岁的世界里从未出现过零食，所以今年的六一儿童节他异常期待，因为这是他第一次健健康康过儿童节。

其实，与小知所说的"把肚子里的虫拿出来"相反，浙大一院肾脏病中心肾移植团队成功为小知进行肾移植手术，而这份生命礼物来自一个 6 个月大因意外去世的天使宝宝。

如今，这份生命礼物在小知体内生根发芽，将与他一起长大，感受这世间美好的一切。

父母基因突变　一双儿女纷纷"中招"

4 岁的小知，来自江西九江。他的妈妈习惯亲切地唤他为"弟弟"，因为小知有一个比他大一岁多的姐姐，姐弟俩遗传了妈妈的大双眼皮与长睫毛，潮妈带着漂亮的儿女出门，总是引来路人艳羡的目光。

2016 年年初，3 岁的姐姐因为胃口差、面部水肿、动不动就喊累要抱抱，妈妈就带着姐姐去江西当地医院检查，尿毒症晚期打破了这个原本充满欢声笑语的家庭。

姐姐立即被带往上海进行治疗，并在医生的建议下做了全套基因检测，结果显示姐姐的尿毒症来源于父母两个人的基因突变，这就意味着弟弟也很有可能会跟姐姐一样出现肾脏的问题。

弟弟也"中招"！那一年，2 岁不到的弟弟基因检测结果显示弟弟的情况跟姐姐一样，基因突变导致的硬化性肾小球肾炎，只不过弟弟还没发病。来不及问命运为何如此不公？全家人就带着姐姐奔波于上海、江西进行血透治疗，偶尔还要带着弟弟一同前往进行预防性治疗。

2017 年，一年的血透并没有挽留住年仅 4 岁的姐姐。

"弟弟，妈妈一定要治好你！"痛失女儿的妈妈抱着懵懵懂懂的弟弟暗下决心。

突发尿毒症　肾移植才能彻底新生

2019 年 4 月下旬，小知定期复查血肌酐时发现指标继续恶化，并且出现了尿液颜色变浅，近乎于透明，小知的肾功能已经失去了排毒功能，当肌酐到 346 μmol/L 时，上海当地医院建议："必须马上血透！合适的肾源需要等不少时间，小知的情况怕是等不起。"

"给我们两个月时间，如果这两个月做不成肾移植，我们就回来血透！"妈妈曾在上海病友群里咨询过网友，全国哪家医院做肾移植比较好？"当我看到群里有个妈妈跟我说，她 7 岁的儿子前年在浙大一院进行了肾移植，现在跟正常小朋友一样上学、玩耍，我就看到了希望。"

这一次，妈妈要替小知搏一把！

4 月 26 日，妈妈带着小知慕名来到浙大一院肾脏病中心登记肾移植。也许，是上天眷顾这个不幸的家庭，登记不久后，合适的肾源出现了。

"医生叔叔是要把你肚子里的虫子拿出来，然后你就可以吃巧克力饼干，可以去上学。"小知听完妈妈的话懂事地点点头，从小妈妈就告诉他因为肚子里长了坏虫子，所以他每天要吃药，不能吃零食。

5 月 20 日下午 7 点，小知被抱进手术室，"医生叔叔，我睡醒了，是不是虫子就拿出来了？"小知在得到肯定回答后，安静地"睡"熟了。

在麻醉科和儿科的保驾护航下，肾移植手术开始了，由肾脏病中心副主任吴建永主任医师主刀，由于供体肾脏小、血管细，手术难度史无前例，这对医生的技术要求十分高。经过 3 个多小时的努力，一个 6 个月大因为意外去世的天使宝宝的肾被"种"进了小知的体内，放开血供，小知接受了这个"生命之礼"，他们融为了一体。

儿童肾移植围手术期的管理难度比成人更大，在肾脏病中心、儿科、康复医学科、精神卫生科、营养科的共同努力下，在肾脏病中心全体医护的用心护理下，小知的肾功能恢复，并可以正常活动。

小知术后恢复不错，5 月 30 日康复出院。从此小知一家将拨开阴霾，迎接新的生活。

第 6019 例肾移植　有望还他一个完整的童年

4 岁的小知是浙大一院 6000 余例肾移植中年纪最小的患者。

由于 2 岁不到就接受药物治疗，小知饮食都是单独准备，低蛋白、每餐肉只有 50 克，从来没加过盐、更是从来没吃过他这个年纪能吃的零食。苛刻的饮食管理造成营养缺乏，手术前的小知比 4 岁同龄小伙伴赢弱很多。

"我长大要当厨师，吃好多好吃的！"这是小知的梦想，可能是由于从小嘴巴"管得牢"，小知最爱看的电视节目除了动画片，竟是烹饪节目。

"幼儿园虽然落下了，但弟弟可以按时上小学了！"妈妈很期待小知背着书包去上学的场景，之前由于生病，小知从未上过学，都是奶奶在家教他学习，聪明的小知会背《弟子规》、唐诗、还会简单算术。

肾移植成功后，弟弟体内那个生命之礼，将与小知一起快乐健康成长，过一个无忧无虑的童年，这是两个生命的新生。因为小知没有做过透析治疗直接进行肾移植，术后的生活质量更有利于小知的心智与身体发育，他将可以跟同龄孩子一样成长、上学、工作。可以说，肾移植送给了小知一个完整的童年。

儿童尿毒症患者近年来发病率逐渐增高，原因与成人明显不同，除了原发性肾小球肾炎外，多为囊性、遗传性和先天性疾病，透析治疗会对尿毒症儿童的生长、发育、学习造成严重影响。因此，儿童成功接受肾移植的意义比成人要更大。

游刃毫厘间，心胸外科"金刀"是怎样炼成的？

媒　　体：浙江日报
时　　间：2019 年 5 月 27 日
作　　者：陈宁　王蕊
原标题：心胸外科"金刀"是怎样炼成的？倪一鸣　马量：游刃毫厘间

这是人体内最精密的"仪器"——每天 10 万次的跳动，每跳动一次，都伴随着瓣膜的开合，瞬间血液由心脏启动，向全身进发。

成年人的心脏只有拳头般大小，却"掌管"着生命的一切。有人说心胸外科是最具挑战、最高难度的医学领域，心胸外科医生便是一群"游走"在毫厘之间的人。

然而，当记者在浙大一院见到倪一鸣和马量这两位心胸外科主任时，却很难将这个高风险的职业与温文尔雅、风趣率直的他们联系在一起。"进入医院前，从没想过自己会当心胸外科医生。"采访时，他们不约而同地调侃道。

可就是他们，联手创造了浙江省内心胸外科领域的一项项纪录：11 分 05 秒做完二尖瓣置换手术、19 分钟完成换心脏关键步骤、开创大血管手术、发展微创心脏外科手术……倪一鸣和马量也成为浙江省内仅有的两位获得中国医师协会心胸外科

"金刀奖"殊荣的人。

为什么能把"没想到"做到业内最佳？跟踪采访数天后，记者发现，这是与坚持和担当有关的故事。

故事一　从"被迫"到"充满意义"

"行医是一种艺术而非交易，是一种使命而非行业。"——威廉·奥斯勒

1983 年，从原浙江医科大学毕业的倪一鸣被分配至浙江医科大学附属第一医院（现浙大一院）工作，报到的那一天，他与所有心怀理想的医学生一样，走进医院大办公室等待分配。

"倪一鸣，心胸外科。"

这个结果令他颇感意外。"胆小""社交恐惧症""一说话就脸红"是几乎所有人对倪一鸣的印象。他的夫人曾在一篇文章中这样回忆这段经历：听说当外科医生要有一颗狮子的心，掂量着自己的心只有兔子般大小，报志愿时果断报了内科。当个人志愿和医院分配发生冲突时，"被迫"当上了一名外科医生。

但在当时，这个"被迫"却有着独特的意义。心脏换瓣术，曾被称为"涉险"手术。1983 年，浙大一院全年的心脏手术仅为 100 例；浙江省内换单个心脏瓣膜的死亡率约为 33%，换双瓣的死亡率则高达 50%……

彼时，心胸外科的条件异常艰难。倪一鸣记得，科室里没有静脉穿刺的管子，医生们就到店里买一根工业塑料管，将它与针头连在一起后，往酒精里泡一泡就算消过毒；监护室的设备非常简单，只有 4 张床、一台鸟牌呼吸机和 4 导联的心电图；由于缺少设备，有时医生们要戴着听诊器听上整整一夜，才能逐一记录每分钟患者的心跳变化。

直到有一天，一个美国基金会来到医院做心脏搭桥手术演示，外国医生们细腻的手法，缝合时一针一线间的精准都让倪一鸣大开眼界。"他们是怎么做到的？什么时候国内医生也能有这样的技术？"

带着这样的疑问，1987 年，倪一鸣获得了到瑞士苏黎世大学心血管外科进

修的机会。在异乡，他凭借着刻苦与坚持，从第三助手升到第二助手、第一助手，再到主刀医生。他也成为当时苏黎世大学外科进修的外国人中，唯一一位站上手术台主刀位置上的人。

一次，倪一鸣的导师 Von·Seggesser（冯·塞格瑟）先生带着他到校外做手术，他负责缝合。因为缝合平整、针距均等，当 Von·Seggesser 向人们介绍："This is Chinese（这是个中国人）"时，在场的人们无不竖起大拇指。每每回忆起这一幕，腼腆的倪一鸣总是微微一笑。"那是我最骄傲的时刻。"

国外的求学经历，也让倪一鸣感受到了无尽的压力："就拿手术中最基础的开胸来说，国内操作方法耗时半小时，而国外医生开胸，省去了很多多余动作，3 分钟就能完成。

在心胸外科领域，分秒之间都关乎患者的生与死。学成归来的倪一鸣，一直致力于优化瓣膜手术流程：他严格规定瓣叶的切除顺序、缝线的放置、持针的角度等细节，大大缩短了手术时间，降低了手术并发症风险。

每一天，倪一鸣及其团队都要重复 3～5 遍的手术操作：开胸，建立体外循环，换瓣，缝合，检查人工瓣关闭及开放功能……在他的不断努力下，医院心胸外科各主刀医生单瓣膜置换手术主动脉阻断时间都能做到在 20 分钟以内，而他自己创造的二尖瓣置换手术的最短主动脉阻断时间仅为 11 分 05 秒。

对外科医生来说，最大的噩梦莫过于"主动脉根部出血"，当手术中患者出现主动脉出血时，许多医生第一反应是立马缝上，可现实却是越缝出血量越大，最终导致患者因失血过多死在手术台上。倪一鸣反其道而行之，首创"大包围术"，变堵为疏，对主动脉外围的出口进行封堵，将血液引流到心脏低压区。采用这一技术，他挽救了十余例面临死亡的患者生命。

倪一鸣凭借精湛的医术和管理经验，在病区仅有 43 张床位的情况下，近年来每年完成各类心脏手术 1300 余例，单病区效率在全国同类科室中名列前茅。

现在，再看 36 年前的"被迫"选择，倪一鸣会说："我觉得它充满意义。"

故事二　和细节"抬杠"的人

"一个高明的外科医生应有一双鹰的眼睛、一颗狮子的心和一双女人的手。"——伦·赖特

对于心脏外科医生而言，速度是最为重要的。

手术过程中，心脏停跳的时间直接关系到患者的康复。所有心胸外科医生都会在保证质量的前提下尽量缩短手术时间，在浙大一院的记录里，置换一个瓣膜主动脉阻断时间平均 20 分钟，置换两个瓣膜 40 分钟，这一平均时间与早期或文献报道相比，缩短至少 30 分钟。

"节省下来的 30 分钟，依靠的是娴熟的技术和对细节、流程的改善。"马量告诉记者。

1992 年，从原浙江医科大学毕业的马量选择了听起来极具挑战的心胸外科。彼时，他并不知道自己在这个"高大上"的领域里能做什么贡献，也不知道自己会成为一个和细节"抬杠"的人。

在心脏外科手术缝合过程中，医生两只灵巧的手如何有效分工？在长期的临床经验中，在倪一鸣的启发下，马量发现，右手拿持针器缝针，左手拿镊子拔针，动作连贯快速，又不易损伤组织，与传统的持针器拔针的缝合方式相比有很大优势，尤其适合于心脏大血管的操作中。于是他反复刻苦练习，节省了手术时间。

20 世纪 90 年代初期，开胸手术纵向切口的长度达 40 厘米。"这一切口从后背到前胸，需要切断胸大肌、背阔肌、前锯肌，才能进入胸腔。"马量回忆道，传统的手术损伤大、恢复慢，会给患者造成极大痛苦。

1995 年，倪一鸣和马量共同设计了胸肌保留微创开胸术，像庖丁解牛一般从肌肉间隙进入胸腔，避免切断任何肌肉，手术切口从原来的 40 厘米缩小到 15 厘米以内，最重要的是，可以在不损伤肌肉的情况下完成手术。

过去，传统意义上的二尖瓣严重狭窄手术都需要剪掉后瓣，但是这一做法稍有不慎便极易引发左心室破损甚至危及患者生命。在一次次反复的实践中，倪一鸣和马量发现，只要不断磨练手术手法，可以在保留后瓣的情况下完成二尖瓣置

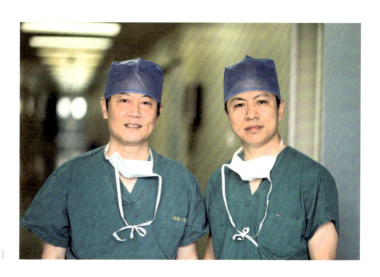

倪一鸣（左）与马量（右）

换手术，这一技术也适用于二尖瓣严重狭窄患者。

2015 年，马量代表浙大一院参加心脏外科全国年会，他把这一颠覆性手术方式带到现场时，与会专家们和他展开了一场辩论。"没有人相信我们能够这样做手术。"他回忆道，直到他把手术的视频、图像等资料在会场逐一演示后，在场的专家们都为浙大一院竖起了大拇指。

现在，马量每年完成心脏手术超过 500 台，手术成功率更是超过了 98.5%。有人说，外科医生要有一双鹰的眼睛，他非常喜欢这句话，他认为正是对细节的敏锐，鞭策他在心胸外科领域不断进步。

故事三　倪叔马叔的医者仁心

"有时，去治愈；常常，去帮助；总是，去安慰。"——特鲁多

采访的这天，马量刚下门诊。他顾不上吃午饭，就匆匆走进倪一鸣的办公室："刚才老吴来复诊，他的状态很好，还特地让我给你带个好。"两人口中的老吴，是一位 25 年前的患者，1994 年那台高难度的手术，正是他们合作完成的。

在浙大一院心胸外科不断发展的历程中，倪一鸣和马量共同创造了浙江省内的多个第一：1998 年，首例心脏移植；2000 年，首例心脏不停跳下冠状动脉搭桥

术；2005 年，首例主动脉夹层手术……就在他们的办公室外，一张张老照片和一组组数字都在展示着这些令无数业内人士竖起大拇指的时刻。

但在两位医生的心中，职业生涯上的座座里程碑，是患者们的灿烂笑脸。

"每当走上手术台，不管接下来会面临多复杂的状况，为患者们祛除病痛就是我唯一的想法。" 36 年来，倪一鸣救助过的患者不胜枚举。他们中，有心内膜严重感染、从意大利转诊回国的温州女孩小羽，也有因重度心脏瓣膜病变而陷入绝望的金华阿姨……

这些年来，细心的同事发现，倪一鸣的手上总有一道道细小的伤口，这是因为长期使用消毒液，皮肤变得粗糙，用力打结时缝线隔着手套划伤了手指；他的颈椎也因为长期低头专注工作而改变了正常曲度。

但是谈及多年来的辛劳与付出，倪一鸣总会不失风趣地说："开开心心地开'心'，开'心'开得开开心心。"

对患者的责任心促使着马量对工作的一丝不苟。科室里的同事都知道，马量经常监督科室其他医疗组的用药情况，一旦发现不规范之处就会严肃指出。在他的感染下，心胸外科心脏病区的药品比例一直以来都保持得很低。很多心脏患者的家庭经济情况不是很好，他还总是尽可能想办法解决患者的燃眉之急。

发病 48 小时内死亡率高达 50%……在心胸外科领域，主动脉夹层是最危急的疾病。主动脉夹层手术不仅复杂，死亡率高，手术常常一做便是 6 个小时以上。为挽救更多主动脉夹层患者，马量坚定的将此作为自己的另一个主攻方向。

2007 年，他就开展了主动脉夹层全弓置换术，科室组建大血管专业化团队，采用外杂交治疗等多维度全方位手段，为患者提供精准化个体化的治疗方案。手术总量和成功率均创浙江省之最。

有人说，一件事情的痛苦是等恒的，微创心脏外科给患者带来的痛苦是减少了，但是医生的痛苦增加了。马量深知为患者减少病痛是自己作为一名医生奋斗的目标，多年来，他坚持为患者分担病痛，还不断优化微创外科的路径、流程及器械选择，将微创心脏外科手术简单化。"熟能生巧。这样，微创心脏外科手术也不增加医生痛苦了，医生患者双赢了！"马量打趣道。

　　如今，科室的医生们亲切地称呼两位"金刀"为倪叔和马叔。年复一年，两人共同培养了一大批年轻医生，并用自己的医技医风医德感染着他们。

　　什么叫医者仁心？他们说，这并不是高不可及的境界，无非是"哪里有需要，我们就出现在哪里，这也是医生这份神圣的职业教会我们的。"

患者轻生，22 岁小护士冲了上去

媒　体：健康中国
时　间：2019 年 4 月 11 日
作　者：王蕊　金丽娜
原标题：看到一个人影悬在卫生间半空，22 岁小护士冲了上去……

在浙大一院血液科工作才大半年的年轻护士王娟，最近在科室收获了很多好评，还被同事夸为"大力娟"。

这个身高一米六二体重才九十斤的姑娘，看起来弱不禁风，好像跟力气大完全搭不上边，她却在关键时刻爆发了自己的小宇宙救下了悬梁自尽的白血病患者。

22 岁护士工作细致，救下自尽白血病患者

王娟，22 岁，安徽姑娘。2018 年从大学毕业后就在浙大一院血液科病房工作，这个刚正式步入临床的小姑娘，工作细致，心思细腻。

2 月下旬，一个稀松平常的早上，王娟走进李兰（化名）的病房，准备给刚做好入院检查的白血病患者李兰输液，却发现李兰不在病床上，便询问病房里的其他患者是否有看到李兰。

"在卫生间里，进去蛮久了。"王娟一听到李兰在卫生间许久未出来，便警惕起来了，因为血液科患者通常血细胞低，很容易在卫生间晕倒，导致出血，边走向卫生间边喊，"李兰，你在里面没事吧？"

王娟刚走到卫生间门口，准备敲门，却发现门没关牢，从门缝里看到一个人影悬在半空。王娟一个箭步，推开门。一米六二、九十斤的王娟一把托起李兰，拼命扯下挂浴帘的不锈钢杆子，被救下的李兰已经失去意识。

王娟立即解下李兰颈部的绳子、按下卫生间的紧急呼救铃，护士长孙彩虹与责任护士代骞媛听到呼叫铃后，飞奔到病房，评估发现李兰的心率已达182次/min，而正常人的心率只有70～80次/min，赶紧打开气道、吸氧、心电监护、开通静脉通路，如果再晚一会，很有可能李兰心跳就停止了。

经过十分钟左右的抢救，李兰苏醒过来，恢复了意识。

看到李兰被救回来了，22岁还没见过"大世面"的软妹子王娟这才回过神来，开始打起了哆嗦。

这个刚走上工作岗位不到一年的年轻护士，每天跟小伙伴一起管十几个患者，忙的时候连上吃饭的时间都没有。一周值两个夜班，有时候碰到患者不理解工作，会偷偷抹眼泪，但王娟很热爱这份工作。

"护士工作虽然很累，但我一点都没后悔过，我姐姐也是护士，从小我就想当护士。"当护士，一直是王娟的从小梦想，她说，救下李兰，觉得自己从小的梦想没错。

家庭主妇被诊断为白血病，为此郁郁寡欢

"你们为什么要救我？"这是李兰恢复意识后说的第一句话，除这句话外，李兰拒绝一切交流。

面对这个当天才刚住院的患者，轻生原因让人百思不得其解。从家属口中，医护人员了解到，李兰，宁波人，今年50岁，家庭殷实，丈夫在外做生意，有个乖巧的女儿在外地求学。2月中旬，李兰确诊白血病后，每天以泪洗面，郁郁

寡欢，丈夫告诉她，现在医学很发达，省城大医院浙大一院肯定有办法治疗，花多少钱都要治好她。

李兰丈夫万万没想到的是，才住进浙大一院第一天，还没开始治疗的妻子就想不通寻了短见。

"李阿姨，我跟您闺女一般大吧？您闺女有对象吗？我妈天天打电话烦我，你说她是不是太心急了？"每天护理李兰的时候，王娟都会跟李兰聊天，试图打开李兰那颗封闭自己的心。

"我女儿比你大，我在你这个年纪早就结婚生子了。"李兰终于开口了。

李兰告诉王娟，她跟女儿就像姐妹，经常一起逛街看电影，去年还一起看了《我不是药神》，自己生白血病后，经常会回想起电影里白血病患者吕受益在医院卫生间上吊自杀的情景，代入感很强烈。

"我也被判了死刑，不想像电影里的人那样吃这么多苦头，最后人不像人、鬼不像鬼，还不如直接死了解脱。"李兰终于说出了为什么要自寻短见。

血液科开出"爱"的治疗方案

已经自杀过一次有抑郁倾向的李兰，成了血液科医护关注的焦点，不太积极配合治疗的她同时又是难点。

李兰患的是急性粒淋混合型白血病，急性粒淋杂合性白血病（hybrid acute leukemia，HAL）又称急性混合细胞白血病（acute mixed leukemia），是一种髓细胞系和淋巴细胞系共同受累的急性白血病，这是一种罕见的具有独特临床及生物学特征的急性白血病，并且她还有合并肺部感染。

血液科主任金洁教授查房时耐心开导、鼓励李兰，在护士长孙彩虹带领下责任组护士及其他护士也都对李兰给予了充分的关心和细心的观察劝导。

"姐姐，你想想你女儿要结婚生子，你马上就要当外婆了。"比李兰小两岁的护士长孙彩虹连周末休息都会去病房找李兰聊天，还时常给李兰讲同类治疗成功的病例，以增加她对治疗的积极性。

"我要好好的，当个好外婆。"李兰终于积极面对疾病，主管副主任医师杨敏在与患者家属充分沟通后，根据血液科学科带头人金洁教授制定的化疗方案，给患者蒽环类联合阿糖胞苷、地塞米松及长春新碱的常规化疗。

由于白血病的治疗必须用到激素，鉴于李兰精神状态还不稳定，激素一用可能会加重她的精神症状，整个血液科的医护人员"压力"倍增，怕李兰随时情绪波动，再自寻短见。

整个血液科开出了"爱"的治疗方案，既没有让李兰感觉到特殊对待，又给予了充分的心灵呵护，在这样的细心医疗护理下，李兰终于迎来了第一疗程的顺利结束，骨髓缓解，已经出院回家休养了。

"活着总是有希望的，我们都要加油！"出院的时候，李兰对着病房里的病友说。一个一心想快"死"解脱的李兰，在一个"药神"团队爱的治疗中活过来了，并且充满了生的欲望。

为什么他们给宝贝取名"浙依"

媒　　体：钱江晚报微信公众号
时　　间：2019 年 3 月 28 日
作　　者：张苗　王蕊
原标题：当了 19 年护士，这样的病人家属太少见了

　　"和家人团聚在一起的时候应该是人世间最美好的模样，看着你们抱着小依依幸福地离开，你们又用如此隆重的形式，让我们体会到我们所有的付出收获到了最大的价值，工作半年的小花妹妹接过你们递过来的这条腕带时，她的眼里是泛着光的。所以，真的谢谢你们，都说医者是暗夜里的提灯者，其实我想说你们就是那盏灯，帮我们抵御了黑暗，照亮了我们正在走的路。"

　　这段温暖的文字来自于一封感谢信，是浙大一院儿科护士长叶娟几天前写的，收件人是一位 32 岁的新晋奶爸，他的女儿依依在浙大一院儿科住院 40 多天，几天前刚刚出院回家。

　　我们见过太多患者、家属给医护人员写感谢信的例子，而这一次，是医护人员给患者家属写了封信。

依依的爸爸做了什么，让护士长叶娟这样动容又动情？

浙大一院儿科主任梁黎在朋友圈转发感谢信后，收获了满屏的点赞和留言。

39岁的叶娟已经当了19年的护士，在儿科护理的岗位上她算是一个见多识广的人了，可今年32岁的依依爸爸还是让她留下了太深的印象，"这么多年里，像依依爸爸这样的家属太少了。"

2019年2月，依依的妈妈从台州当地医院转院到了浙大一院，依依妈妈突发严重的肝病，那时候的依依还只是妈妈肚子里32周的宝宝。

在给妈妈治病的时候，肚子里的孩子不得不提前剖出来，作为早产儿的依依体重还不到2公斤，出生后很快被送到了浙大一院新生儿监护室。

依依的爸爸作为新手爸爸，面临着妻子、女儿同时住院，病情危急的情况，在女儿住院的第一天里，就签下了8份知情同意书，上面细数了早产儿可能会面临的各种危险。

"从第一天签字的时候就能看出，这是一个对医护人员很信任的家属。"叶娟说，依依爸爸在签字的时候很果断，"家属在签这些字的时候，通常面临很大的压力，而医生为了抢救争分夺秒，和家属的沟通没法做到门诊中那样详尽细致。"用最快的速度签字，就是选择相信医护。

"在新生儿护理的过程中，总会有一些纰漏，比如孩子大便次数有些多的时候，孩子会红屁股，在我和依依爸爸说这个情况的时候，能看到他眼里都是心疼，但是没有把责怪说出口。"叶娟说，在她做护士长的这些年里，见过太多爸妈把不耐烦写在脸上，破口骂人的时候也偶尔出现。

另一个细节发生在依依住院3周后，刚在医院探视完宝宝的情况后，依依爸爸坐动车回老家台州，动车还没到站，就接到了医院的电话，"依依血红蛋白下降有些快，有生理性贫血的危险，现在需要输血治疗，需要你回来签字。"

依依爸爸在中途的车站宁波下车，赶紧又买了张回到杭州的动车票赶到医院。

"孩子的病情是在变化中的，他离开医院时，孩子不需要输血也能维持血红蛋白，但是病情变化需要他赶回来时，他同样没有埋怨抱怨。"叶娟说，在过去，同样的事情发生时，家长们总会表达他们的不满，给医生护士很大的压力。

另一个让叶娟感动的，是依依的名字，在她的户口本、身份证上，名字叫作"浙依"，"我还要感谢的是他们为孩子取的这个名字，名字不仅是一个人有特殊意义的符号，还包含着你们对孩子的祝福和期望，给孩子起名字必是层层筛选，深思熟虑。你们坚定又慎重地给你们这颗无价明珠取这个名，说：母女都是浙一救治的，取名浙依，依靠浙一，希望她能感恩！"叶娟在感谢信中写道。

为什么要写这封感谢信？

叶娟说："首先是表达对依依爸爸的感谢，他是我们儿科医护接触到的少有的容易沟通的家属，是我们工作中的正能量；另外，这封信我也是写给我们科室新进的医生护士看的。每次在电视剧中看见那些牺牲健康、牺牲休息、自己孩子成长不能参与的镜头，我们再熟悉不过了。"

不是说我们有多伟大，患者家属每次说谢谢的时候，我们都会说应该的，其实不是客套，我们真觉得这些都是我们应该做的，也是应该做好的。可是，家属对我们的不理解和苛责，远比别的科室要多。我们也会怀疑自己，怀疑自己坚持的意义，怀疑自己存在的价值，甚至也会有人中途放弃，2014 年到 2016 年，仅 3 年时间，全国流失的儿科医生 14310 人，占总数的 1/10，而 15 年时间全国的儿科医生却只增加了 5000 名。但我相信，医生这个职业，会比别的更容易找到人生的存在感，我也希望新的儿科医生护士看到，还是有依依爸爸这样的家属，能让我们感到温暖。

依依的爸爸为何会对医护人员这么体贴？

依依爸爸说："护士长给我看这封信的时候，我都有些纳闷，我也没觉得自己做了什么，怎么还给我写感谢信了。我是一名普通机关工作人员，没有医学背景，家里也没有人当医生，但我知道在医院里，有这么多专业的医生护士为我爱人和孩子保驾护航，我能做到的就是信任他们，相信他们的专业技能，认可他们的技术。

虽然是第一次当爸爸，但在老婆怀孕的时候我就做了很多功课，比如红屁股这件事，我知道这个是很正常的事情，尿不湿换迟一些，宝宝的皮肤很娇嫩，就会变红，我从没想过是他们照顾得不好，也不会想到责怪他们。坐火车中途赶回医院这件事，我想不管医生说的什么，让我做什么，都是为了我的女儿，这一点的折腾实在不算什么，为了尽快进行下一步的治疗，我当时想着的是怎么能买到最快的票。女儿的名字是我提出来的，很快就和老婆达成一致，这也是生命中最重要的两个女人获得新生的纪念。

 附感谢信全文：

今天是小依依出院第六天，不知道她在家里是否适应。这几天天气忽冷忽热，记得及时给她增减衣服；她的指甲长得很快，基本上三天就要剪一下；洗完澡的时候她的心情最好，可以跟她聊会天；还有，睡得不踏实的时候放点音乐给她听，有一个夜班郝姑娘放了17遍《雪落下的声音》她才安静下来。

那天你们来接她，一家三口第一次团聚，眉眼欢笑岁月静好。我们开心又不开心。开心的是又一个孩子健健康康地回到了父母身边，一个家庭开启了更幸福的生活；但分别难免会伤感，毕竟是我们养了一个多月的小闺女。

都说母爱与生俱来，想来也是，还没结婚的祝丹妹妹放个假回趟老家都记挂着那个最爱撒娇、要抱抱的宝宝吃饱了没，交代大家有空要多抱抱她。

感谢

说了这么多，好像有点岔了远了，其实是想由衷、正式地和你们道一声：谢谢！

小花妹妹说，依爸是素养极好的家长，每次来都不停地跟我们说谢谢，其实我们也一直想对你说声谢谢！

谢谢你在孩子大便次数多发生红臀的时候，没有责怪我们，当时你的眼里也满是心痛，却始终没有把责怪的话说出口；谢谢你在孩子病情反复的时候继续信任我们，积极配合我们的治疗；还谢谢你在签一大堆知情同意书的时候没有质疑我们。

这里也要向你道个歉，当时小马哥的态度可能有些不耐烦，不是他不想好好说话，实在是因为抢救的时候争分夺秒，多说半句都觉得是在浪费时间。

最要感谢的是你们取的这个名字，名字不仅是一个人有特殊意义的符号，还包含着你们对孩子的祝福和期望，给孩子起名字必是层层筛选，深思熟虑。

你们坚定又慎重地给你们这颗无价明珠取这个名，说：母女都是浙一救治的，取名浙依，依靠浙一，希望她能感恩！

这个名字，于你们，是幸福的感恩，于我们，是存在的价值。

守护

最近《人间世》第八集，聚焦了我们儿科这个群体，那些牺牲健康，牺牲休息，自己孩子成长不能参与的镜头是那么熟悉。

方主任的儿子生病，住在我们自己科室，她连陪孩子吃个中饭的时间也没有，好在孩子懂事，一个人打点滴也妥妥的；王主任的母亲小脑出血住院，在自己医院跑前跑后的是他七十多岁的父亲；忠哥的膝关节需要做手术，因为人员紧张，一拖再拖；我们跟你们宣教要尽量给孩子母乳喂养，可是产假回来的护士妹妹们都早早给孩子断了奶，不是我们不想给孩子母乳，实在是忙的去挤个奶的时间都没有；上午的门诊看到下午两点吃中饭，三更半夜撇下自己孩子往医院跑……

不是说我们有多伟大，你们每次说谢谢的时候，我们都会说应该的，其实不是客套，我们真觉得这些都是我们应该做的，也是应该做好的。

可是，当梁主任忍着腰痛没吃中饭上午的门诊看到下午，仍有家属投诉不给加号让她道歉的时候；当方主任为那个有治疗意义的孩子绞尽脑汁争取一线生机，孩子的爸爸始终用质疑的态度重复着"你们不就是想赚钱"的时候；当我们的护士妹妹没有一针见血，家长劈头盖脸辱骂甚至想扔凳子过来的时候……

我们也会怀疑自己，怀疑自己坚持的意义，怀疑自己存在的价值，甚至也会有人中途放弃，2014年到2016年，仅3年时间，流失的儿科医生14310人，总数的1/10，而15年时间全国的儿科医生却只增加了5000名。

那留下的我们，是什么让我们留下来，坚持在这里？

《人间世》中朱月钮医生抢救一个病危的孩子连吃饭的时间都没有，却因为对另一个家属说话没有耐心被投诉，在解释、写保证、座谈和家属和解后，也被问到这个问题：是什么让你坚持在这里的？朱医生热泪满眶：人的一生，绝不只是面朝大海春暖花开，它隐藏着忧伤、尴尬、伤痛、苟且，但我相信，医生这个职业，会比别的更容易找到人生的存在感。

是的，和家人团聚在一起的时候，应该是人世间最美好的模样。

看着你们抱着小依依幸福地离开，你们又用如此隆重的形式，让我们体会到我们所有的付出收获到了最大的价值。工作半年的小花妹妹接过你们递过来的这条腕带时，她的眼里是泛着光的。

所以，真的谢谢你们，都说医者是暗夜里的提灯者，其实我想说你们就是那盏灯，帮我们抵御了黑暗，照亮了我们正在走的路。

感恩

感恩和小依依的相遇，于你们是幸福的开始，于我们是继续前行的力量。

祝福小依依健康快乐地成长，像她爸爸妈妈一样，懂得珍惜和感恩，未来的日子，无论她知或者不知，我们遇或者不遇，我们和她，都是彼此最温暖的存在。

"熊猫血"男子心脏衰竭急等"换瓣" 20 年前的救命团队再次迎接挑战

媒　体：杭州网
时　间：2019 年 3 月 11 日
作　者：杨威　王蕊　胡枭峰
原标题："熊猫血"男子心脏衰竭急等"换瓣"　20 年前的救命团队再次挑战

　　不到万分之三的罕见"熊猫血"概率，身患贫血却深陷"血荒"，怎么办？

　　先天性主动脉瓣狭窄，置换的人工瓣膜却因高烧感染，命悬一线，怎么办？

　　术后造血系统出现异常，恢复希望渺茫，怎么办？

　　任何一种情况都足够惊心动魄。但当这三种情况集中在同一个患者身上，医生该如何治疗？家属该如何抉择？医生和家属之间又该如何达成共识？

　　有时候，搭建起医患之间桥梁的基石，信任二字，重若千斤。

高烧不止　20 年前换的瓣膜感染了

　　李明（化名）今年 35 岁，出生在嘉兴，自幼患先天性主动脉瓣狭窄，初三那年在浙大一院心胸外科倪一鸣主任主刀下接受了主动脉瓣置换。之后，他顺利完成学业，从事会计工作，然而不幸再次降临。

2018 年底，他高烧了 3 天，体温最高达 39℃以上，虽然吃了退烧药稍有缓解。但没几天的工夫，李明就开始觉得整个人"轻飘飘"的，走不到 100 米就会气喘吁吁，日常生活受到了严重的影响。某省级医院心脏超声提示他置换的主动脉人工瓣膜感染了，严重影响了心脏功能，需要尽快手术。

这时候他想起了 20 年前的救命恩人倪一鸣主任，当他来到倪主任门诊的时候，已经虚弱得无法自主活动，检查发现，他的心功能分级为 4 级，属于最差级别，如果不尽快手术就会心脏衰竭而危及生命，当即安排住院。

陷入两难 多方协助全省寻找"熊猫血"

糟糕的情况不止于此，由于长时间消耗，李明还出现了肝功能异常、贫血等现象，血红蛋白只有 80g/L（男性正常值为 120 ~ 165g/L），手术需要大量备血，但李明的血型又是罕见的 AB 型 Rh 阴性，普通人群中只有万分之三的概率，俗称"熊猫血"。

这让外科医生陷入了两难：

不尽早手术，李明的心功能随时可能恶化；

但如果在没有充足备血的情况下手术，就可能会出现手术台上大出血却无血可输的两难境地。

"死神"似乎为李明的生命上了"倒计时"。

家人动员亲属前来配型，却全都不成功。然而病情不等人，如果按部就班地"等血"会让治疗陷入被动。倪一鸣主任立即联系了医院输血科谢珏主任、浙江省血液中心胡伟主任，他们均表示全力支持并开始全省协调。由于当时正值春节前夕，加上又是罕见的"熊猫血"，经多方努力才准备到 1000 毫升手术用血。

一般的二次心脏手术，如果患者不贫血，常规准备 2000 毫升手术用血，若常规术中出血超过预期的量，可随时向输血科申请追加备血量，输血科也有应急的血液储备，足以满足临床的紧急需求。而李明不仅贫血，还是罕见的熊猫血，面临重大心脏手术，1000毫升手术用血不足以完全保障术中安全，用完就处于"弹尽粮绝"的状态，即便将这些血液全部输入体内，也只可将血红蛋白提高2.5克，仍处于贫血状态。

治疗再次陷入瓶颈：二次换瓣手术本身出血风险就更高，李明体内的消耗仍在继续，血红蛋白指标仍不断下降。

但病情的进展从来不会顾虑现实困境，李明的身体每况愈下，容不得半刻等待，虽然手术风险大，但如果不做手术患者将"必死无疑"。

看着病危的儿子，李明的父母咬牙决定手术，"倪主任，我们相信您"，家属的信任，也坚定了倪一鸣的信心。

生死时速　医生巧妙化解出血风险

李明的手术，让医护人员最揪心的，是手术时间和出血。

更短的手术时间意味着更少的心肌损伤，更低的手术风险；而更少的出血，则意味着更大的生存机会。倪一鸣主任作为中华医学会胸心外科全国常委，中国医师协会心血管外科分会"金刀奖"的获得者，在手术流程优化以及围术期"节约用血"方面有着非常丰富的经验，至今仍保持二尖瓣置换最短主动脉阻断时间的全国纪录，多次受邀在全国性学术会议中做减少心脏手术用血的专题报告。

手术中倪主任打破常规，在划开皮肤之前就将患者全身肝素化抗凝，这样可以让血液不凝固，通过体外循环机直接回输到体内，实现术中出血完全回收再利用。尽管这样的做法带来的麻烦是手术视野"血肉模糊"，但这难不倒手术团队。

常规的二次瓣膜置换手术倪一鸣经历过不少，但打开李明的心脏，他还是惊呆了：整个人造主动脉瓣几乎已经脱落，用镊子轻轻一拎就掉下来了，而且主动脉根部血管内膜因感染形成环状破裂，需要缝补，更是增加了手术难度和时间。最终，在倪一鸣主任医师和倪程耀主治医生等娴熟的配合下，将主动脉根部血管用自体心包缝合修补，重新植入了一个新的人造主动脉瓣，他的心脏又重新开始跳动。这次，时间站在了李明这边！

但战斗还没有结束，倪主任他们知道，更大的挑战还在后头。李明因感染造成多脏器功能不全、二次手术巨大的创面、复杂心脏手术长时间体外循环，这一切增加了止血难度。

和预料的一样，因为凝血功能差，整个创面像"冒汗"一样地不停渗血，用"浴血奋战"来形容也不为过。手术已经用完了先期准备的1000毫升血量，必须及时止血。

关键时刻，倪一鸣使用了自己研发并全面推广的"大出血内引流止血法"，把所有渗出来的血通过自创的缝合包裹汇聚起来引流到右心房，正是这种变堵为疏的技术控制住了出血，手术成功结束。在李明的治疗期间，输血科和省血液中心从未停止脚步，终于在术后又准备了300毫升血液，为其康复治疗提供了极大的保障。

再起波澜　多学科协作诊疗显神威

李明"死里逃生"后体温变得正常了，本计划着出院后准备回家过年，谁知术后一周，李明的体温再次升至39℃，红细胞和白细胞急剧下降，血红蛋白也降低到了51g/L，低于正常值的一半。而进一步的检查发现，李明的骨髓造血系统出现异常，换句话说，李明自己不能为自己生产新的红细胞了！对于本来就是熊猫血的患者，最担心的事情还是发生了，一方面血源如此紧张，另一方面自体造血又出现问题，这一次，已经退无可退。

倪一鸣主任团队马上为李明组织了多学科协作诊疗，邀请到感染科何剑琴主任医师和血液科俞文娟主任医师，经过仔细的病情评估后，她们认为李明的高热不考虑细菌感染，大概率是药物反应或微小病毒导致的，建议停用所有抗菌药物观察，并对红细胞减少的特殊情况进行相应药物治疗。但对李明而言，这个治疗方案需要冒极大的风险，停用药物可能再次导致人工瓣膜感染，决定必须慎之又慎。

　　坚定的意见给了患者和家属极大信心，停用抗菌药物并配以其他治疗方案仅2天后，体温恢复正常，白细胞、血红蛋白也逐渐恢复。终于，李明在新年怀着新的希望出院了。李明激动地表示，因为信任，所以幸运，信任倪一鸣主任精湛的技术，浙大一院强大的团队和高超的实力，才让自己再一次重生。他非常感谢那些为他献血的朋友，在关键时刻的挺身而出，让自己能化解这场"绝境"危机。

　　倪一鸣主任表示，李明这次的病程，用"九死一生"来形容毫不夸张，手术成功得益于多方协助和多学科配合。随着医疗技术的飞速发展，医疗模式逐渐从"针对病"向"针对人"转变，针对患者个体的精准化、个体化治疗正日益凸显其重要性。而这正需要多学科的配合和协作。作为国家临床重点专科，在今后的工作中，浙大一院心胸外科也将继续大力推动多学科协作，为患者造福。

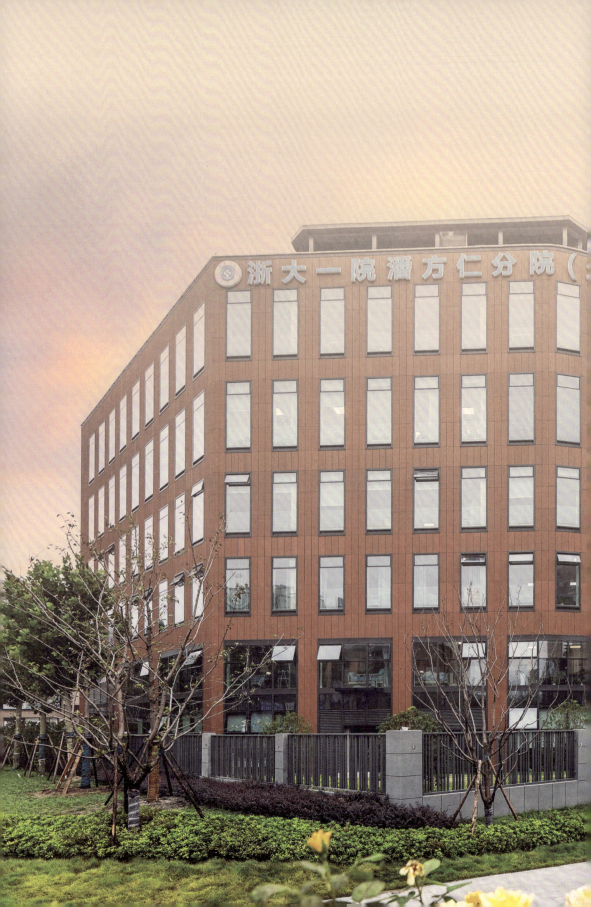

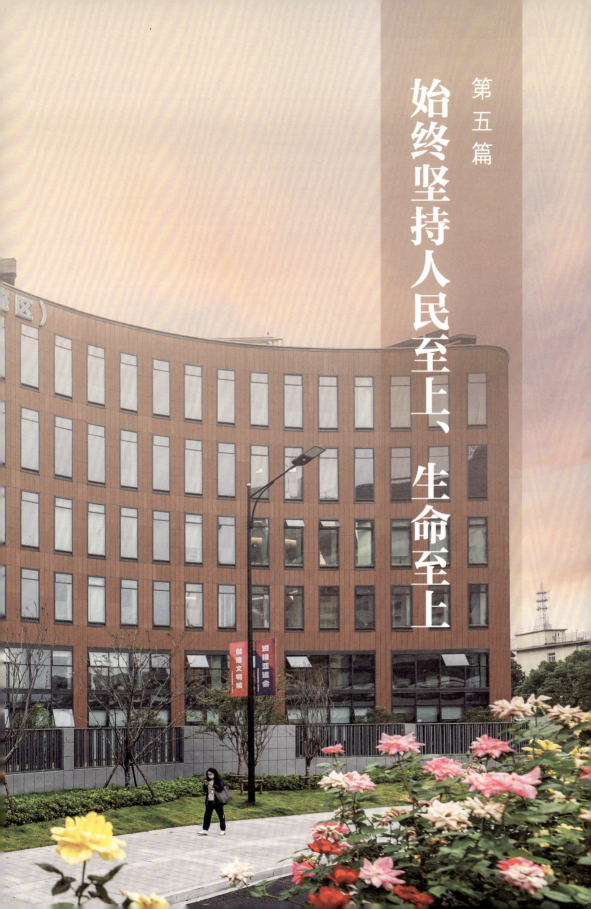

第 五 篇

始终坚持人民至上、生命至上

战"疫"一线的青春力量

媒　　体：央视一套新闻联播
时　　间：2023 年 1 月 5 日
作　　者：刘峰　培培　林健　伟奎
原标题：新闻特写：战"疫"一线的青春力量

【导语】

以奋斗姿态激扬青春，不负时代、不负华年，在保健康、防重症的战疫一线，越来越多的 90 后、00 后年轻人挺硬担当、挑起重担，让青春的力量在战"疫"一线闪闪发光。

【正文】

在浙大一院，原有重症医学科的近百名医生有许多都感染了新冠，重症医学科的 90 后医生胡娟带领麻醉科、肝胆胰外科等其他科室前来支援的 3 名 90 后医生，共同撑起了一个新的 ICU 病区管理。55 岁的重症患者老刘就是由胡娟团队的全力救治，转危为安、转入了普通病房。

【同期声】

患者老刘的妻子：真是辛苦你们了！谢谢你们！你们救了我丈夫的命！

重症医学科主治医师胡娟：健康所系、性命相托。人家是拿性命相托的，对不对？我要尽我的力量去做一点点事情吧！就是把自己的工作先干好。

【正文】

为了确保医护人员的身体健康，医院专门发了通知不允许带病上班，休息好才能返岗。但在一个个工作群里，请缨返岗的信息却是此起彼伏。

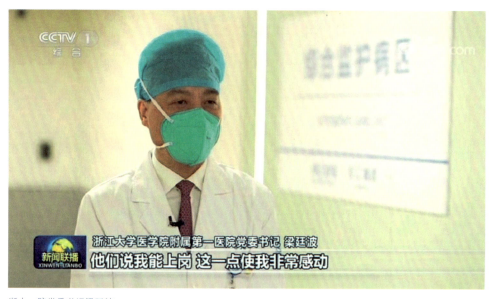

浙大一院党委书记梁廷波

【同期声】

党委书记梁廷波：我们占全院有 2/3 的青年医护，他们说我能上岗，这一点使我非常感动。他们代表着我们新时代中国青年，在国家需要的时候、社会需要的时候，能够挺身而出、勇毅前行。

做患者的坚强"医"靠

媒　　体：央视新闻频道东方时空
时　　间：2023 年 1 月 4 日
作　　者：刘峰　培培　林健　伟奎
原标题：坚持就是胜利　做患者的坚强"医"靠

【导语】

2023 年 1 月 3 日，浙江省疾控中心发布了 1 月健康风险提示。而近期浙江省的新冠病毒的感染预计会进入到一个高峰平台期，所以眼下正是吃劲的时候，怎么来顺利地度峰，浙江准备好了吗？总台央视记者在浙大一院蹲点采访，记录下了医护人员并肩作战、筑牢生命防线的一个个瞬间。

【同期声】

庆春院区发热门诊副护士长来岚：有没有要拍 CT 的？带到 2 号楼 1 楼去！你是做 CT 吗？

对，2 号楼 1 楼！ 2 号楼 1 楼。

【正文】

最近每天傍晚都是浙大一院发热门诊人多的时候，这位顶着沙哑的嗓音、到处协调的医务人员叫来岚，是急诊科支援发热门诊的副护士长。在感染高峰期，全院 1 万多名职工只有

400 多人未感染，前几天来岚也感染了新冠病毒，好转后就立即申请返岗加入战斗。

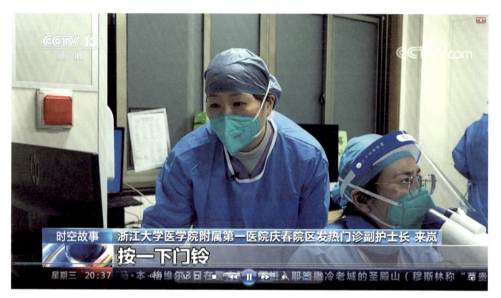

浙大一院庆春院区发热门诊副护士长来岚

【同期声】

来岚：十几个人吗？ 20 个人！你反正排了一个人过来（支援），现在是 3 个人在弄是吧？患者变多了，之前也都预想到会这样子，然后就按整个预想的这个方案去做——增加医生、增加护理人力，然后整个动态调配。

【正文】

面对发热门诊高峰，浙大一院启用提前改造好的发热门诊。最多可以日接诊 7000 人，单是庆春院区的发热门诊室就从 2 个增加到 19 个，并抽调老年科、外科、麻醉科等 40 多名医生，每天按照患者数量变化动态调整。

【同期声】

老年病科主治医师赵新秀：因为前面在发热门诊待过 3 个月，所以就心里有底。怎样做好防护，自己心里有数。

【正文】

面对老年人合并基础病等特殊人群增多，如何缩短患者等待时间、减轻同事看诊压力，有着14年急诊经验的来岚给护士们培训如何快速分诊、急救、识别和处理危急重症患者等，和大家一起不断优化就诊流程。

【同期声】

来岚：然后我跟你讲啊，现在所有患者，血氧饱和度都要给他测一个，因为有可能血氧饱和度会低下来。年纪轻的是不是都在楼上？年纪大的放楼下好了。

【正文】

记者在发热门诊蹲点发现，不少患者合并基础病导致诊疗时间长。在这里除了问诊，医护人员还要及时安抚患者们的焦虑情绪。

【同期声】

患者：我已经等了3个多小时了，我挂号挂到105号，我进来的时候叫到96号，现在我等了3个小时了。

来岚：这样，你名字给我，我给你看看！现在大家难免有情绪，这个也是我们医护人员需要做到的心理护理。毕竟患者在家里可能不舒服好几天了，有这样的情绪很正常，反正跟患者解释到位，其实我觉得大家都还是挺好的，也都是很配合的。

患者：就诊还是比较顺畅的，医护人员坚守在工作岗位上，相当疲倦，他们承受着最大的压力。医护人员已经很辛苦了，现在多体谅他们才是正确选择。

【正文】

在这场没有硝烟的战斗中，医护人员就是背靠背打仗的战友，为了患者的性命相托，为了和战友协同作战，尽管医院发出通告让身体不适的同事好好休息，康复以后再返岗，待遇不减。很多医护人员还是症状刚有好转就纷纷请战。

【同期声】

泌尿外科主治医师金柯：虽然这么发通告，但是确实各个地方都缺人。总是要有人要来干活，我是自愿来的，我自己跟医院说我现在没问题，你们如果有事情的话可以派我。那反正先来吧，自己还年轻，身体都还好。

记者：你多大呀？

金柯：我 28 岁，是 93 年的。

健康管理中心住院医师冯岸云：我们这边就是哪里缺人哪里上去的，我们现在就是在发热门诊排班的，一般一天都是上 8 个小时。

记者：那你现在受得了吗？

冯岸云：我感觉自己还可以吧，这个病也是需要一个治疗的过程的，现在医院里也是缺人，大家很多人都跟我一样在坚守岗位，都是倒下一批、上去一批。

党委书记梁廷波：很多的职工勇于报名、前赴后继，尤其是占我们医院 2/3 在岗医护人员的青年医护。他们说"我能上岗"，这一点使我非常感动。给我这一次在防疫工作中更大的一个定心丸吧，有他们在，我们医院就没有什么困难；有他们在，我们一定能够胜利！一定能够坚持到最后！曙光就在前面！

【正文】

打赢疫情攻坚战要有信心、更要有办法，医院动员全院力量扩容发热门诊、增设第二急诊、提前改造 ICU、跨科室跨院区腾空病房、整建制调整为新冠病毒感染病区，全院统筹医护人员组建支援梯队，完成 1800 多名医护人员的调配支援，增加了 2360 张床位。通过分级分区诊疗有效分流轻症患者，保障急危重症患者的治疗空间。医院的急诊、重症、感染、呼吸等学科建立联合巡诊机制，每日三班，及时收治当日危重患者，确保生命通道畅行。

【同期声】

梁廷波：三甲医院要兜底，要应收尽收，担当起大型公立医院的社会责任，尤其是国家传染病医学中心的责任。我们重症病房的救治能力在不断地扩容，我们用时间的空间来换取我们健康的空间，我想胜利这一天一定能到来！

为急诊患者兜底的特种兵

媒　体：央视新闻频道东方时空
时　间：2023 年 1 月 4 日
作　者：刘峰　培培　林健　伟奎
原标题：把好入口，为急诊患者兜底的特种兵

【导语】

在采访期间，我们的记者认识了一位为急诊和重症患者兜底的"特种兵"，他叫李彤，是浙大一院之江院区重症监护室（ICU）的主任同时还兼任急诊科的主任。

在疫情期间，他带领着这两个最忙的科室连续奋战，用医者仁心的勇气和担当，为患者极力做好兜底保障。

【正文】

最近，随着浙江省各地市转运过来的患者人数逐渐增多，李彤已经快两周没回家了。

【同期声】

之江院区 ICU 兼急诊科主任李彤主任医师：你是她什么人啊？

患者家属：我是他儿子。

李彤：那么现在是这样的，你看一下，这边这个是血氧饱和度 87%，现在她用的这个氧气面罩，吸氧的浓度很高，能达

到 80%，最高就是 100%。所以无创的方法给的氧浓度，几乎已经到头了。就这指标，今天晚上插管的可能性很大。

患者家属：既然来了，肯定是听你们安排的。

李彤：老太太，大口喘气！

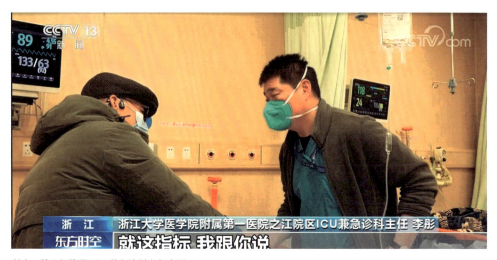

浙大一院之江院区 ICU 兼急诊科主任李彤

【正文】

84 岁的胡爱莲老人曾经中风，有基础病和肺部细菌感染，从外地转过来时已经病情危重，出现了插管的指征。虽然已经征得家属同意，但是李彤却跟 ICU 的医生有个特别的交代。

【同期声】

李彤：喂，牛哥！牛哥！老太太胡爱莲，我想你试试看，能不能不插管，无创做做看。老太太是个胖脸，可能无创做起来还行。好吧？你试试看啊！

我希望能够用无创的方法，尽量能够把她维护住，然后避免插管。她的肺部情况不好，但是她的精神状态这些还是有可能能够通过其他的方法顶回来。比如说高流量吸氧的方式，然后无创正压通气，包括俯卧位……好多种，这是体力活。

【正文】

每位高龄老人都是家里的宝贝，像对待自家的老人一样对待患者，怎么用最小的创伤帮他们渡过难关是李彤考虑最多的问题。这个晚上，经过多种尝试收效甚微，万不得已，李彤最终为老人实施了有创抢救。

【同期声】

记者：那你当时在急诊为什么不给她插管呢？

李彤：舍不得，说不定还有那么点机会老太太能熬过来，是吧？虽然这样的机会比较小，但是直接放弃太可惜了，这个跟家属的想法是一样的。

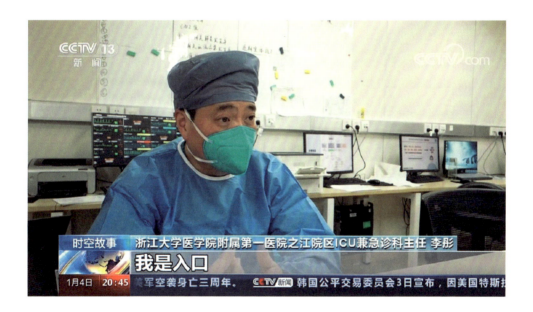

【正文】

一头是ICU，一头是急诊。李彤面临的都是比较紧急的情况，他说自己就是把好第一关的"特种兵"。除了及时发现、收治危急重症患者，李彤还要见缝插针地接诊救护车、为家属判断老人病情、为产妇排查风险因素，还要随时进行心理疏导。

【同期声】

李彤：没事了，听到吗？你看一下，这是血氧饱和度100%，所以你没危险！

你不要怕了!

患者: 我就是很晕……

李彤: 不要晕、不要晕! 没事, 没事, 没事! 你发热几天了?

患者: 昨天晚上发热。

李彤: 到明天晚上你就不紧张了!

【正文】

3 年前新冠疫情刚刚暴发时, 李彤曾在 ICU 奋战了一个多月。和当时相比, 这波疫情一来, 医护人员感染导致人手紧张是最大的挑战。最艰难的时候, 李彤咬牙坚持自己去顶夜班。

眼下, 随着同事陆续返岗, 兄弟科室前来支援, 抢救室床位、急诊门诊的诊位以及团队医护人数都比平时多了将近一倍。

【同期声】

急诊科主治医师柯卫锋: 我们领导到现在一个星期都没有休息, 我们那时候就是发高烧还停了有两个班, 那都是他顶上去的。

李彤: 我是入口啊, 医务人员做的这个事跟一般其他的工作不太一样, 你其他的工作有的时候是可以暂停的, 是吧? 我们做的工作不能暂停。

浙大一院多措并举全力以赴守护患者生命防线

媒　　体：杭州新闻
时　　间：2022 年 12 月 23 日
作　　者：柯静
原标题：发热门诊量激增　浙大一院多措并举、全力以赴守护患者生命防线

中午 12 时，已有不少人吃过午饭来到暖阳下散步，浙大一院庆春院区的发热门诊里却仍在井然有序地忙碌着。

"您回去后多喝水，好好休息，如果出现胸闷气急的情况一定要及时来医院。"这已经是感染病科包琼凌医师上午看的第 45 位患者了，她的嗓子已经完全哑了，一个上午没喝过一口水、没上过一次厕所。一旁的同事已经戴好口罩、穿好隔离衣，准备接替下她，"无缝衔接"等待下一位患者进门。

在平日里，庆春院区的发热门诊大约日均就诊量在 100 人次左右，而近段时间以来就诊量剧增到日均 1200 人次左右，三大院区总发热门诊每天的就诊量已经超过 3000 人次，并且仍在持续不断增加。

按照国家卫生健康委各项部署，浙大一院集全院力量投入本次医疗救治工作，围绕重症救治储备、隔离病区管理、发热门诊扩容等重点任务系统谋划、全面动员、扎实推进，尤其聚

焦老年患者医疗保障，做到普通老年患者应收尽收，重症老年患者优先收治，确保老年患者得到及时规范救治，切实降低老年患者重症率与死亡率。

根据患者就诊情况　实时动态扩容发热门诊

为应对不断攀升的发热患者就诊需求，浙大一院采取空间扩容＋人员动态管理的方式，在全院范围内进行统筹安排——以庆春院区为例，庆春院区发热门诊日常设置 2 间诊室，随着疫情形势发展不断扩充支援，如今保证最少同步有 8 个诊间同时开放，并从全院调集各个科室的医务人员来到发热门诊支援坐诊，经过系统培训后上岗，24 小时轮班为患者服务。

同时，在 8 个诊间开放的基础上，根据当下的患者数量实时调配，一旦出现就诊高峰，立刻增加人手——像每天的傍晚，一般是当天就诊人数最高峰，最多会有近 20 位医生同时在发热门诊坐诊，尽可能缩短患者的等待时间，而在就诊人数相对少的时候，这些支援的医生还要兼顾本科室、病房等相关工作。

总部一期、之江院区的发热门诊也同样面对着十倍以上增长的患者，也进行了空间、人员等方面的调整扩充，以更好地为患者服务。

"前阶段三大院区共开放发热门诊诊间 17 个，投入第一梯队支援医生 70 余人；现阶段全院按照患者就诊需求正在不断扩容，可按需开放发热门诊诊间 50 余个，第二梯队支援医生近 200 人随时待命。按照动态排班要求，随时实现'排班跟随排队走'。"浙大一院医务部主任陈海勇说。

在增加力量之外，浙大一院还不断优化发热门诊就诊流程。负责庆春院区发热门诊的来岚副护士长告诉我们，这段时间以来，发热门诊一直在根据患者实际就诊需求的变化而不断地优化调整。比如这几天，前来发热门诊的高龄老人、有基础疾病患者数量不断增加，他们进行了分流调整：进行分级分区诊疗，一层诊室接诊高龄、较重病情患者；二层诊室接诊病情相对较轻的患者，提高诊疗效率。

只要身体吃得消　就带病坚守岗位

奥密克戎变异毒株的传播力强，每天面对大量的患者，发热门诊的医生护士也陆续"中招"，但在就诊需求剧增、人手紧缺的情况下，他们仍坚持带病上岗，包琼凌医生就曾被感染。

"那天我就感觉浑身酸痛、发冷，意识到自己可能是中招了。"在做过核酸确诊后，包琼凌还是坚持上完了当天的夜班，从下午4点一直看诊到晚上12点，中途实在扛不住时，她请隔壁诊间的医生给自己开了药，吃下药后坚持完成工作。

"医院安排我们休息，但当天的班已经排好了，每位同事都已经非常疲劳了，我想自己刚出现症状，身体还吃得消，能坚持还是坚持一下。"包琼凌说。随后，她被安排居家休息，短暂休息后，她的症状有所好转，又主动要求第一时间回到了岗位上。

而像她这样坚持带病上岗，或者短暂休息后就返岗的医护人员，非常多。

"我们理解患者来医院就诊的焦急心情，希望大家能更加理解医生，他们真的是开足马力在看病了。"来岚副护士长说。

老年、基础疾病患者逐渐增多　请把医疗资源让给他们

目前，浙大一院正举全院之力，统筹全院资源，强化前瞻预判，制定各级预案，做最全准备。一方面扩充发热门诊力量，一方面统筹安排、维持各专科正常运行，不让其他患者的就诊需求因疫情受到影响；同时进行重症病区扩容、隔离病区扩容，设置可转换重症病区、配齐重症设备设施，组建多学科重症医护团队，进行重症上岗培训，增设隔离病区，应对日益增长的患者就诊需求。

医护人员也全力以赴，坚持守卫在各个岗位上，有的刚下手术台，就穿上白大褂到门诊坐诊；有的已经出现身体不适，但仍坚持着完成工作；有的放下家里生病的老人和孩子，耐心地照顾着患者……为了确保日常门诊的运转，许多高年资专家不计较个人得失，在看专家门诊之外，还主动承担普通门诊坐诊。这个时

候，没有人抱怨，没有人计较，大家都在互相扶持，坚强地支撑着为患者服务。

感染奥密克戎变异毒株的患者，大部分是轻症或无症状，但老年患者冬季基础疾病高发，尤其是心脑血管、呼吸道疾病等，容易有重症化趋势，在现阶段容易造成老年患者就诊医疗资源挤兑，是要重点关注的对象，这要求我们在关注新冠感染患者治疗的同时，更要关注老年患者尤其是老年重症患者的医疗保障。为此，浙大一院在医疗救治过程中，进一步细化落实针对老年患者的收治举措，构建最强老年患者保护屏障：设置老年重症病区，在配强重症管理骨干力量基础上，优先抽调完成重症培训的多学科人员进驻重症病区；每日由院领导主持召开院级专家组 MDT 例会，对重症病例进行逐一讨论，优化诊治方案；及时开展老年常见急危重症与慢病救治，减少与阻断新冠感染叠加影响等。

我们全力以赴保障患者的就诊需求，但也同时呼吁，特别是随着感染的高龄、伴有基础疾病患者数量增加，我们倡导，建议如果家中有检测设备、身体素质好、年轻的病患，出现发热症状建议先在家里观察体温变化，居家多喝水、休息，注意饮食，有必要时服用退烧药，尽可能将医疗资源让给真正有需求的、病情危重的患者。

整建制接管三亚中心医院 ICU

媒　体：橙柿互动
时　间：2022 年 8 月 22 日
作　者：王蕊　朱诗意　金晶
原标题：整建制接管 ICU！浙大一院 20 人"精锐专家团"支援三亚重症救
　　　　治，已战斗 12 天！

2022 年 8 月 22 日，包含浙大一院 20 名专家在内的浙江援琼重症救治医疗队已在三亚支援新冠重症患者救治工作 12 天。来自国家传染病医学中心的浙大一院专家们坚守新冠重症救治的医疗、护理、院感等一线岗位，牢牢守住患者的生命线。

8 月 19 日，正在海南调研指导疫情防控工作的国务院副总理孙春兰来到浙江援琼重症救治医疗队所在的三亚中心医院看望慰问一线医务人员，并了解重症救治情况，孙春兰副总理充分肯定了医疗队的工作面貌，向医务人员表达了敬意和感谢。

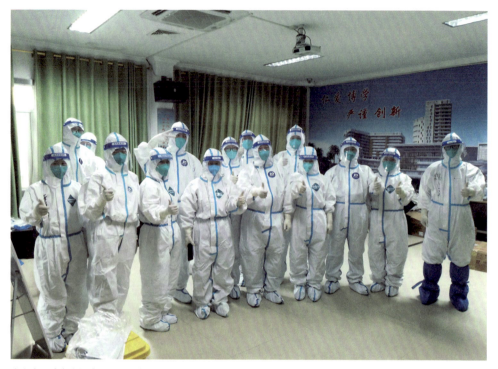

由浙大一院牵头组建的浙江援琼重症救治医疗队在三亚支援新冠重症患者救治工作

整建制接管 ICU

8 月 10 日，接到浙江省卫健委组建医疗队的通知，浙大一院迅速响应，党委书记梁廷波带领院领导班子高度重视、积极部署。作为国家传染病医学中心，浙大一院为医疗队牵头单位，副院长魏国庆为医疗队领队，重症医学科主任蔡洪流负责医疗工作，护理部副主任赵雪红负责护理工作。

8 月 11 日 15 点，医疗队携 4.4 吨抗疫物资从杭州萧山国际机场出发驰援海南三亚。飞机上，全体队员挥舞着五星红旗，齐声歌唱《我和我的祖国》。领队魏国庆随后向大家表达了殷切嘱托："海南省本次疫情发生以来，我们积极响应党和国家的召唤，逆行出征，以'疫'不容辞的使命感，'疫'无反顾的家国情怀，'疫'往无前的无畏气概，驰援三亚，我们一定不负众望，目标是实现新冠重症患者零死亡，全体队员零感染。"

时间紧，任务重。8月11日傍晚，医疗队抵达三亚，连夜整理物资、统筹安排人员、稍作休整，第二天就投入紧张的医疗救治中。浙江援琼重症救治医疗队作为全国唯一一支重症医疗队，负责整建制接管三亚当地的新冠救治定点医院——三亚中心医院的ICU。8月12日上午，医疗队骨干前往三亚中心医院与院方进行协调沟通，并对ICU进行了实地踩点，对医护人员防护服脱卸区等进行了进一步改造。当天下午，ICU正式启用，开始收治相关患者。

重症救治是医疗救治的重要环节，在魏国庆及医疗总负责蔡洪流、护理总负责赵雪红的带领下，队员们相互磨合，克服三亚当地医疗信息系统及运行流程的差异等重重困难，勠力同心，共克时艰，与病毒较量，与时间赛跑，用坚定的战斗精神和精湛的救治技术筑起生命的防线。目前，浙江重症救治医疗队依然保持新冠重症患者零死亡的成绩。

8月16日，领队魏国庆参加海南省新冠肺炎医疗救治专题线上会议。魏国庆代表浙江、三亚和湖南三方医疗队向国务院副总理孙春兰汇报了三亚定点医院医疗救治工作情况，会议还实时直播了浙江医疗队在ICU病区内医疗救治现场。

8月19日医师节，孙春兰副总理来到三亚中心医院看望慰问一线医务人员，代表党中央、国务院向全体援琼医疗队的医务人员表示诚挚的问候，并连线ICU了解目前患者救治情况，领队魏国庆现场汇报了浙江援琼重症救治医疗队的工作情况，孙春兰副总理充分肯定了医疗队的工作面貌，向医务人员表达了敬意和感谢。

不分昼夜、全力以赴救治每一位患者

ICU病房里的高龄患者、合并基础疾病的患者较多，他们病情发展较快，医疗队齐心协力，不分昼夜，艰苦奋战，全力以赴救治每一名患者。每次的俯卧位通气，总是能通力合作，安全盘转；每次的转运检查，总是能有条不紊地进行；每次的CRRT，总是有人协助预冲管路，为救治患者争分夺秒；应用正压头套为高风险的气管插管、气管切口操作，为患者保驾护航。专家组每日参与查房，集

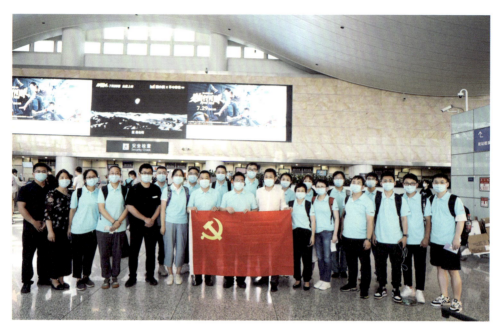

浙江援琼重症救治医疗队出征

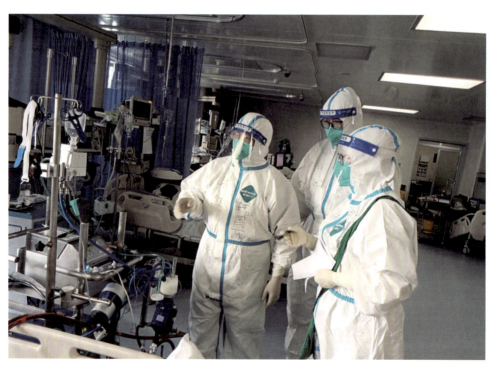

浙江援琼重症救治医疗队整建制接管三亚当地的新冠救治定点医院——三亚中心医院的 ICU

体讨论，开展 MDT 团队合作，为每一位患者制定最优的个性化治疗方案。

为提升医疗安全质量，医疗组总负责蔡洪流建议增加 5G 监护仪模块，可使红区外人员实时观察危重患者病情变化，三亚中心医院采纳该建议并很快落地实施。5G 监护仪模块投入使用后，医护人员通过 ICU 舱外的手机、电脑上可以看到 ICU 舱内的监护仪波形和参数，实现 24 小时实时检监测患者病情变化，确保患者得到及时有效的救治。

身穿防护服状态下工作，体能消耗是平时工作的几倍，护理总负责赵雪红带领大家不断规范护理管理，优化各种工作制度和流程，以提高护理工作效率和质量，确保护理安全。将护理用品实现可视化管理，设计并使用床边护理记录单，以便能更直观地了解 24 小时病情趋势及保证护理措施落实的连续性。

同时，浙江援琼重症救治医疗队始终把感控放在与医疗救治同等重要的地位，在浙大一院院感部张晟等院感负责同志的带领下，全面梳理院内外感控重要环节、重点流程，强化个体培训监督，实行精准考核，并向闭环管理延伸，目前全体队员零感染。

"身经百战"的他们带去了最宝贵的经验

此次浙大一院派出的 20 位专家来自血液病科、重症医学科、感染病科、呼吸内科、急诊科、医院感染管理部等，他们不仅长期奋战在急危重症救治一线，而且都有着丰富的疫情救治实战经验，曾连续几个月无休奋战在浙江抗疫主战场，还曾外出支援武汉、上海、河北、吉林等，积累了丰富的抗疫经验。

领队魏国庆副院长，在 2020 年浙大一院之江院区作为浙江抗疫主战场的那段时间里，他作为专家组成员之一，每天参与患者 MDT 等救治工作与疫情防控工作，还曾带队前往上海进行支援并出色地完成任务；重症医学科主任、综合监护室主任蔡洪流，这两年多来几乎不是在外出支援抗疫，就是在外出支援的路上，他曾远赴意大利支援当地疫情防控工作，也曾先后前往甘肃、陕西、河北、吉林、上海等多地指导和参与新冠危重症患者救治工作；护理部副主任赵雪红，持续几个月一头"扎进"之江院区隔离病房里负责护理工作，还曾前往上海支援新冠患者救治工作，除此之外，她还曾远赴非洲支援当地抗击埃博拉病毒；院感部张晟曾在 2020 年新冠病毒感染最危急的时刻，作为浙大一院援武汉医疗队的一员，深入最危险的地方负责院感工作，为医疗队零感染作出了巨大贡献……医疗队的其他成员，也都有着丰富的危重症救治、疫情实战和外出支援经验。

54 天打下一场硬仗

媒　　体：钱江晚报
时　　间：2022 年 6 月 20 日
作　　者：吴朝香　王蕊　江晨
原标题：这是最晚归来的一支浙江援沪医疗队，浙江重症医疗队 54 天打
　　　　 了一场硬仗

2022 年 6 月 17 日，浙江省援沪重症医疗队 130 名队员解除隔离，返回各地。

4 月 18 日，这支集结了全省 40 家医疗机构人员的队伍从杭州出发；6 月 10 日，在上海坚守 54 天后，他们凯旋返浙；6 月 17 日，结束 7 天集中隔离后，阔别家人 61 天的他们终于可以回家了。

这是最晚归来的一支浙江援沪医疗队，也是坚守最久的援沪重症救治队伍。他们说："把最重的患者，收到浙江重症医疗队来。"浙江省援沪重症医疗队负重前行，最终不辱使命。

跨越 50 多度温差，任务无缝衔接

"你们现在有什么要求？"

结束援沪任务的时候，面对这样的提问，浙江省援沪重症医疗队领队、浙大一院重症医学科主任蔡洪流回答道："队员们想吃西瓜，管够的那种。"

蔡洪流的回答听着像玩笑话，其实很写实，这 54 天的坚守不易：任务重、压力大，队员们的身体和精神双重负重，导致体重下降，有人瘦了 10 多斤。

作为领队的蔡洪流，承受的压力是最大的。

接到带领浙江省援沪重症医疗队参加大上海保卫战指令的那天，蔡洪流刚刚从长春飞回杭州，入住了隔离酒店，行李箱还来不及整理。3 月 12 日，蔡洪流接到国家卫健委的指示，作为国家联防联控机制专家组成员，奔赴吉林省参与疫情防控。

出发去上海前，蔡洪流的行李箱里都还是冬季的羽绒服，他打电话给家人，整理一些春夏的衣服，送往集合地点。"我夫人把东西送到酒店门口就走了，我们也没见到。"蔡洪流笑着说，当时去吉林，最冷的时候零下 30℃；到上海，最高温度是 28℃。他跨越了 50 多度的温差。

"我们的队员来自全省 40 家医疗机构，全是优秀的中青年骨干，考虑到这

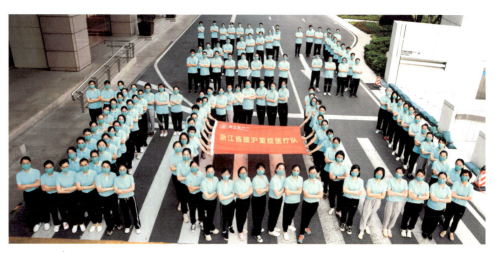

浙江省援沪重症医疗队的医护人员合影

次任务重，挑选队员的时候，我就提了三个要求：业务好，一线骨干；身体好，要扛得牢；思想好，有奉献精神。"

事实证明，蔡洪流的这三个条件组建了最优秀的队伍：他们管理着上海两家新冠救治定点医院的 32 张重症床位，54 天，不分日夜，累计收治患者 90 人，均为危重型与重型患者，累计转出及出院患者 85 人。

鼓舞士气的快闪生日会

这背后的辛苦和付出，蔡洪流比谁都清楚。

加上穿脱防护服的时间，队员们最长的通勤时间近 4 个小时，再加上 4 个小时的高强度工作，这意味着要八九个小时不吃不喝。很多人需要使用尿不湿，还有人为此发生了尿路感染；饮食不规律、体力透支、精神高度紧张、日夜颠倒，有些队员需要服用助眠药物保证睡眠时间。

"我最大的压力就是首先确保队员们的安全，确保零感染。"为了做到这一点，蔡洪流可谓严苛：队员们第一次进舱前，他和护士长以及院感专职人员先把所有的流程走一遍；每位队员的洗手衣口袋中、接送队员的大巴车里都备有 N95口罩，以防备出现突发状况；他要求重症病房里都要有应急处置室，配备充足的防护物资，如果有队员工作中出现意外暴露，可以快速安全地予以处置。

还有一个细节，为了鼓舞士气，医疗队会为队员们过集体生日。

"我们在酒店大堂里简单集合，切了生日蛋糕后，每个人把蛋糕带回房间去吃。因为按照规定，大家出了房间就要戴 N95 口罩。"蔡洪流形容过生日的场景像快闪。

把最重的患者，收到浙江重症医疗队来

这些住进重症病房的患者，绝大多数高龄、有多种严重基础疾病。这给医疗队带来很大的挑战。

在患者意识不清的情况下，治疗团队每天坚持给患者进行俯卧位通气，每次需要 5 名医护人员协助才能完成。有护士曾护理过一位将近 70 岁的患者，他做了气管切开，总是做出各种手势，想要和家人视频。

护士用工作手机和他家人取得联系后，他情绪变得好一点；他要吃流食，护士们用针筒慢慢推进他嘴巴里，一开始他不配合，拒绝吃，在劝说下，慢慢能多吃一点。每次喂饭基本要半小时以上。

5 月底，上海浦东新区公利医院，一位 40 多岁的重型患者在经过 23 天的 ECMO 治疗后，顺利撤机。这位患者接受过白血病骨髓移植术，转入重症监护室时，呼吸功能衰竭、肾功能衰竭，还出现感染性休克，情况危急。上海当地的专家和浙江省援沪重症医疗队的医护人员竭尽全力，一次次帮助这位患者逃离"鬼门关"。

浙江省援沪重症医疗队撤离的时候，队员们亲自将他护送转院。

"这位患者，我们付出了很大的精力，希望他后续也能平稳。"蔡洪流说。

援沪期间，医疗队共为 4 位患者实施 ECMO 治疗，治疗人数占所有援沪重症医疗队的一半。

当初支援上海时，蔡洪流曾说：把最重的患者，收到浙江重症医疗队来。这是一种实力和担当，也最终不负所托。

坚守不易，这支队伍里的很多人，也错过了自己的一些重要时刻。蔡洪流也有牵挂，他的孩子正在读高中，两人已经 3 个月未见。而所有的愧疚和思念，都化在他爽朗的笑声中："回家真好。"

（内容有删节）

浙大一院勇挑"国家队"重担

媒　体：都市快报
时　间：2022年5月9日
作　者：金晶　王蕊　江晨
原标题：浙大一院勇挑"国家队"重担　先后5支队伍支援上海

　　在连续奋战30天后，2022年4月28日，浙大一院援沪核酸采样医疗一队248名队员，平安凯旋。

　　欢迎仪式上，浙大一院党委书记梁廷波动情地说："这是一支特别能吃苦、特别能战斗、特别讲奉献的光荣队伍，圆满完成任务，做到了'零感染''打胜仗''不辱使命'。"

　　从3月27日接到通知组建核酸采样医疗队支援上海以来，截至5月9日，浙大一院先后派出由医疗、护理、检验、院感、血液透析各专业组成的5支队伍共计600名医务人员援沪抗疫。

　　而在浙大一院的"大后方"，充足的物资保障、个性化的膳食补给、临时"家属"保驾护航……让抗疫一线的援沪队员们安心、放心，无后顾之忧。

　　面对复杂严峻的疫情形势和形形色色的就诊需求，浙大一院勇挑国家队重担，持续有序地开展医疗、教学、科研工作，针对不同疫情防护等级的患者，设立不同预案，不让一个患者因为疫情耽误治疗。

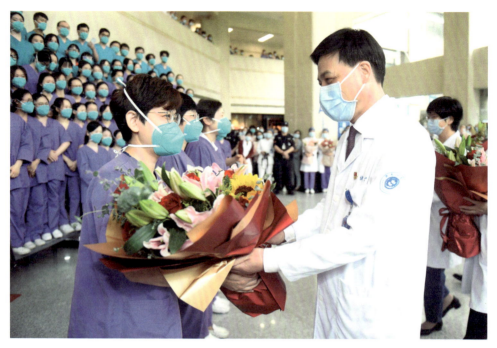

梁廷波书记欢迎队员们归来

先后派出 5 支队伍支援上海

"从 3 月 28 日至今，我们共派出了 5 支队伍支援上海抗疫，目前仍有 4 支队伍奋战在一线。"浙大一院医务部主任陈海勇介绍。

3 月 28 日，由浙大一院副院长魏国庆带队的 252 人核酸采样医疗队出发援沪。

3 月 31 日，派出 25 人核酸检测医疗队出发前往湖州核酸检测基地支援上海核酸检测，浙大一院检验科余斐为核酸检测基地负责人。

4 月 3 日，由国家传染病医学中心（浙大一院）牵头、浙大一院副院长陈作兵带队的 150 人浙江省支援上海方舱医疗队三队接管上海临港方舱医院，队员中汇集各学科精兵强将，不少队员曾参加过 2020 年初援鄂医疗队以及全省抗疫救治主战场——浙大一院之江院区的抗疫。

4 月 13 日，受国家卫健委委派，浙大一院 252 人援沪核酸采样医疗二队出发援沪，副院长魏国庆留在上海，带领二队继续战斗。

4月18日，浙江省援沪重症救治医疗队驰援上海，浙大一院派出18名重症救治专家，浙大一院重症医学科第一党支部书记、重症医学科主任蔡洪流为医疗队队长，接管上海公利医院及临港六院共计28张重症床位。

依托护理三级管理体系，高规格配置支援上海

373人！这是3月28日启动援沪抗疫工作以来，浙大一院护理部先后派出的护理人员数量，其中包括2名护理部副主任、1名科护士长、18名护士长，可谓"高配"规格。

如此"高配"援沪，浙大一院院长助理、护理部主任王华芬自有规划和考量：一是基于上海疫情的严峻形势和医疗救治的难度；二是得益于浙大一院护理部规范、顺畅的三级管理体系。

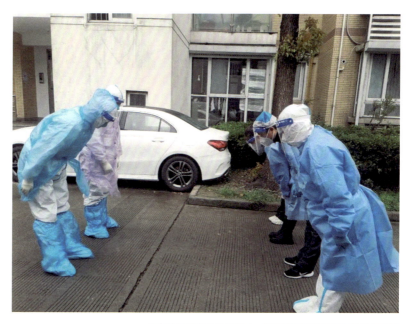

上海社区工作人员与浙大一院核酸采样队员相互感谢与致敬

"这个管理体系，指的是护理部主任—科护士长—护士长三级管理体系，同时设有 12 个护理专项质控小组，在这个管理体系下，每个护士都有人管，每个小组有问题都能第一时间找到上一级。"王华芬介绍，正是有这样网格化、规范化的管理体系支撑，援沪的核酸采样医疗队、方舱医疗队、重症救治医疗队、血液透析医疗队，都活跃着护理骨干的身影，她们是团队的当家人，承担着临床护理、护理管理、物资保障统筹等工作，同时也是每位护理队员的"知心姐姐"。

援沪队员们在一线"战斗"，后方的支援和关爱一刻都没有停歇。"院领导不断表达关切，我们以结对子形式慰问队员的家人，个性化满足相关需求，让队员在前线感受到温暖和力量。"

护士前线抗疫，妈妈骨折了别担心！有浙大一院"娘家人"在

"晓晶，你妈妈手术做完已经回病房了，手术很顺利，妈妈已经醒了，你在上海放心吧。"4 月 20 日，浙大一院援沪核酸采样医疗队队员骨科护士叶晓晶收到了浙大一院庆春院区骨科病房 3-9 西骨科吴佳倩副护士长的视频电话。

3 月 28 日，叶晓晶随大部队援沪核酸采样。4 月 18 日晚上，她得知妈妈意外摔了一跤，左手骨折了。

刚忙完一天的核酸采样工作，听到这个"坏"消息，在双重压力下，晓晶不禁难过得哭了起来。把妈妈的情况和后方大家庭的老师们沟通后，大家都让晓晶别担心，有浙大一院"娘家人"在。即将为晓晶妈妈主刀的骨科郭方医生帮助联系入院服务中心和手术室，还沟通手术方案，让晓晶倍感温暖。

4 月 20 日，晓晶妈妈的 Colles 骨折内固定术顺利完成。术后，骨科主任胡懿郃教授带领团队看望晓晶妈妈，骨科的护理团队更是无微不至地精心护理，不久，晓晶妈妈顺利康复出院。

为了保障前线充足的补给，大后方彻夜不眠调配物资

"那天晚上10点半接到通知，需要给援沪的同事准备1500份标准包，晚上11点，科室的同事已经从四面八方赶回医院，用3小时，加班加点准备了1000份（备用的有500份）标准包。4点半，援沪队伍出发时，物资都已经装好车，没有耽误一点时间。"浙大一院医工信息部主任冯靖祎说起3月28日晚的"突发"，语气平静。这样的深夜物资调配，于他们而言，是工作"常态"。

援沪期间，针对不同任务，准备的物资各有侧重。除了固定的防护物资、采样随身包外，尿不湿、充电宝甚至指甲钳、袜子等不起眼的小物件，都在医工信息部的采购清单上，这也是一次次抗疫总结的经验。"最忙时，一天要补给11车物资还要拉回5车的回收物资。"冯靖祎主任说，"我们各个院区晚上都安排了人员值班，只要有需要，任何时间我们都在，让前线的同事们有充足的物资保障。"

4月25日晚，曾参加过援鄂后勤保障的浙大一院医工信息部李均刚好在庆春院区值班。傍晚他接到通知，第二天清晨有一支35人的队伍要出发支援核酸采样，需要准备一车10箱左右的物资。

晚上9时许，人数增加到82人，他再次调配，增加了一车10箱物资。

晚上11点25分，人数增加到175人，需要再增加两车共20箱物资。

次日凌晨2点20分，人数又有调整，物资数量又随之调整。

到凌晨4点出发前，人数和物资再次进行了微调。

整整一晚，李均没合眼，忙着清点、对接、准备物资，直到物资顺利装车随大部队出发，他才回到办公室眯了一会儿。

"我们当好后方大管家的角色，也是为抗疫出一份力。"冯靖祎主任说。

"没胃口，想吃点重口味的。"自热火锅、酸辣粉、过桥米线，安排！

"大本营的投喂，'永远的神'！"4月22日，浙大一院援沪核酸采样医疗队队员发了一条晒美食的朋友圈，让膳食科主任李娟倍感欣慰。

自援沪以来，为了改善队员们的伙食，照顾好大家的胃口，浙大一院膳食科

可是下足了功夫。

4月1日，浙大一院膳食科副主任庞云芬跟随援沪方舱医疗队前往上海，统筹物资，和后方对接。

当队员们在车上偶然说一嘴："想喝可乐了。"第二天，物资中就神奇地出现了可乐。长时间吃盒饭，方舱医疗队队员胃口有点差，膳食科火速对接杭州超市，为队员们采购自热小火锅、自热米饭、酸辣粉、过桥米线，送往上海。核酸采样医疗队队员提出想吃点腐乳、辣酱等，第二天，这些物资就出现在了湖州驻地队员们的餐桌上。而对于住在萧山水博园的队员们，膳食科积极联系酒店后厨，变着花样烧好吃的，确保队员们结束任务回到酒店能吃上还冒着热气的饭菜。

怕队员长时间穿防护服不能进食导致低血糖，膳食科为大家贴心准备了巧克力和糖果；担心有的队员口腔溃疡，膳食科第一时间准备橙子、西瓜、蓝莓、香蕉等水果；凌晨四五点出发的队员，会有精心准备的热腾腾的早餐，再配备一袋点心，有时候工作回来已是深夜，他们还会准备盒饭和水果，到下车点发放……

"队员们在抗疫一线这么辛苦，我们怎么'宠'他们都不为过。希望他们胃口好，身体棒，早日完成任务凯旋。"李娟说。

医疗、教学、科研有序开展，不让患者因为疫情而耽误治疗

当一批又一批医务人员支援院外抗疫任务时，在浙大一院的"大后方"，各大院区的医疗、教学、科研工作依然有序开展。

作为首批国家医学中心"辅导类"创建单位和全国公立医院高质量发展试点单位，浙大一院履行国家队担当，坚持"人民至上、生命至上"，不让每一个患者因为疫情而耽误治疗。

面对疫情防控的复杂严峻形势，针对诸如行程码带星、红码、黄码、封控区、管控区等不同防护分级前来就诊的患者，医院积极做好医疗对接，制定了一系列预案和管理方案。

"对于被赋予红码、黄码或者身处封控区的患者，通常情况下社区会提前和

我们做好对接，由专科医生一对一进行评估后，确需就诊的，闭环送至发热门诊，专科医生会穿好防护服到发热门诊开展医疗服务。此外，我们把庆春院区9号楼整体设置为中高风险患者收治专用楼，并且还在庆春院区和总部一期分别单独设置隔离病房，根据防护等级收治患者开展住院治疗。"浙大一院医务部主任陈海勇介绍。此外，医院着力保障一批血液透析、肿瘤化疗等长期需要规范化治疗患者以及一批急危重症患者的紧急救治需求，全面贯彻落实了国家卫健委关于保障疫情期间群众看病就医需求，关键要解决"一出一进""一来一回"的要求。

浙大一院党委书记梁廷波说，无论在院内还是院外，浙一人以"一刻也不能停、一步也不能落、一天也耽误不起"的精神头跑出了高质量建设国家医学中心的加速度。正如上海人民在写给浙一人的感谢信中评价："从浙一人身上，看到了人民至上、生命至上的朴素体现，感受到了一方有难、八方支援的动人情怀，汲取到了坚持不懈、决战到底的力量和勇气。"

日夜不歇的病毒"侦察兵"

媒　体：新华社
时　间：2022 年 1 月 30 日
作　者：俞菀　黄筱　崔力
原标题：风雪中守护：杭州迎战奥密克戎的身影

快速浏览完手机上的新闻推送，浙大一院检验科主任陈瑜换上防护服，走进 PCR 实验室；抬头看了一眼窗外的雨雪，杭州市新冠疫情防控指挥部数据分析师周梁继续埋头查找信息漏洞；深呼吸，点下中国铁路 12306 页面上的"确定退票"按钮，在杭工作多年的李敏开始申报志愿服务……

截至 2022 年 1 月 29 日 14 时，奥密克戎变异株在浙江引起的本轮疫情，累计报告本土确诊病例 44 例，均在杭州。疫情叠加冰雪天气，杭州有这样一群不平凡的普通人守护。

"你们到浙大一院来做吧，我们保证最快速度。"29 日下午 2 点半，陈瑜一边接电话一边刷卡打开办公室的门。

电话那头是加急的核酸采样需求。此轮杭州突发疫情恰逢春节前夕，短期内核酸检测应检、愿检人数暴增。虽然面临困难，但浙大一院仍然努力兑现 3 小时左右出核酸检测报告的承诺。

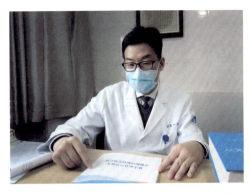

浙大一院检验科主任陈瑜在介绍由科室团队主笔的
《新冠病毒核酸检测城市基地运行管理手册》

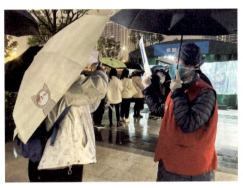

1月28日雪夜，浙大一院户外应急核酸采样点，
志愿者们为排队的人群进行咨询服务和扫码登记

"一线人员非常辛苦。新增的应急采样点都在户外，那么多人排队等着，来不及换班，吃不上饭很正常。"陈瑜拿出手机给记者看他拍的照片：天上飘着雨雪，桌上摆着两排盒饭，前面一排是早已冰冷的午餐，后面一排是很多人依然吃不上的晚餐。

陈瑜的办公室不大，除了窗台上的一排绿植，大部分空间都用来堆放书籍和期刊。他掏出一本"宝贝"，是科室团队主笔刚刚完成的《新冠病毒核酸检测城市基地运行管理手册》。"初期的检测速度对于疫情防控非常关键，所以我们编写了这本操作手册，希望能帮助大家快速应对突发疫情。"手册前言这样写道。

据悉，在近期几轮突发疫情中，浙江迅速推动"快检测、快流调、快编组、快转运、快隔离"循环落实，特别注重发挥核酸检测在早发现中的作用。"从非典、禽流感到新冠，多年来我们一直在战斗，我们就是战场最前线的'侦察兵'。"陈瑜说。

（内容有删节，仅选取与浙大一院相关的部分）

党旗所向　白衣为甲

媒　　体：浙江日报
时　　间：2020 年 9 月 17 日
作　　者：郑文　王蕊
小标题：党旗所向　白衣为甲——记浙江大学医学院附属第一医院党委

在疫情肆虐的风雨中，鲜红的党旗高高飘扬。

2020 年初，面对突如其来的疫情，浙大一院闻令而动，争分夺秒开展新冠肺炎患者救治，成为火线上的中流砥柱。

9 月 8 日，浙大一院党委被授予"全国抗击新冠肺炎疫情先进集体""全国先进基层党组织"称号。"这份荣誉，凝聚着全体浙一人的奋斗、担当和拼搏。"9 月 16 日，浙大一院党委书记梁廷波对记者说，这场战"疫"是检验医院能力和水平、查找漏洞和不足的"试金石"。关键时刻，医务人员舍生忘死挽救生命，党员干部冲锋在前经受考验，用实际行动展现了初心和担当。

危急时刻，党员显担当

1月19日，浙大一院确诊杭州市第一例新冠肺炎患者。战"疫"号角吹响，包括2700名党员干部在内的全体医护人员进入战时状态。

"生命重于泰山，疫情就是命令，防控就是责任！"一声令下，浙大一院之江院区承担起救治全省危重型新冠肺炎患者的重任。

在最短的时间内，将一所综合性医院改造成基本符合传染病专科医院标准的医院，是史无前例的挑战。在多个部门的通力合作下，浙大一院仅用3天就对病房、ICU、急诊、放射科等区域进行了紧急改造；与此同时，医院克服防护物资紧缺的困难，调集全院之力保障一线医护人员所需。

12小时全面启用之江院区隔离病房、24小时安全转移所有患者、72小时打造完成省内抗疫主战场，一连串数字，彰显浙大一院与病毒作斗争的坚定决心。

危急时刻，党员显担当。浙大一院先后发出致全院党员、致全院干部等的5封公开信，鼓舞斗志；1个月内火线召开13次专题党委会，指明方向；4个临时党支部诞生在之江院区隔离病房主战场和驰援武汉一线，凝聚力量……从始至终，党旗高高飘扬在战斗一线。

攻坚克难，守住生命防线

"那些说星星很亮的人，是因为没有看见过这些医护人员的眼睛。"2月23日，之江院区第七批新冠肺炎患者治愈出院，一位治愈患者在面对医护人员时哽咽着说。

看到这一幕，参与救治该患者的感染病科青年医师苏俊威顿时觉得，一切付出都是值得的。"作为医生，救死扶伤是我的天职。"淡淡的话语，坚定而有力。家中63岁的父亲刚做完肺移植手术，他怎能不挂念？但战"疫"一线如火线，他选择坚持和同事们并肩奋战在负压病房里。

感染病科副主任徐凯进是最早一批进入病房的医生之一，每天工作安排精确到分钟，脱下防护服时他往往早已浑身湿透。由百余名像徐凯进这样的医护人员组成的重症救治团队，成为生死线上的"特种部队"，每天与病魔殊死搏斗。

医院不光调集最优秀的医生，还投入最先进的设备、最急需的资源，全力以赴进行救治。重症医学科副主任、之江院区监护室主任李彤至今记得，医院最高峰时曾同时有 11 位患者依靠 ECMO 维持生命，一位患者在成功撤机的那一刻，泪如雨下。

截至 2020 年 9 月 17 日，浙大一院累计治愈率达 100%，实现所有医护人员"零感染"、疑似患者"零漏诊"、确诊患者"零死亡"。来之不易的战果背后，是全院上下一条心，对"集中患者、集中专家、集中资源、集中救治"原则的严格落实，对生命至上、同舟共济信念的有力践行。

除了坚守浙江主战场，在武汉，4 支浙大一院援鄂医疗队奔赴金银潭医院等地，开展一次次生死较量；在意大利，7 名医疗专家火速出征，为全球应对突发公共卫生事件贡献"浙江力量"……

毫不松懈，常态化防控紧锣密鼓

9 月 8 日，北京人民大会堂，一朵朵鲜艳的大红花，一次次热烈的掌声，党和人民把最高礼遇献给最可敬的人。梁廷波书记代表浙大一院在全国抗击新冠肺炎疫情表彰大会上接过荣誉，心情激动，回来后，他第一时间和团队分享了这份荣光与骄傲。

"接下来，我们将结合自身传染病学科优势，谋划设置国家传染病应急医学中心与国家应急医疗战略储备基地。"梁廷波书记表示，面对常态化疫情防控，浙大一院将总结经验，分析问题，补短板强弱项，在落实疫情防控和保障医疗服务方面做好平衡，以"平战结合"的理念，在更高层面实施"四个集中"战略。

全院一盘棋，上下一股劲。在庆春院区 5 号楼重症监护室里，正在查房的重症医学科副主任郑霞对记者说，战斗的号角不曾停歇，为了打好秋冬疫情防控战，她将继续传承伟大抗疫精神，不断精进专业技术，全力为患者服务。

96 岁的新冠肺炎患者如何被治愈的

媒　体：光明日报
时　间：2020 年 5 月 11 日
作　者：陆健　严红枫　王蕊
原标题：96 岁的新冠肺炎患者是怎么治愈的

"呀呀，呀呀（谢谢，谢谢）！"2020 年 2 月 13 日，96
岁的陆奶奶从浙大一院之江院区治愈出院。坐在轮椅上的老奶
奶头发花白，精神不错，笑盈盈地用宁波方言跟医护人员致谢、
道别。

96 岁的老人从转院至浙大一院到出院仅用了 3 天时间，她
是如何被迅速救治的呢？

陆奶奶长期腿脚不便，生活需要人照顾。大女儿去参加了
一个聚会，就把她的另一个女儿感染上了。两个女儿回家来照
顾老人，结果导致足不出户的老人也感染上了新冠病毒。

2 月 5 日，因出现发热、呼吸急促等症状，陆奶奶被家人
送进宁波当地一家医院住院治疗了 3 天。因为年龄实在有些大，
而且血氧饱和度不稳定，2 月 10 日她被转送到浙大一院之江
院区。

"陆奶奶转来的时候发热、咳嗽、呼吸急促，肺部病灶比

较明显，核酸检测呈阳性。还好她体质还行，除了高血压，没有其他基础疾病。"浙大一院感染病科主任盛吉芳说，经过专家团队评估后，陆奶奶被送入了重症病房。

毕竟老人年事已高，在治疗时，浙大一院的医护人员也非常担心，"年纪偏大的患者一般带有心脏病、高血压等基础疾病，他们的治疗难度在于治疗用药上必须慎之又慎，不仅要用治疗新冠肺炎的药，还要用治疗老年慢性病的药，需要详细研究这些药物之间相互的作用，每种药的代谢途径是否会互相干涉而导致最终疗效有所差别。"盛吉芳主任说。

浙大一院多学科团队经过精准评估判断，老人只要能度过48个小时，病情不加重并稳定下来，就有被治愈的希望。在治疗过程中，医护人员每时每刻都在观察陆奶奶的状态。"目前新冠肺炎治疗没有特效药，抵抗力对于患者而言很重要，而老年患者通常抵抗力较弱。"盛吉芳介绍，针对这些情况，浙大一院的临床药师每天都会参与到讨论中，协助制定个体化、综合化的治疗方案，让老年患者慢慢恢复。

治疗过程中虽然险象环生，好在陆奶奶本身基础疾病并不多，只有轻微高血压，心态也非常好，经过抗病毒治疗，适当使用激素，同时进行高流量吸氧等，病情逐渐好转，病毒核酸检测连续两次阴性，氧饱和度好转，肺CT显示吸收好转，体温正常，经专家组评估，达到了出院标准。

让治疗团队印象特别深的是，陆奶奶的心态特别好。他们说，心理因素也会影响患者康复。陆奶奶到医院后，从来没有抱怨过，依从性也很好。在重症监护室时，就是积极配合治疗，然后有时间就睡觉。良好的心态让她康复得也快，出院时，她还精神很好地跟医护人员说"谢谢"。

每一个高龄患者的治疗，都是一场防控"阻击战"。"很多高龄患者本身就有基础疾病，如高血压、动脉硬化、心功能不全等，身体的代谢能力下降，治疗面临着诸多不确定性，稍有不慎就有可能从重症变为危重症，浙大一院对这些患者尤其关注，每天重点进行讨论，将各个'恶性点'守住，控制病情发展，目前收治的高龄患者情况都较为稳定。"浙大一院党委书记梁廷波介绍。

老年患者的治疗要兼顾多方面，比如用药要综合考虑治疗新冠肺炎用药和慢性病用药的作用关系。老年患者本身免疫力下降，在目前还没有特效药的情况下，只能通过对症治疗并依靠自己的抵抗力慢慢恢复，与病魔打阻击战。

新冠肺炎重症患者，年龄普遍偏高，且大多数有高血压、糖尿病等基础疾病，对治疗造成了很大难度。浙大一院之江院区收治的患者中，90 岁以上的有 4 例，80 岁以上的有七八例。其中不乏一些本身就存在心律失常、心功能衰竭、肾功能衰竭的患者，给治疗产生很大的阻碍。但是团队通过多学科协作诊疗，根据患者的具体情况，制定个体化的治疗方案，目前取得了不错的疗效。

在浙大一院之江院区治疗的新冠肺炎高龄患者，除了高流量氧疗、控制炎症因子风暴、抗病毒治疗外，还要结合免疫调节、改善肠道微生态等治疗。此外，还要鼓励他们咳嗽、咳痰，在这样一系列手段的支持下，这位 96 岁的老人在转院后 48 小时内病情没有继续恶化，这就给治疗提供了一个积极信号。

梁廷波表示："这位 96 岁的患者是浙江年龄最大的新冠肺炎治愈患者，她的治愈出院给医护人员带来了信心，给社会带来了信心，让大家明白：高龄患者如果精心治疗，严密防守，就有希望。"

浙江首位赴鄂支援医生郑霞：最想说的两个字是"成长"

媒　　体：中国新闻网
时　　间：2020 年 4 月 18 日
作　　者：张斌　胡丁于
原标题：浙江首位赴鄂支援医生郑霞：最想说的两个字是"成长"

2020 年 4 月 18 日，浙江杭州，在确认自己的 CT 检查结果无误后，刚刚结束隔离休养的郑霞终于放心回到阔别 86 天的家。

2020 年 1 月 23 日，浙大一院重症监护室主任医师郑霞受国家卫健委指派，作为浙江首位赴鄂支援的医护人员连夜奔赴武汉，支援金银潭医院 ICU 病房，开启长达 72 天战"疫"历程。

初入金银潭的挫败：压力在于患者病情的急转直下

金银潭医院是武汉最早收治新冠肺炎患者的一家医院，被称为此次疫情的"风暴眼"。

1 月 23 日，武汉"封城"。当日，国家卫健委"点名"长期在重症医学一线的郑霞赴鄂。次日，她即入驻金银潭医院。

"刚到武汉的时候，我们每天都在'救火'，感到特别挫败。"郑霞说。

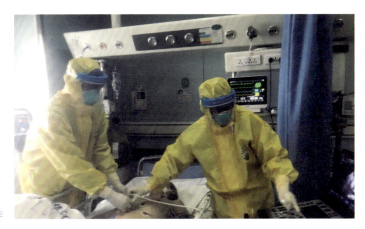

郑霞（右一）在隔离病房工作

她回忆，彼时由于患者人数激增和医护不足，原本五到六人看护一位患者的ICU，不得不转变为一人看护五六位患者。此外，医护人员每天工作超过 10 小时，不少人放弃吃饭、喝水以尽量减少防护物资。

更大的压力，源于患者病情的急转直下。

"新冠肺炎是新的疾病，我们不知道它的规律。看到患者离去，我们有很大的挫败感。"郑霞说，"你根本看不出方向和目标，那时候真的有点绝望了。"

同道驰援后的转折："我们能做的事越来越多"

危急关头，千千万万个"郑霞"挺身而出——疫情期间，全国各地驰援湖北各地的共 4.2 万余名医疗队队员"白衣披甲"奔赴一线。

郑霞认为，驰援医护整建制接管武汉各医院的多个病区，实现患者的分流和精细化管理；多家方舱医院逐渐开启，阻断轻症患者的恶化，这成为战"疫"态势的关键转折点。

郑霞说，熬过了最初的艰难，医护人员"能做的事越来越多"，患者的病死率逐渐降低。

她介绍，随着对疾病规律的更多了解，医护人员逐渐找到重症患者的抢救规律和方法，比如借俯卧位通气（把病人从仰卧姿势翻到俯卧姿态）的方式帮助患

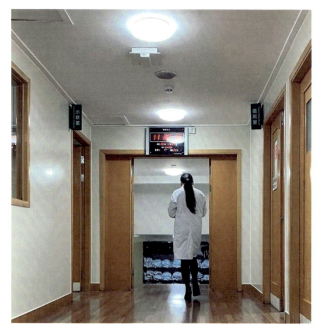

郑霞赴武汉前，同事拍下她的背影

者提升氧饱和度等。

"这个动作听上去简单，实际操作起来非常困难。我们都穿着厚厚的防护服，患者身上插满了管子，稍有不慎就可能导致患者病情恶化。在我们病区，每天有8～10位患者需要翻身，往往一位患者就要耗时半小时。"郑霞说。

郑霞介绍，源自各地后方医疗团队的智慧，亦为一线提供方法论。仅她所在病区，就有来自广东、上海等地的多位医学专家。"我们都会跟家里（本院）交流病例，分享各家的救治经验，综合运用在一线治疗。"

退下战场的回顾："最想说的两个字是'成长'"

在金银潭战斗的72天，郑霞一天未休，她所在的病区亦有越来越多危重症患者转移到普通病房。截至4月18日，金银潭医院已经实现病例"清零"。

4月3日，郑霞随最后一批浙江医疗队返浙，赴浙江安吉隔离休养。休养期间，郑霞依然与未康复的患者保持联系。

"有的患者康复时间长，出现了焦虑可以理解，我想尽可能帮他们减轻心理压力。"郑霞透露，她还不断地与各地同道就新冠肺炎重症患者转危的标志等话题进行交流，以期看清新冠的"全貌"。

"武汉一行，我最想说的两个字就是成长。"回顾战"疫"时，已获得"全国卫生健康系统新冠肺炎疫情防控工作先进个人"称号的郑霞说。

"成长在于看到自己的短板，比如在 ICU 要更全能、更亲力亲为地关心每个细节，同时也对重症医学有了更多理解。"她说，"ICU 绝对不是太平间前的一张床，很多患者最后被救了回来，被称作奇迹，但其实人的生命力非常顽强，这是我们过去没看到的。"

用医者仁心守护生命

媒　　体：浙江卫视新闻联播
时　　间：2020 年 4 月 14 日
作　　者：李婷　金超
原标题：浙大一院：用医者仁心守护生命

【导语】

浙大一院作为集中收治新冠肺炎患者的省级定点医院，承担着救治全省新冠肺炎危重患者的重任。两个多月时间里，浙大一院做到医护人员"零感染"、疑似患者"零漏诊"、确诊患者"零死亡"的生命奇迹。

【同期声】

记者：能跟我们介绍你是哪个科的医生？

医护人员们：我是重症监护室的；我是肾内科的；我是胸外科；我是口腔科的……

记者：大家都进来多少天了？

医护人员们：78 天；我是大年初二进来的；我 60 多天了。

【正文】

2020 年 4 月 14 日，浙大一院隔离病区重症监护室的医生，在顺利完成救治任务后，撤离之江院区进行集中休养。64 岁的方强医生，已经连续奋战了 75 天。1 月 26 日以来，浙大一院陆续收治了 36 名危重症患者，本该退居二线的方强主动请缨带领 160 名医护人员进驻重症监护室。

【同期声】

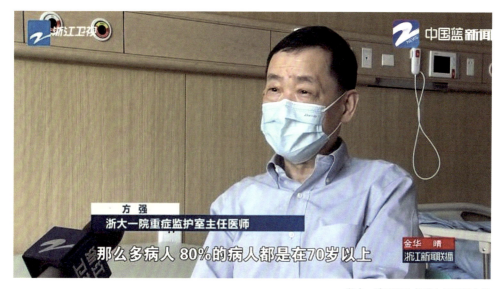

浙大一院重症监护室主任医师方强

重症监护室主任医师方强：比我们原来想象的要难得多，患者最大的有 96 岁。这么多的患者，大概 80% 在 70 岁以上，肺炎加基础疾病，这些患者就非常困难。

【正文】

这些危重症患者大多数有基础性疾病，有肝移植的、有需要做透析的，还有心功能不好的，病毒感染更加加重了他们的基础疾病，危急情况时常发生。

方强清楚地记得，有一位患者肺炎刚刚好转，突然出现消化道出血，在止血过程中又发现了恶性肿瘤，一度濒临死亡。

【同期声】

方强：感觉已经回天无术了，但在这里你还得想办法。

记者：不愿放弃？

方强：不放弃，不是不愿放弃，是坚决不放弃。这个患者又活过来了，现在已经基本上到康复的地步。

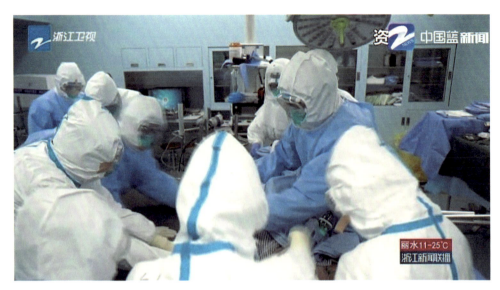

每一位患者的救治，都是场硬仗

【正文】

在重症监护室里，呼吸机、ECMO、生命体征监护仪等各项先进仪器配备齐全，护理团队 24 小时坚守，他们中有不少经验丰富的老将。浙大一院护理部副主任赵雪红曾远赴非洲利比里亚抗击"埃博拉"，在 H7N9 禽流感时，也曾奋战在感染病房，有着丰富的传染病护理、防护和管理经验。

【同期声】

赵雪红：患者病情瞬息万变，每分钟，每时每刻都要保持警觉性，密切观察患者任何一种细微的变化，因为这关乎患者的生命。

【正文】

隔离病区内，每天都在经历一场场硬仗；而在隔离病区外，多学科协作诊疗每天都要举行，专家团队通过视频连线详细了解病区内每一个患者的病情变化，坚持"一人一方案"精准施策。

两个多月来，凭借精湛技术和团队协作，浙大一院成功完成全球首例老年新冠肺移植手术，全省首例新冠肺炎患者在这里平安产子，96 岁高龄新冠肺炎患者在这里治愈出院。同时实现医护人员"零感染"、确诊患者"零死亡"。

跨越万水千山　意大利战疫平安归来

媒　体：浙江日报
时　间：2020 年 4 月 3 日
作　者：陈宁　王艳琼
原标题：我省赴意大利抗疫医疗专家组圆满完成国家派遣任务　跨越万水
　　　　千山，战疫平安归来

青山一道同云雨，明月何曾是两乡。

2020 年 4 月 2 日，由浙江省组建的中国赴意大利抗疫医疗专家组一行 13 人乘坐飞机，抵达温州龙湾国际机场。陈伟俊代表浙江省委、省政府赴机场迎接。

春天的细雨挡不住专家组成员脸上的喜悦："祖国，我们回来了。""向家乡人民报告，我们圆满完成任务！"……

国土有界，大爱无疆。在过去的 15 天里，国家派遣的专家组一行不辞辛劳，携带 9 吨由浙江省捐赠的医疗物资赶赴意大利疫情最严重的伦巴第大区，为万里之遥的华人华侨、中资企业和当地医院带去了浙江经验和"浙版方案"。

"在意大利期间，全体队员牢记使命、不负重托，圆满完成了各项任务，实现了'打胜仗、零感染'的目标，现在意大利疫情已经开始好转。"在机场，专家组组长、浙大一院常务

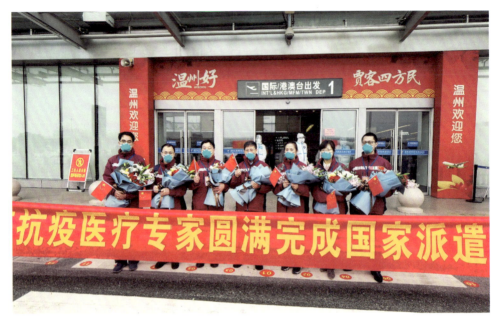

2020 年 4 月 2 日下午，专家组凯旋，抵达温州龙湾国际机场

副院长裘云庆向家乡人民回顾了万里抗疫的历程。

疫情发生以来，专家组中的大多数成员始终坚守在抗疫一线。当接到前往意大利的指令时，他们迅速集结，再次迎难而上，展现出浙江精神、浙江风采、浙江力量。

看着来自中国的专家们将 400 个 KN95 口罩、7500 个医用外科口罩、200 件医用隔离衣等一批捐赠物资搬下汽车。参与交接的意大利医生用中文连声说："谢谢，谢谢中国医生！"

在异国他乡，专家组为伦巴第大区疫情防控策略、医疗救治策略、医务人员防护和医院感染控制措施等方面提供了建议，还制作了专门面向意大利人民的新冠肺炎疫情防控"赴意专家知识堂"系列视频，让浙江的疫情防控和救治经验漂洋过海。专家组先后与意大利当地医生、华人华侨交流，传递浙江经验的同时，也传递着战胜疫情的信念。

"经过我们详细的介绍，意大利同行了解了中医在中国治疗新冠肺炎方面的成效，他们非常感兴趣。"看到传统医学在异国他乡受到欢迎，专家组成员、省中医院副院长杨珺超十分自豪。

专家组成员、浙江省立同德医院副主任中医师胡旭说："我们的队服上印着鲜艳的五星红旗。每每见到中国专家组，当地人总会不约而同地向我们竖起大拇指。"

这个春天，钱塘江畔的暖风带着希望，跨越万水千山，吹拂着身在意大利的华人华侨的心。

"相知无远近，万里尚为邻。"专家组带往意大利的一箱箱物资上，贴着这句古老的诗词，米兰华侨华人企业家联谊会会长徐建平在接到物资时感动不已："那一刻，我感觉祖国就在身边，亲人就在身边。"

为了缓解居家隔离华侨华人的紧张情绪，当地的侨团建立了"中国援意医疗专家组网上咨询平台"。接受咨询的第一天，专家组就收到了来自米兰、都灵、威尼斯等多个城市424位同胞的资料。结束一天工作后，专家组经常连夜通过视频，给华侨华人提供帮助，让他们感受到来自祖国的温暖。

与抗疫医疗专家组一起忙碌的，还有不少在意大利的温州籍侨胞。专家组此行送去了一批医疗物资，意大利米兰华侨华人工商会名誉会长李秀桐得知后，自愿当起了前线"服务员"，帮忙把物资分发到当地侨胞手上。"你们的到来让大家无比安心，我们有信心渡过这场难关！"他说。

专家组此行返程，不少华人依依不舍，还有华人侨团来到机场送行。

"专家组圆满完成赴意抗疫工作，推动了中意双方在新冠肺炎疫情防控和医疗救治方面的交流与合作，为上万名侨胞送去了祖国的温暖。"专家组成员、省卫生健康委合作交流处处长陈正方说。

浙大一院 146 人援鄂医疗队载誉而归

媒　体：新蓝网
时　间：2020 年 3 月 31 日
作　者：王蕊
原标题：浙大一院 146 人援鄂医疗队载誉而归

陌上花开，钱塘回暖，春风又绿江南岸。2020 年 3 月 31 日，杭城下起小雨，浙江省第五批援鄂返浙医疗队战士归来。机舱门一打开，回家的战士们迎来了家乡亲人们热情的迎接，那是日夜思念亲人的热烈期盼。

"黄院长，欢迎回家，终于回来了！"

"梁书记，我们胜利完成任务，一个不少，零感染，打胜仗！"

"李院士，欢迎回家！陈院长，您瘦了！"

"我们胜利完成任务！"

五星红旗迎风飘扬的歌声嘹亮，雨滴化作激动的泪水，欢迎亲人凯旋回家。

浙大一院党委书记梁廷波，一直记得心中的约定，中午手术结束马上赶赴机场，迎接 146 名援鄂凯旋的浙一人。

在武汉，他们从冬天走到春天，见过武汉空荡无人的街道，

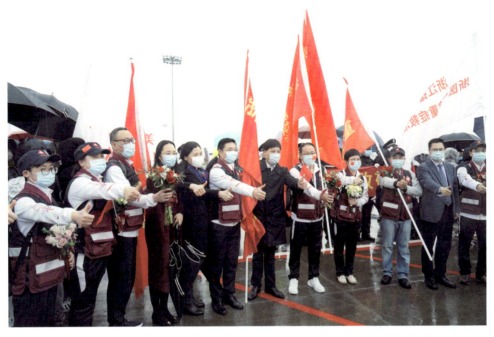

2020 年 3 月 31 日，浙大一院 146 名援鄂队员回归

也见证了武汉复苏重启的春天；他们逆行江城，夜行点灯，用生命护佑生命，为武汉按下重启键，又在武汉解封回暖之时撤出武汉，回到故里。

在这批归来的战士中，有浙大一院第四批援鄂医疗队的 140 名成员，有正月初八紧急驰援武汉的 6 名医疗队员，他们清零关舱了一个个重症病区，治愈出院一批批患者，履行了勇于担当、不辱使命、敢打必胜的誓言。

"待到春暖花开、疫情消灭时，迎接白衣战士凯旋。"

援鄂队员们实现了时任省委书记车俊在医疗队出征时和队员们许下的约定，使命达成，胜利归来。

星夜集结，火速整改，"我要把 140 名战士平平安安地带回来"

2020 年 2 月 13 日，一个不眠夜，在接到国家紧急号召令后，浙大一院第四批援鄂医疗队连夜集结人马，备齐物资，奔赴武汉。浙大一院院长、党委副书记黄河自 2 月 14 日在浙江省人民大会堂前从时任袁家军省长手中接过援鄂医疗队的旗帜起，浙大一院第四批援鄂医疗队 140 名队员便始终是他心头的牵挂，完成党和国家交付的使命便是他坚定不移的承诺。

连夜集结启程，火速整改病区，两小时收满 62 张床位，在前线的每一天都是在"啃硬骨头"。没有条件，队员们想方设法也要创造条件。在浙大一院接管的武汉协和医院肿瘤中心重症病区，重症和危重症患者占比 56%，平均年龄 64 岁。新冠肺炎重症患者病情瞬息万变，黄河院长指导队员对每一名危重患者采取精细化、个体化管理，早晚讨论病情，严密观察患者病情的每一个细微变化，及时调整治疗方案，闯过一道道难关，治愈了一位位患者。

医疗队在科学救治、精准施策上苦下功夫，使患者们从危重症转为重症，再由重症好转出院。3 月 14 日，正值驰援武汉满月之际，医疗队圆满完成了武汉协和医院肿瘤中心重症病区清零关舱的使命，共收治患者 72 名，其中危重症患者 36 名。医疗队于 3 月 17 日接到紧急通知后再次集结出发，接管武汉协和医院西院重症病区，第二阶段共收治患者 46 名，危重症患者 4 名，成功达到救治患者零死亡、医护人员零感染的目标。随着患者纷纷出院及转运，浙大一院医疗队接管的两个重症病区实现"清零"。

一个党员就是一面旗帜，一个支部就是一个堡垒。在前线，临时党支部发挥了凝聚人心、鼓舞斗志的关键作用。前线队员夜间出行不便，临时党支部组建爱心车队，保障队友安全；重症病区新冠肺炎患者的食物、生活物品紧缺，临时党支部发起倡议，鼓励党员献爱心，给患者送上爱心水果；医疗队远离家乡，缺少亲人朋友关心，临时党支部组织给队友过生日；身处疫情高发地的武汉前线，队友们的情绪难免会出现波动，临时党支部开展谈心活动，时刻关注每位队友的思想动态，及时进行心理疏导，缓解压力。

中央指导组专家、东南大学附属中大医院副院长邱海波教授，在医疗队清零交接之际前来指导交接工作时，给予浙大一院医疗队高度评价，"知者不惑，仁者不忧，勇者无惧，浙大一院援鄂医疗队是一支无愧于人民、无愧于国家的队伍"。

连夜出征，战鼓擂动，不胜利不收兵

前方战鼓擂动，后方紧急驰援。回首 2020 年 2 月 1 日，正月初八，又一个出征日。下午 5 点 30，受国家卫健委指派，浙大一院组建"抗击新冠肺炎紧急医疗队"驰援武汉，医疗队由李兰娟院士领衔，副院长陈作兵带队，连夜奔赴武汉，驰援武汉大学人民医院东院区重症医学科。

武汉大学人民医院东院区作为武汉市收治重症和危重症新冠肺炎患者的定点医院，医疗任务极其繁重，危重症患者很多，浙大一院团队负责 ICU 里危重症新冠肺炎患者的抢救工作。危重症患者的救治每天都是争分夺秒，生死之战每天都在上演。陈作兵副院长每天早晨都会带领队员进行危重症患者 MDT，和李兰娟院士视频连线汇报病情，确定当天的治疗方案。

在 ICU 里，危重症患者常需要进行气管插管，而给新冠肺炎患者进行气管插管需要冒着极大的被感染风险，但是浙大一院的医疗队员们从不退缩，为挽救患者的生命作出了最大努力。鉴于前期死亡率较高的情况，陈作兵副院长带领团队成员积极主动应战，提出"应插尽插，应插早插"的气管插管原则，将治疗时间前移，严格控制无创通气使用时间，及时给予有创呼吸机支持，阻断患者病理生理过程的恶性循环，从根本上扭转了局面，大大降低了危重症新冠肺炎的病死率，挽救了许多危重症患者的生命。

陈作兵副院长刚到武汉时向国家卫健委主任马晓伟汇报工作时表示，要将浙大一院的经验和精神带到武汉，除非收到上级指令，否则不胜利，不收兵！这支队伍在这场疫情防控的严峻斗争中取得了胜利，所有的苦和累，最终化成为破茧成蝶的峥嵘岁月！

一批一批地回，一批一批地接，梁廷波书记算算人数，现在武汉还有一棵独苗苗，就是受国家卫健委指派，于 1 月 23 日武汉封城当天逆行赴武汉的浙大一院重症监护室主任医师郑霞，她是浙江省第一位援鄂医疗专家，仍坚守在武汉市金银潭医院的七楼重症监护室。

没有从天而降的英雄，只有挺身而出的凡人，是他们把希望和勇气传递给我们，让我们看到胜利的曙光。

艰难困苦，玉汝于成，今凛冬散尽，当星河长明；凡是过往，皆为序章。浙大一院援鄂医疗队圆满完成任务归来，重任在身，不辱使命！

多语种《新冠肺炎防治手册》发布

媒　　体：中国新闻网
时　　间：2020 年 3 月 18 日
作　　者：张斌　赵小燕
原标题：多语种《新冠肺炎防治手册》发布　冀为全球提供临床经验

　　浙大一院联合马云公益基金会、阿里巴巴公益基金会于 2020 年 3 月 18 日共同发布多语种《新冠肺炎防治手册——浙江大学医学院附属第一医院临床经验》（简称《手册》），希望将中国的临床经验分享给全球，使其他国家疫区的医护人员不必"从零开始"。

　　"从数据来看，国际上（新冠肺炎患者）的死亡率不低于中国，我们有必要把我们的经验和方法带到世界去，帮助其他国家少走弯路，使得更多患者受益、降低患者死亡率。"浙大一院党委书记梁廷波说。

　　新冠肺炎疫情发生以来，浙大一院作为中国国家传染病医学中心，承担了浙江省危重症患者集中救治任务，目前已累计收治新冠肺炎患者 105 例，其中危重症与重症患者 79 例，累计治愈率达到 98%。此外，该院还实现医护人员"零感染"、疑似患者"零漏诊"、确诊患者"零死亡"。

浙大一院在中国国家卫健委防控及诊疗指南的基础上，经过实战探索总结出适用于医疗机构且有实际操作性经验的《手册》。

在重症、危重症患者救治方面，《手册》包含防控管理、诊疗经验、护理经验等部分，针对患者不同分型的救治原则及诊疗过程中可能发生的各类问题，比如新冠肺炎康复者恢复期血浆治疗、患者用药管理等提供了细致、全面的解答，对正处于疫情暴发初期的其他国家具有较强的参考及借鉴意义。

《手册》中、英两版已发布上线，意大利语、韩语、日语、西班牙语等版本也陆续发布。为方便全球医护下载，阿里云紧急上线了全球直通站（covid-19.alibabacloud.com），各国医护工作者都能免费下载完整版手册。

耶鲁线上"取经"浙大一院

媒　　体：浙江新闻客户端
时　　间：2020 年 3 月 18 日
作　　者：纪驭亚　徐彦　王蕊　胡枭峰
原标题：美国耶鲁大学来"取经"与浙一越洋连线交流新冠救治经验

　　北京时间 2020 年 3 月 18 日早上 7：00，一场热烈又卓有
成效的在线医学讨论，连接起地球两端的两家医疗机构。那端
是大洋彼岸的美国耶鲁大学，这端中国浙江大学医学院附属第
一医院的近百位专家教授同时在线，他们讨论应对人类共同的
敌人——新型冠状病毒。对于浙大一院战疫两个月的宝贵经验，
耶鲁大学的医学专家们求知若渴，会议讨论持续了 1 个多小时。
促成这次连线的是耶鲁大学校友、西湖大学副校长许田教授。

　　据美国疾病控制与预防中心以及各州公共卫生部门的统计，
截至美国东部时间 3 月 17 日晚 7 点，美国共报告新冠肺炎确诊
病例 6331 例，死亡 105 例，治愈 48 例，3 月 17 日新增确诊病
例 1646 例。

　　"你们应对病毒的核心经验是什么？"

　　"可以告诉我们重症患者的治疗经验吗？"

　　"母婴存在垂直感染可能吗？儿童如何治疗？"

"患者进入 ICU 的标准是什么？"

"你们的医疗队在武汉的救治情况如何？"

"如何保证医护人员不受感染？"

视频那端，涵盖了急诊科、重症医学科、麻醉科、外科、产科、康复科等几十位专家在内的美国耶鲁大学医学专家，不断提出问题。画面上，Murat Gunel（穆拉特·古内尔）教授身后的窗外已是黑夜，应对新冠病毒，时间哪怕早一秒，也可能争取到挽救生命的机会。

美国医学专家的严谨，对科学的尊重，想要了解新冠防控经验的迫切心情，让视频这端的浙大一院党委书记梁廷波教授团队印象深刻。

浙大一院感染病科、呼吸内科、检验科、药学部、重症医学科等科室的专家们一一进行了详细解答。

党委书记梁廷波教授简明扼要介绍了浙大一院抗击疫情的关键策略，团队重点回答了相关问题。

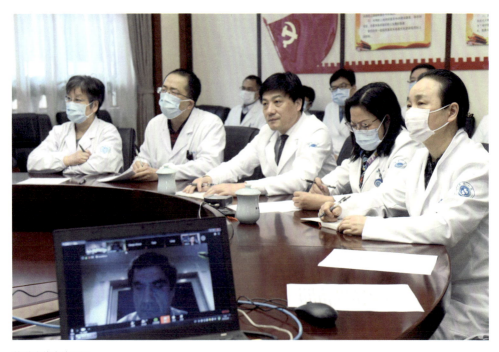

越洋连线交流现场

疫情期间，浙大一院已收治新冠肺炎患者 105 例，其中危重症与重症患者79 例。浙大一院累计治愈率达到 98%。虽然患者多、病情重，但通过浙大一院医护人员的开创性治疗和新技术投入，创下了医护人员"零感染"、疑似患者"零漏诊"、确诊患者"零死亡"的"三个零"奇迹。

浙大一院曾在 2 月 8 日为一位怀孕 36 周的新冠肺炎孕妇进行了剖宫产，并且在脐带血、胎盘、羊水、婴儿痰液等标本中均没有检测到病毒，因此没有证据证明存在母婴垂直传播的可能。

他同时介绍，浙大一院携手马云公益基金会、阿里巴巴公益基金会面向全球发布《新冠肺炎防治手册——浙江大学医学院附属第一医院临床经验》（中英文版），针对新冠防控中的医院管理、临床诊疗和护理分享了浙一经验。国际同行提出的关于诊断、治疗、护理以及管理等问题，基本涵盖在了今日发布的这本手册当中。

感染病科主任盛吉芳教授介绍了抗病毒药物综合使用的经验，"隔离是最好的病房"，她介绍对所有密切接触者、携带者都一定要隔离，切断传染源。

呼吸内科主任周建英教授表示，重症、危重症患者一定要早发现、早干预、早治疗，同时介绍了浙大一院将患者转入 ICU 的相关标准。

"我们所有的医护人员在工作前都进行了严格、专业的培训，不同的工作地点都有不同的防护标准，而且还专设督导员。"美国专家们对浙大一院医护人员"零感染"表示了强烈的兴趣，梁廷波书记经验介绍也得到了国际同行的认可，"Excellent！""This was very helpful！"

"之后我们还可以通过邮件保持密切联系，我们非常乐意与你们就疫情防控进行深入交流。"在远程连线的最后，浙大一院与耶鲁大学的同行们定下了一个"美好的约定"。

随着全球疫情形势日益严峻，浙大一院充分发挥国家队的作用，勇担重任，不仅守好浙江省主战场，支援武汉核心战场，还支援了海外战场。这次促成双方连线的西湖大学副校长许田教授向美国耶鲁大学教授介绍浙大一院是"True heroes"！

　　新冠肺炎防控中的浙一经验和"浙版方案"已远播海外，受到国际医疗领域的广泛关注。英国爱丁堡皇家医院陆续连线浙大一院，越洋取经浙一经验。浙大一院利用自己的经验为当地救治工作的开展提供了有效的专业指导。医院还接到了来自意大利、阿根廷等地大学及医疗机构的交流需求，梁廷波书记表示这样的国际连线已成为一种常态，全球的医疗机构只要有相关需求，浙大一院会以开放姿态分享所有相关成果。

　　"我们愿以最大的诚意与各国分享抗击疫情的一切成果，也欢迎全球同行跟我们一起不断更新、不断完善诊疗。"梁廷波教授说。

生死线上的"特种部队"

媒 体：浙江日报
时 间：2020 年 3 月 10 日
作 者：纪驭亚 王蕊 胡枭峰
原标题：浙大一院之江院区重症救治团队奋战 42 天——生死线上的"特
种部队"

一名新冠肺炎患者肺移植手术成功了！好消息传来时，重症监护室里虽没有欢呼声，但防护镜后的一双双眼睛满是笑意。

2020 年 3 月 9 日是浙大一院之江院区重症监护室运行的第 42 天。作为浙江省最早设立的新冠肺炎省级定点诊治单位，浙大一院之江院区承担了全省危重症、重症新冠肺炎患者的救治任务。

重症监护室的方寸间，"殊死搏斗"不断进行。百余名医护人员组成的重症救治团队，成了生死线上的"特种部队"。他们携手一次次惊心动魄地守护生命的最后一道防线。

我们看不清他们的脸庞，也难以知悉他们中大多数人的名字，但他们在"疫"线的每一场战斗都将被铭记。

冲锋号随时响起，一个电话，支援力量 2 小时到岗

31 岁的综合监护室主治医生徐俊清楚地记得，重症监护室的战役在 1 月 28 日打响。

作为首批准备进驻重症监护室的 6 名医生之一，他在大年初二就已告别妻子、父母和仅不到半岁的女儿，在浙大一院之江院区随时待命。徐俊介绍："28 日转来两名危重症、重症患者，29 日又转来 4 名。此后每天都有重症、危重症患者从全省各地转运过来。"

2 月初，第二批医护人员迅速进舱。其中，包括年逾六旬的综合监护室主任医师方强。刚刚卸任综合监护室主任 3 个月的他，原本负责在病房外会诊，临危受命后，毫不犹豫接下了"把最危重的患者'拉回来'"的重任。

一进舱，方强就开始"自找麻烦"：他主动将普通隔离病房里肺部病变较重、吸氧浓度较高的 35 名患者陆续转到重症监护室。实施早干预后，至少 15 名患者避免了气管插管，增加了生存概率。"工作量一下子增大了，每天白天我几乎都泡在重症监护室里，晚上继续正常值班。"外科监护室副主任医师俞文桥说，自 1 月 28 日进舱，自己未曾休息过一天。持续作战虽然疲劳，但看着原本生命垂危的患者一点点康复，他很开心。

重症监护室需要支援的冲锋号不断响起。随着我省新冠肺炎疫情到了攻坚战的关键时刻，重症监护室里需要上 ECMO 的患者一度多达 11 人。又一支精锐之师抵达——2 月 10 日，急诊科副主任李彤、呼吸治疗科副主任浦其斌也进舱了。

这样的集结在护理团队中也一次次出现。"疫情发生后，我记不清收到了多少封请战书。我猜很多人早已在家备好行李箱。因为只要被我点名支援的护士，不论家住杭州哪里，都能在两小时内赶到。"综合监护室护士长高春华已经累到声音嘶哑，她告诉记者，赶来支援的护士中，有人为疫情推迟了婚礼、有人忍着亲人离世的哀恸坚持战斗，但没人有过一句怨言。

"半个月前，我就跟大家说，如果身体吃不消或者家里有事可以先撤离一线。但至今没有一个人提出来。"方强说，重症监护室里的硬仗一场接一场，但带领

着这样一支战斗力爆表的"特种部队"，他信心十足。

一次次化险为夷，"最强大脑""拆弹专家"轮番上场

在重症监护室里，患者的病情瞬息万变，惊心动魄往往发生在刹那间。

62 岁的刘大伯就是重症监护室医护人员数次从生死线上"拉"回来的患者。"这名患者转运过来时病情就非常凶险，上了 ECMO 后，他开始便血，生命垂危。"方强说，为了找出患者体内隐藏的"炸弹"并成功"拆弹"，医院各大学科的优势力量都立即向重症监护室汇集，成为重症救治团队的新力量。几乎是同时，由浙大一院党委书记梁廷波、感染病科主任盛吉芳、呼吸内科主任周建英、综合监护室主任蔡洪流等各领域国内权威组成的"最强大脑"也已坐镇病房外，每天早晚两次舱内外联动 MDT 为这场"拆弹"行动保驾护航。

消化内科专家和重症救治团队配合完成床边肠镜，找到了刘大伯和家属都从未发觉的一个 8 厘米大小的肿瘤。几小时后，重症救治团队将带着 ECMO 的刘大伯护送到门诊 1 楼的放射介入导管室，颗粒栓塞剂打到血管里，出血终于止住了。

但这颗"炸弹"跟重症救治团队较上了劲。术后 2 天，刘大伯再次便血。这给负责"拆弹"的外科专家出了个大难题：ECMO 需用血液抗凝药，而手术又必须止血。"只能用最快速度准确分离肿瘤。"肛肠外科副主任叶锋说，这是真正的生死时速。最终，"拆弹专家"不到半小时就完整切下肿瘤，用不到平时一半的时间成功"拆弹"。经过配合默契的精准治疗，重症救治团队终于顺利完成这场生命接力。

爱给自己找麻烦，打破常规，清醒 ECMO 带来生机

随着越来越多的患者病情逐渐好转，医护人员发现，重症监护室里越来越生机勃勃：戴着 ECMO 的患者们，有的卖力蹬着"自行车"（腿部康复训练器）、

还有的在病床上做康复训练……

而这一幕的"导演"正是李彤。李彤打破患者戴ECMO时处于昏迷状态的常规，给具备条件的患者都用上了清醒ECMO，即在患者意识清醒的情况下用ECMO维持体外呼吸。在重症监护室里，打破常规就意味着风险增加、工作量增加，这也是重症救治团队又一次"自找麻烦"。

为此，护理部专门抽调了3名男护士组成"ECMO护理小分队"，每天24小时待命，眼观六路、耳听八方，同时管理着多台ECMO机器，协助医生处理各种突发状况。小分队成员陈臣侃说，自己穿防护服的速度已从半小时提升至五六分钟。最忙时，他在病房里穿着防护服待了8小时，下班才发现，防护服里的衣裤都已彻底湿透。而李彤作为这些ECMO的"总指挥"，一天最多时要往重症监护室跑六七次。有时为了省一套防护服，他干脆在病房里挑块空地，席地打个盹后，继续投入战斗。

在方强看来，作为重症救治团队，每天面对的都是生死大事。但越是这样，团队越需要在追求卓越的同时让患者感受到温暖，这才是救治的全部意义。也正因如此，在遍布冰冷仪器的重症监护室里常常有着动人的场景。

"戴着ECMO的患者原本可以用营养液补充营养，但我们会特意为他们准备一碗粥，哪怕只能尝一口。在热腾腾的人间烟火气里，生命的滋味才会丰富起来。"李彤说，每次想到患者喝到第一口粥时的笑容，自己也会跟着笑起来。

"阳光从窗帘缝里照进来，危重患者可能会不舒服，但他们又无法用语言表达。护士长就会嘱咐我们一定要注意这些细节，把每位患者都当成自己的家人。"陈臣侃说，如今，这已成为每位护士护理时的习惯。

重症监护室十二时辰

媒　　体：浙江日报
时　　间：2020 年 3 月 1 日
作　　者：郑小红　纪驭亚
原标题：重症监护室十二时辰

　　在抗疫一线，有这样一群人，或许直到疫情结束，你都不知道他们的名字。但正是他们日日夜夜地奋战，才让我们一次次在生死一线间跑赢病毒。他们就是重症监护室的一线医护人员。浙大一院新冠肺炎重症监护室的护士们记录下了重症监护室十二时辰。让我们跟着时钟，走进他们的世界……

子时（23 时至 1 时）
困敦，混沌万物初萌

　　尽管距前半夜下班还有 1 小时，但后夜班护理组小组长高昕，就早早起床了。她的组员们来自不同科室，在疫情之前高昕并不全部认识。因此，她必须去了解现有患者的一些情况，并根据预先了解的患者病情、组员年资及综合能力进行整体评估，分配好每位组员的工作任务。

穿好防护服，反复检查后，高昕进入新冠肺炎重症监护室。"小伙伴们，加油啊！"简单动员后，护士们开始到各自分管的患者床边与前半夜的同事进行床边交班：生命体征及呼吸机参数／高频吸氧、病情变化、检验结果、目前治疗、剩余药量、管路情况，翻身查看皮肤情况。还有的危重症患者即将准备人工肝治疗，更是需要医护人员严密看护。

重症监护室内灯火通明，恍如白昼。

丑时（1时至3时）
赤奋若，气运奋迅而起

俞亮医生股静脉穿刺成功，章华芬护士长完成上机步骤，人工肝治疗正式开始。

病房另一处，护士赵炜倩继续监测病情、记录、治疗、抽取血液标本送检、吸痰、处理检验结果。随着时间的推移，在闷热的防护服下呼吸变得越发沉重，越来越难以忍受的闷热感和身体不适，终于她直接呕吐在了 N95 口罩里。高昕见状，立即安排其他护士继续负责她的患者，同时护送她去休息区清理、休息、调整。

此时，更深雾重寒意浓，2公里外的钱塘江奔流不息，一路向东。

寅时（3时至5时）
日旦，万物承阳而起

2 号床患者的神智在沉睡与清醒间摆动，偶尔谵妄，护士翁雯雯一直在边上看护着她，"我得保证他清醒时，第一时间就能看到我。"

因为将有两位危重症患者转过来，本来就高强度工作的重症监护室里更忙了。3 位护士分别管理原有的 3 位危重症患者，其他护士开始准备用物。此刻，唯有团队高度团结合作，才能有条不紊地保障护理治疗和护理安全。

过了一会，护士于典典提醒还在看手机的 8 号床患者，要关机睡觉了。患者撇撇嘴，有点无奈地把手机交给典典。"跟管小孩似的。"她对搭班的护士汤爱萍说道。汤爱萍想起自己的双胞胎女儿：现在该是在甜甜的梦乡吧，不知道会不会梦见她们多日未见的妈妈？

此时，9号床患者疑有张力性气胸，护士们赶紧上前，有人安置体位，有人协助医生连接水封瓶，有气体从水中溢出。

夜色尤浓，路灯下的香樟树，影影绰绰，有力量在黑暗中蓄积，等待破晓。

卯时（5时至7时）
破晓，阳气推万物而起

各种化验采集送检、口腔护理、吸痰护理、为患者擦身、换床单、倒各种废液及各项生活护理……正是后夜班最繁忙时，高强度工作下，25.5℃的防护服下汗水已经浸透大家的衣衫。

体重106公斤的患者，翻身时间又到了。护士吴琼招呼大家："姐妹们一起来啊。"男护士周九州对吴琼说："你让开啊，我可不是你姐妹，我是你兄弟。""你兄弟我也来了！"男护士吴辉峰也加入进来。大家都笑了起来，气氛突然变得轻松。

窗外，晨曦微露；窗内工作伴随日升带来的光辉继续推进。

辰时（7时至9时）
执徐，万物舒展

危重症患者正在ECMO治疗中，此时的护理尤其关键。大家分工合作，有的负责护理，有的监测分析患者生命体征、检验指标，汇报给医生以便调整新的治疗方案，交班前的各种查漏补缺。

此刻，门外万培玲组长带领的白班团队已在准备中。大家默契得没有喝稀饭豆浆，简单吃了点包子、拌面，只为减少进出次数，节约防护装备。随后，大家进入准备间，穿戴好帽子、口罩、护目镜、防护衣。护理部副主任赵雪红帮每个队员贴减压贴、套鞋套，又让他们缓慢转身，确保没有一丝遗漏才让他们离开。

一进入病房，护士们就开始在各自分管病人的床边与后半夜同事进行交接……朝阳透过窗帘，照在白色防护衣上，熠熠生辉。

巳时（9 时至 11 时）
大荒落，万物炽盛而出

繁忙的一天又开始了。单是这一时段，就有 6 名患者做纤维支气管镜，3 名做人工肝治疗，3 名做床边超滤，还有 2 名在进行 ECMO 治疗。用万培玲的话说，这是忙到飞起的一天。

此时，护士沈怡额头的汗流进眼睛，带来一阵刺痛，她只好闭眼休息，等待刺痛慢慢缓解。护目镜是消毒后再次使用的，透光性远不如前，也容易起雾。护士姜佳敏做完输液操作后几乎看不清楚，她凭残余的光感和对环境的熟悉走到窗前，静静地等着雾气在相对偏冷的环境中凝结成水。

护士梅伟乐则在负责 96 岁老太太的出院事宜。经过 4 天的诊治，老太太经受住一关又一关的严峻考验，达到了出院标准。这是之江院区首例从重症监护室直接出院的病例，也是全省年龄最大的新冠肺炎治愈者。梅伟乐讲普通话，老太太一口宁波话，相互并没有完全听懂对方的话，但并不影响交流，因为他们都带着笑容。

午时（11 时至 13 时）
日正，万物壮盛

在保障好患者安全的前提下，大家轮流吃中饭，稍作休息调整。午餐是三荤两素的盒饭套餐：碧绿的西兰花和红色的大虾给人以强烈的视觉享受。大家知道，在抗疫的特殊时刻，膳食科始终在"膳待家人"。医护人员各自找了角落坐下，努力吃饭，为接下来的工作做好体能储备。

就在这时，120急救车急转来一名插管的86岁患者。护士黄晓玲和呼吸治疗师带着转运呼吸机奔向一楼。在120急救车上换上转运呼吸机，调整好参数后，黄晓玲和医生分列转运床的两侧，推着床向监护室小跑赶去。

待患者一到监护室，护士们就通力合作起来。有人帮忙换床，处理裹在床单里的一大摊黑便，有人负责心电监护，有人负责穿刺抽血，还有人负责监测血氧饱和度、检查全身管道、整理患者资料及用物、吸痰等。随着大量血痰被吸出，患者的氧合指数逐渐上升。

大家还没来得及松口气，其他两位患者病情又有变：氧合指数下降，心率加快……赵雪红和护士长高春华立即进入病房一线指导。有人的护目镜有点紧，眼眶处又痛又痒，下意识地想去抠一下，赵雪红老师"啪"一下把她的手拍下，又重又急。

未时（13时至15时）
协洽，万物化生

9号床的患者可以转出监护室了，11号床患者却开始插管，10号床患者太缺乏安全感了，明显开始焦躁起来。他大声喊着"护士，护士"，但护士们忙着插管，没能及时回应他，他生气地掀开被子，要去拉扯氧气管路和静脉通。同时，他嘴里还嘟囔着："你们都不管我，我不要治了，我要回家！"黄晓玲飞奔过来，一把按住他的手……安抚、鼓励、解释、陪伴，患者的情绪慢慢平和，黄晓玲笑着跟他打趣："你这个静脉针是我好不容易打进去的，你再给我拔了，我跟你没完哦。"患者不好意思地笑了。

一位患者的肺部CT检查顺利完成。有了实战经验，第二位呼吸机患者的转运工作大家准备起来游刃有余了。更可喜的是，CT结果显示两位患者的肺部情况都在一点点好转。高春华的声音已经非常沙哑，近乎失声，为确保信息正确传达，她手舞足蹈运用大量肢体语言。有人说："她看起来有点滑稽，我好想笑，又想哭。"

申时（15 时至 17 时）
夕食，万物吐秀

护士们正在为患者做一天 n 次的吸痰护理。评估患者→有吸痰指征→戴第三层手套→呼吸机给予纯氧→准备吸痰用物→测试吸引器压力→吸引器连接密闭式吸痰管吸痰→间歇性吸引→吸痰结束→冲洗吸痰管→关闭吸引器→分离吸引器和密闭式吸痰管→脱第三层手套→收拾所有用物→手消毒→记录。看似简单的一套操作，隐藏着被感染的高度风险。

15 号床患者突然呛咳，心率 130 次 /min，血氧饱和度 84%，护理组组长朱莹赶紧招呼组员立即到位。一番忙碌后，病人病情终于趋于稳定。

酉时（17 时至 19 时）
日落，万物皆芒枝起

12 号床的患者因为谵妄曾把医生咬伤，现在他的意识逐渐恢复。当他听说自己咬伤医生后，大哭不止，不停地说："对不起，对不起，我真的不是故意的。"护士发现，他开始写信和遗书，遗书是给女儿的，信是给医护人员的。除此之外，他还经常会拉住护士的手不放，总是说："你们不要走开，我有点害怕。"很明显，患者有创伤后应激性心理障碍，需要更多的关爱和疏导。护士们也互相提醒，一定要更多关心 12 号床的患者。

8 号床的阿姨恢复得不错，今天可以转入普通病房。接到喜讯后，阿姨开心地说："我要马上告诉我老公。"而几位护士在转运途中，发现病床轮滚动声中隐隐有歌声传来。原来，阿姨打开了微信，里面有她先生传过来的三段语音，每一段都是她先生温和轻柔的歌声。阿姨眼中全是光，泪水不停流下。护士张娟背过身去，做了几次深呼吸。

华灯初上，浙大一院之江院区的灯亮起来了，蓝色的霓虹灯在夜幕中闪亮。

戌时（19 时至 21 时）
日夕，万物皆蔽冒

15 号床 83 岁老爷爷的病情并不乐观。在已经给予俯卧位下呼吸机给氧，氧浓度 100% 支持供给后，动脉血气依然显示 PO_2 45mmHg。李彤医生决定进行 ECMO 治疗。他指定护士叶学胜配合，叶学胜目不转睛地盯着仪器，检查转速、流量、活化全血凝固时间、块膜压，观察有无膜肺血凝块、管路有无抖动，设置水箱温度，警惕出血和溶血，预防感染。

机器在转动，血液在流动，监护仪上的红色闪动逐渐停息，老爷爷的脸色变得红润了。因为使用了镇静剂，他安祥地沉睡着，刚刚发生的真实而急迫的一切，并没有在他长长的人生经历中，留下一丝一缕的记忆。两名护士仍不能歇气，还在双人核对高危药物，核对每个字、每个小数点。

亥时（21 时至 23 时）
大渊献，万物深盖藏

83 岁的老爷爷终于安稳了，但另一位 89 岁老爷爷的监护仪开始一级报警——赶快！气管插管，深静脉穿刺！

护士们再次分工协作，有人抽取镇静药物，安装微泵，缓慢推注；有人安置体位，配合医生气管插管，按压呼吸气囊，协助固定；还有人负责用物准备，包括穿刺包、双腔 Arrow 管、超声机；还有一名护士负责连接压力传感器，测量中心静脉压，记录并汇报。

半小时后，操作顺利完成。刚刚所有一切忙碌，几乎都是无声的，仿佛在上演一场默片。

窗外，一轮弦月高挂，她在静静地看着，想把清辉照进他们的心里。

他带领近 7000 "浙一人"，牢牢守住战疫救治三大 "战场"

媒　体：都市快报
时　间：2020 年 2 月 19 日
作　者：金晶　陈中秋　王蕊
原标题：浙大一院抗击新冠肺炎疫情今天 1 个月了　截至昨天收治 101
　　　　例患者　治愈出院 45 例　党委书记梁廷波：生命高于一切，这
　　　　是我们的责任担当和使命所在

沿着中河高架一路往南，途经复兴大桥、彩虹快速路，跨越之江大桥，远远就看见矗立在梧桐路上崭新的浙大一院之江院区。

自抗击新冠肺炎疫情的 "战斗" 打响以来，这里成了浙江省阻击新冠肺炎的第一战场。

从 2020 年 1 月 19 日浙大一院庆春院区接诊杭州市第一例新冠肺炎患者，到 1 月 26 日抗疫主战场整体转移至之江院区，到 2 月 19 日，浙大一院抗击疫情有 1 个月了。

对浙大一院党委书记梁廷波教授而言，这一个月过得 "单调又繁忙"。从年前到现在，每天连轴转，没陪过家人，星期几不知道，几号不知道。

每天，家和医院两点一线跑。防控例会、MDT 会诊、制定

政策、布局医院整体疫情防控体系、日常诊疗工作的开展、协调物资、安排调度驰援武汉事宜、迎送患者出院、关心慰问一线医护人员和家属，哪怕是为驰援武汉的医护人员多准备点电热毯这样的"小事"……他都能条分缕析，在抓住重点统一指挥的同时，不忘细节，甚至亲力亲为。

作为浙大一院的"掌门人"，梁廷波书记带领团队一起把医院的疫情防控"战场"守得稳稳的；而作为全体浙一人的"大家长"，他又化身"暖男"，给大家带去温暖和力量。

高强度、高压力、连轴转的工作，他总是轻描淡写、一笔带过。最让他耿耿于怀的，是"时间每天都不够用"。

"我首先是个医生"，每位患者的病情熟记于心

2 月 17 日 8：00，梁廷波书记准时出现在之江院区的"浙江省新冠肺炎专家会诊中心"，牵头召开医院每天的防控例会。半小时后，紧跟着的是对所有收治入院的新冠肺炎患者进行 MDT 会诊讨论。

屏幕那一头，之江院区隔离病房和重症监护室的医生正向专家团汇报患者情况，这一头，如何制定治疗方案，专家们讨论热烈。

"昨天这个患者不是痰堵牢了吗，今天看起来好多了嘛！"

"这个患者今天要再做个 CT 看看肺部情况。"

……

每位患者的情况，梁廷波书记都熟记于心。怎么做到的？他笑了笑："虽然我不是传染病医生，但我也是医生，对患者的病情天生有嗜好希望了解。只有熟悉每位患者的情况，才能在会诊过程中和各位专家教授一起更好地讨论，然后尽量给每位患者找到合理的、科学的、精准的治疗方法。"

"他们给我们带来了希望和信心"，
亲自迎送每批康复患者出院

2月17日14：00，又一批患者（12位患者，包括2位危重症患者）康复出院了。会诊结束后，梁廷波书记匆匆扒了几口已经胀掉的面条，来到之江院区门诊大楼。

天空澈蓝，阳光灿烂。走在路上，梁廷波书记紧绷的心弦暂时得以放松片刻。

这是浙大一院第四批新冠肺炎患者治愈出院，来自武汉的苏阿姨连连竖起大拇指："在浙大一院得到新生，浙江的医护人员技术好，人细心，对我们的照顾无微不至。"

每次患者出院，梁廷波书记总是携院领导班子，用"最高规格"为康复者送行，鼓励他们好好休养，早日回归正常的生活。

"每批患者康复出院，不管是对于我们的医务人员，对于社会，还是对于整个疫情防控，都是很振奋人心的消息。我们所有院领导亲自欢送这些康复患者回家，是真诚表达我们的祝福，因为这里面有太多太多的不容易。"梁廷波书记说。

截至2月18日，浙大一院已收治新冠肺炎确诊患者101例，有45位患者已成功治愈出院，治愈出院患者中，重症与危重症患者占比达68.89%，其中还包括两名孕妇患者、一名96岁高龄患者和一位气管插管患者。

"就怕奋战在一线的同事们物资断档"，
利用各种渠道、想尽一切办法筹集物资

"武汉那边冷，一定要给每个人准备一条电热毯。"

2月12日，对于梁廷波书记来说，是个不眠夜。医院突然接到任务，需要141名医护人员紧急驰援武汉，整建制接管协和医院肿瘤中心一个重症病区。

刚刚忙完回家的梁廷波书记，马上召开院领导班子会议，部署工作，紧急协调援汉事宜。动员人员、协调医疗物资设备、强化院感防护培训……

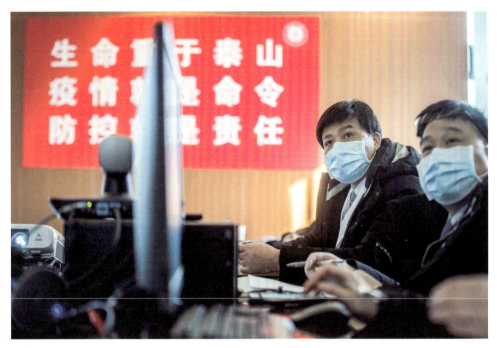

梁廷波书记（左）在之江院区的"新冠肺炎专家会诊中心"

让梁廷波书记深感欣慰的是，有着强大战斗力和凝聚力的浙一人迅速行动，第二天一早，院长黄河带队，141人队伍迅速集结完毕。

"希望你们早日归来，一个都不能少！"医疗队出征前，这个做事雷厉风行的硬汉，眼里都是柔情和关切。

而在稍早前，已有包括李兰娟院士、陈作兵副院长在内的医疗专家一批批驰援武汉。

随着一批批医护人员出征武汉，防护服、口罩等物资紧缺，那些天，梁廷波书记的心天天揪着。

他利用各种渠道，四方奔走，想尽一切能想到的办法，为医院筹集防护物资。"不能让战斗在一线的同事们物资断了档。"

插着"翅膀"的防护服从美国飞来了，带着"迪拜之家"浓浓爱心的防护物资，通过阿里巴巴绿色通道驶进医院……

一直奋战在一线的梁廷波书记和医护人员、后勤人员一起肩扛手提，把一箱箱宝贵的防护物资有序运送到库房。

"防线盯得牢，战斗才能打得稳、打得赢"，
提出开辟"三大战场"展开疫情阻击战

梁廷波书记常说，抗击疫情就像在战场杀敌。只有每个战场的防线都顶牢，战斗才能打得稳、打得赢。在杭州还没有新冠肺炎确诊病例之时，梁廷波书记就带领院领导班子成员未雨绸缪，严密防控。传染病诊治国家重点实验室早早储备好了检测手段和检测方法，发热门诊实行普通发热病人和从武汉回来的发热病人分诊室就诊，所有的预案一一落实。

1月19日，当第一例患者在庆春院区确诊时，医院马上启动了预案，患者迅速通过专门通道进入隔离病房。

1月26日，根据浙江省委省政府要求，浙大一院启用之江院区应急保障，为全省疫情防控起示范和指导作用。

之江院区是2019年11月刚刚投入使用的新院区，第一次承担这么重要的救治任务。在还没正式接收患者之前，梁廷波书记几乎每天都要去之江院区现场协调工作，包括水、电、气，不放过任何一个细节。"不能让医疗救治出现任何闪失，让患者放心养病，医护工作者安心治疗。"

作为全省最早的省级新冠肺炎定点诊治医院，除了承担之江院区确诊患者的救治，浙大一院还要承担全省重症、危重症患者的救治和会诊，并先后派出三批医疗队支援武汉。

平时最喜欢看军事书籍的梁廷波书记，迅速提出了开辟"三大战场"的疫情防控措施。之江院区主战场、浙江省内疑难病例会诊分战场以及武汉一线抗疫战场。

"三大战场，每个战场防线都要顶牢，战斗才能打得稳、打得赢。"在梁廷波书记带领的院领导班子排兵布阵下，疫情防控工作繁忙紧张却又井然有序。

"这是浙大一院的社会担当和使命所在"，人民群众的健康高于一切

作为浙江省内最具实力的综合性三甲医院之一，面对突如其来的疫情，浙大一院勇于担当，迎难而上。作为传染病诊治国家重点实验室、国家感染性疾病临床医学研究中心、感染性疾病诊治协同创新中心，浙大一院尽派精兵强将，用最好的设备、最强的专家团队、最给力的后勤配合，全院上下动起来，直面疫情。

医院党委发挥战斗堡垒作用和先锋模范作用，党员第一时间争先报名进入隔离病房。

之后，隔离病房和隔离监护室迅速成立了两个临时党支部；而在援汉前线，武大人民医院和武汉协和医院肿瘤中心也成立了两个临时党支部。

"生命高于一切，人民群众的健康高于一切。这是浙大一院的社会担当和使命所在。是我们开展任何工作的指导思想，也是主线。"

梁廷波书记说，疫情防控战进行到现在，通过一次次考验，提高了学术水平、磨炼了队伍、丰富了管理经验，更重要的是，增强了全院职工的凝聚力。

"当前，疫情防控到了最紧要关头，我们仍将继续攻坚克难，打赢这场疫情阻击战。"

浙大一院抗疫 1 个月大事记

1 月 19 日　收治杭州市第一例新冠肺炎确诊患者。

1 月 23 日　浙江省首位驰援武汉的医生（浙大一院综合监护室主任医师郑霞）抵达武汉，支援武汉金银潭医院。

1 月 25 日　省委书记车俊、省长袁家军赴浙大一院检查新冠肺炎疫情防控工作并召开座谈会。

1 月 25 日　再次派出 4 位医疗专家驰援武汉。

1 月 26 日　启动之江院区应急保障，所有患者全都转移到之江院区集中

救治。

1月27日　孕25周准妈妈紧急转入之江院区救治。

1月29日　7天远程会诊，浙大一院缙云分院新冠肺炎患者出院。

2月1日　再次派出包括李兰娟院士、副院长陈作兵在内的6位医疗专家驰援武汉。

2月5日　首批7位新冠肺炎患者治愈出院，包括2名重型患者及一位孕妇。

2月8日　孕35周新冠肺炎孕妇顺利剖宫产生下2.7公斤男宝"小汤圆"，经多次核酸检测阴性，"小汤圆"未感染。

2月9日　第二批12位新冠肺炎患者治愈出院，包括9名重症患者。

2月12日　第三批12位新冠肺炎患者治愈出院，包括杭州首例确诊患者和孕27周孕妇。

2月14日　院长黄河带队，再派141位医疗专家赴武汉，整建制接管武汉协和医院肿瘤中心一个重症监护病房，2小时收满62位重症危重症患者。

2月14日　96岁新冠肺炎患者治愈出院，或为全国最高龄。

2月17日　第五批12位新冠肺炎患者治愈出院，包括两位危重型患者。

2月18日　发布新冠肺炎浙江诊疗经验（精简版）。

"愈者"启示录：翻过山丘　有人等候

媒　体：新华社
时　间：2020 年 2 月 12 日
作　者：俞菀　李坤晟　朱涵　唐弢
原标题："愈者"启示录：翻过山丘，有人等候

温州经商的杨先生，桐庐开店的李女士，怀孕 27 周的孕妇，3 个月大的宝宝……

他们是芸芸众生，也是希望的传递者。他们的故事里，有中国广大劳动人民最朴素的乐观和坚韧，也有广大医务人员不离不弃的救助与守候。

为何从未放弃希望？因为有人陪你翻越山丘；为何热爱生活？因为披风戴雪入家门，有碗热汤在等候。

"从没害怕睡不着觉"

2020 年除夕，浙江首例确诊的新冠肺炎患者在温州市第六人民医院成功治愈出院。

这位 46 岁的杨先生，长期在武汉从事家装生意，回温州老家的第二天就出现了发热症状。家人立即上报并配合医院治疗。

杨先生 1 月 17 日正式入院，24 日治愈出院。居家隔离 14 天后回院复查，第一次核酸检测结果为阴性。

2 月 8 日是个难得的大晴天。拿到复查结果的杨先生，看上去精神不错。

"在医院的 7 天真的一生难忘。一开始有压力，但医护人员每天陪着我，24 小时都在，精心照顾、安慰我们。""在医院吃的也很好，三餐不重样，还有新鲜水果。"出院后居家隔离观察期间，杨先生每天都会定时量体温，"刚开始胸口感觉还有点闷，经过这几天休息已经好得差不多了。"

杨先生及其家人均认为，能够快速有效地战胜新冠肺炎，离不开医护人员夜以继日地照顾，家人在发现自己症状后第一时间上报信息，配合医院开展治疗也十分关键。

杨先生说，党和政府那么重视，医疗团队那么厉害，广大群众按照国家"早发现、早报告、早隔离、早治疗"的要求去做，就没什么好担心。"我和妻子两个人心态都比较好，自始至终，该吃吃，该睡睡，心里很踏实，从没有害怕睡不着觉。"

"是他们给了我信心"

家住桐庐的李女士，从确诊入院到治愈出院仅用了 4 天。

2 月 5 日出院那天，她特地穿上了一件红色羽绒服。捧着鲜花的她，向浙大一院前来送别的医务人员，深深地鞠了三个躬。"多亏了医务人员，是他们给了我信心。"

1 月 18 日晚，李女士的爱人突然发热，随后出现胸闷气短等症状，夫妻俩被紧急送到浙大一院庆春院区隔离治疗。"刚送到医院时，他有些迷迷糊糊，我说什么他都不怎么回应。"1 月 26 日傍晚，浙大一院启动疫情紧急应急保障，相关患者半小时内全部转移到集中收治新冠肺炎病例的之江院区。

2 月 1 日，李女士自己也被确诊，医院安排她和爱人住进了"家庭"病房，相互鼓励共抗病魔。"医生们没日没夜地照顾我们，我们有什么需求，他们都尽

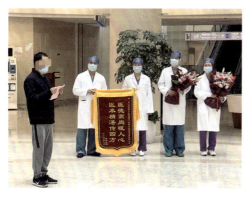
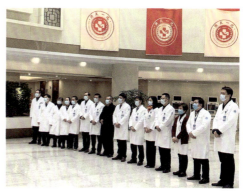

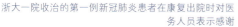
浙大一院收治的第一例新冠肺炎患者在康复出院时对医　　浙大一院医务工作者欢送第三批 12 名新冠肺炎患者治
务人员表示感谢　　　　　　　　　　　　　　　　　　　　　　　　　愈出院

量满足。""护士们还陪我们聊天，看到他们我们心里就踏实多了。"

李女士出院后，到桐庐当地安排的酒店隔离观察。之后没几天，丈夫也治愈出院了，就住在同一家酒店的另一个房间，相隔十几步距离。"以前我们基本上 24 小时都在一起，这次还真是有点不习惯。但是我们觉得这些都没什么，只要安心配合政府，调整好心态，就好了。"

"顺利的话我 19 号可以回家，回去以后打扫卫生、消毒，被子床单都要洗洗晒晒。"李女士在电话里对记者说，23 号她的爱人也能回家了，"我就在家里等他健健康康地回来喽！""希望他回来就有口热饭热汤，感觉家里还是原来的模样。"

"感恩，感谢，就像重生一样"

"医德高尚暖人心，医术精湛传四方。"2 月 12 日下午，一位挺着大肚子的痊愈患者给浙大一院医务人员送上了一面锦旗。"没有词汇能准确表达我现在的心情，感恩，感谢，就像重生了一样……"

1 月 27 日，怀孕 26 周多的郑女士被紧急转入浙大一院之江院区。入院时她体温高达 38.5℃，胸闷气急严重，两肺病灶较多，属于重型患者。

"一开始就是有点干咳，怀孕了不能吃药，就一直喝白开水，1 月 22 日开始有点发热。""确诊的时候，确实很恐慌，不知道会怎么样。最怕的就是孩子有事，毕竟长那么大不容易……"郑女士红着眼眶对记者说。

作为浙江省重型与危重型患者集中收治点，浙大一院收治的高龄合并严重基础疾病患者增多，免疫力低下患者增多，妊娠尤其是围产期妊娠患者增多。这对医护团队能力和医院的管理水平提出了严峻考验。

迎难而上，方显医者仁心。"我们单用了一种孕妇可用的抗病毒药，同时结合高流量吸氧等方式进行对症支持治疗、控制细胞因子风暴等。"浙大一院感染病科主任盛吉芳说，针对郑女士的特殊情况，医院各项检查检测均非常小心，做 CT 时会给孕妇穿铅衣，隔离病房所在楼层就有 B 超检查。

渐渐地，郑女士的体温、呼吸等恢复了正常，肚子里的胎儿目前整体情况也很稳定。"住院期间，每天都有心理医生来开导我，告诉我没事的，让我放松心情。""因为我是孕妇，每天给我送的饭菜和水果都是双份的。真的非常感谢！"

"这位重症孕妇的病情，牵动了很多人的心，我们把她治好了，能给更多人信心。"浙大一院党委书记梁廷波说。

新冠肺炎孕妇诞下男婴　取名"小汤圆"

媒　体：央视新闻频道
时　间：2020 年 2 月 9 日
作　者：杨军威　刘浪　李婷
原标题：新冠肺炎孕妇诞下男婴　取名"小汤圆"

【导语】

说到团圆这个词呢，昨天是农历正月十五元宵节，在浙大一院之江院区，一名怀孕 35 周的新冠肺炎的孕妇患者当天进行了生产，那么孕妇和孩子的情况怎么样呢？我们一起来看一下。

【正文】

这名孕妇是 2 月 6 日从浙江省内某医院转到浙大一院的，转来时孕妇已经怀孕 35 周，由于孕妇因新冠肺炎缺氧直接影响到胎儿，有随时需要进行剖宫产的可能。

【同期声】

产科主任李央副主任医师：8 日早晨是胎儿的胎心减速，那么就可能考虑就是胎儿宫内缺氧，如果缺氧时间长了会引起她的胎儿的宫内死亡。

【正文】

为了挽救这个小生命必须和时间赛跑，8 号上午 9 点钟，十多位医务人员在做好严密防护措施后进入手术区域。

9点40分产妇被推入手术室，第一次给新冠肺炎的产妇上麻醉，对于麻醉医生康仙慧来说是个不小的挑战。

【同期声】

麻醉科康仙慧副主任医师：这样的产妇我们本身来说也是希望她可以半身麻醉，不希望它去影响她的呼吸然后还要保证她的循环，所以就是我们也是反复沟通这个麻醉方案。

【配音】

8号上午10点20分孕妇诞下一名小男婴，体重2.7公斤。

【同期声】

儿科孔元梅主治医师：李主任把宝宝剖出来的时候宝宝就开始发出来比较清脆的啼哭声。那我们听到之后我们都很开心，说明这个宝宝最起码还是比较健康的，没有说是需要立即给他插管这些。

【正文】正在杭州西溪医院隔离的孩子父亲听到孩子平安降生的消息，除了高兴更多的是感激。

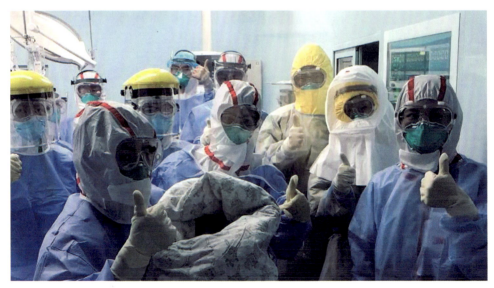

浙大一院医护人员与刚出生的"小汤圆"合影

【同期声】

小汤圆爸爸：起名"小汤圆"吧，孩子的小名"小汤圆"好了，真心的感谢杭州的医护人员，真的很尽心尽责。

【正文】

目前产妇病情平稳。由于是早产，8 号上午 11 点，小汤圆被第一时间放进转运暖箱送到浙江大学医学院附属儿童医院（简称浙大儿院）。下午 5 点，经过检测脐血、羊水、胎盘标本并经二次复检确认，小汤圆新冠肺炎的核酸检测均呈阴性并未感染新冠病毒。

【同期声】

浙大儿院新生儿重症监护室主治医师陈鸣艳：我们浙大儿院团队有信心把这个宝宝护理到健康出院，变成一个胖乎乎的宝宝回到妈妈怀里。

浙大一院党委书记梁廷波：这对医护人员是一个非常振奋的一个消息，经过我们全院上下的努力及兄弟医院儿童医院的共同努力，小宝宝很健康，一定要打赢这场新冠肺炎的阻击战。

敬礼男孩

媒　体：人民日报微信公众号、央视新闻
时　间：2020 年 2 月 2 日
作　者：王蕊 吴海波
原标题："敬礼男孩"刷屏！感动

疫情当前,全国上下都在用自己的努力共同抗击这个敌人。最近几天，一位小男孩就因为一个小举动走红了整个网络。

1 月 31 日晚上 7 点多，在浙江大学医学院附属第一医院庆春院区急诊科门口，一个穿蓝色羽绒衣、戴着眼镜的小男孩匆匆走进急诊大厅。

看到小男孩后，分诊台的护士章莹准备迎上去给他测量体温。这时，小男孩突然做出一个动作，他在诊台桌前站定，直接将一个信封放在了桌上，"啪"地敬了一个礼，向护士们说了一声"你们辛苦了！"

还没等工作人员反应过来，小男孩便一溜烟地跑出了急诊大厅。大家被小男孩吓到了，而他留下来的信封，却更加让人意外。

9 张 100 元、5 张 20 元，一叠人民币整整齐齐地叠放着，另外还有一封信。

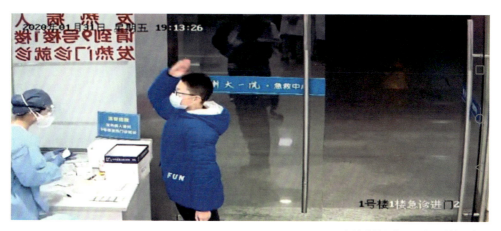

急诊监控录像下，小男孩敬了个礼

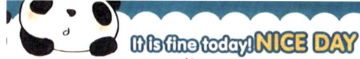

感谢信

亲爱的医生、护士们。看你们每天奔走在疫情的前线上十分辛苦，我也想出一份力，这些钱就是我的一份心意希望你们能收下。

小男孩的亲笔感谢信

　　"亲爱的医生、护士们。看你们每天奔走在疫情的前线上十分辛苦，我也想出一份力，这些钱就是我的一份心意，希望你们能收下。"

　　看到这一幕，在场的医务人员瞬间泪目了！

　　小小年纪却有着博爱的胸襟。非常时期，小男孩用自己的微薄之力，点亮爱的荣光！

　　谢谢孩子，我们所有人必将不负所托，打赢这场"战疫"！

在最危险的地方绽放微笑

媒　　体：浙江新闻客户端
时　　间：2020 年 2 月 1 日
作　　者：陆遥　王蕊　吴海波　胡枭峰
原标题：探访浙大一院之江院区隔离病房：在最危险的地方绽放微笑

他们是离患者最近的人——"医生，我的病情是不是有了好转？"每天，他们都要进入隔离病房，冲锋在一线，给新型冠状病毒感染的肺炎患者检查，治疗，带去帮助和慰藉。

他们是离家人最远的人——"妈妈，你什么时候回家？"视频里，孩子仰着小脸，带着埋怨地发问；电话这头，脱下防护服的医生回到了普通母亲的身份，笑着哄孩子，眼眶里却噙满热泪。

2020 年 2 月 1 日，记者走入浙大一院之江院区的隔离区域，感受这里的科学而忙碌的工作节奏，倾听一线医护人员的心声。

一个蓄势待发的"战区"——脱一次防护服耗时 50 分钟

在这次疫情中，作为浙江省唯一一家省级新型冠状病毒感染的肺炎诊治定点医院，浙大一院承担了治疗危重症患者的重担。自 2020 年 1 月 26 日起正式启用以来，全省各地的危重症患者陆续转到浙大一院之江院区进行救治。如果说抗击疫情是一场没有硝烟的战争，那这里正在进行的，就是一场最艰巨的歼灭战。战争的这一头，是一位位经验丰富、严阵以待的医务工作者，那一头，是肆虐的病毒。

疫情是魔鬼，不能让魔鬼藏匿！跟随之江院区护士长羊炜霞，我们来到了"战场"——3 号楼。楼前一块红色牌子上"隔离区域　请勿入内"八个大字格外醒目，这栋楼的 5 层、6 层，住着疑似患者，确诊患者则住在 7 楼。羊炜霞带着记者直接到了尚未启用的 8 楼病区。"这里也即将投入使用。"羊炜霞告诉记者，"接下来收治的确诊患者，将会住进这一层病房里。"

一出电梯就是清洁区。桌子上整齐摆放着各种口罩、手套、防护服、护目镜等防护装备。推开清洁区左边的门，是半污染区。所有不进隔离病房的医护人员、办公人员，都在这里工作。而要进入隔离病房的工作人员，要在清洁区穿好防护服，通过缓冲区，进入最里面的污染区，也就是隔离病房。

这里的防护措施究竟有多严格？看看墙上贴着的穿脱防护服流程图就能略知一二。在这张图中，在缓冲区脱防护服这一流程，就要经历 16 个步骤，整个流程包括 9 次洗手，1 次深度洗澡，所谓深度，就是要对耳道、鼻腔、口腔进行全面的消毒。羊炜霞告诉记者，完成这 16 个步骤，大概需要 50 分钟。

走进隔离病房，所有房间的门口都安置了免洗手消毒液。病房是两人间，宽敞明亮。据介绍，每个房间都有空气消毒机，患者入住以后会进行 24 小时不停地循环消毒。为防止交叉感染，中央空调已经被贴上了封条。每个房间都备了一个小小的取暖器。床头设置有智能的呼叫器，患者有任何需求，都可以通过呼叫的形式，得到及时处理。

羊炜霞介绍，整个楼层有 44 张床位，这里原本是普通病房，医院已经第一时间迅速做好了符合院感的隔断设计，目前，所有的房间包括设施全部都已按照这次疫情的需要重新隔离，患者入住以后可以正常、安全使用。

一层之隔的忙碌——"加油啊，'种子选手'！"

站在 8 楼的待启用病房里，冬日的暖阳透过明亮的玻璃打在白墙上，一切都是那么整洁、有序和静谧。然而，与这里仅仅隔了一层楼板的 7 楼，却早已是另一番模样。这里，收治的都是确诊患者，其中将近一半是重症患者。可以说，这里是离危险最近的地方。

从 1 月 20 日开始，浙大一院感染病科副主任医师赵宏就奔波在"战场"上。"今天核酸检测结果呈阴性，你现在是这层楼的'种子选手'了，加油！"严密的防护服，掩盖不住赵宏的一双笑眼，躺在病床上的患者听到这话，也笑了。这些天，所有医务工作者，都在为这样的好消息而努力着。

赵宏是 3 号楼 7 楼的医疗组长，需要全面评估、掌握整个楼层所有病人的病情，并给出个性化的治疗方案，以便其他医生具体执行。

赵宏的一天，忙得像旋转的陀螺。每天早上 7 时，他就准时出现在隔离病房的工作区，仔细查看病历资料；8 时交班后，他穿上防护服开始查房，往往要待上 1 个多小时；9 时多参加全院会诊；临近中午时分，他又忙着根据当日的核酸检测结果，重新评估病情，进一步调整治疗方案；下午 3 时，他又会穿上防护服进行一次常规查房。

冬天的白天总是很短暂，短暂到赵宏时常一走出病区，才发现夜幕早已降临。回到休息区后，他还要拿出几个小时来研究病情。他说："大概每天都是这样一个模式，忙碌而充实，单调却不枯燥吧。"

为了打赢这场硬仗，赵宏花了很多心思。"前一晚，我会开好医嘱，打印出一份病情表，要求值班医生将患者一整晚的数据都记录在上面。"赵宏所说的病情表，是他为了这次疫情专门制作的，可以很直观地反映患者的病情进展。目前，每天的专家会诊都会把这张表作为重点参考。

病房里，每天都有好消息。他印象最深的是一位 39 岁的女患者，刚确诊入院时病情较重，除了持续高烧，还出现了呕吐等消化道症状，天天以泪洗面。经过精心治疗，前几天，这位女患者的核酸检测结果首次呈阴性。"加油啊，'种子选手'，尽早出院！"他的鼓励，令患者信心倍增。

一个个"善意的谎言"——"她骗儿子自己在出差呢！"

3 号楼旁边 2 号楼，是一线医护人员的生活隔离区。刚进入医生们的临时卧室，记者就看到感染病科医生郎观晶捧着手机在房间里四处转，而她的手机里，视频电话的铃声正急促地响着。"她跟儿子说，自己在出差呢，这会儿正在找个合适的背景，不能让儿子看出来自己在医院里。"身边的人告诉记者，其实郎观晶的家，就在距离之江院区不远的富阳区。

好不容易，郎观晶找到了一面白墙，终于接起了视频通话："晨晨，晨晨！你在干什么？"

……

为了保障医护人员和家属的安全，一线工作者都处于隔离状态。每天出了病房就待在生活区的房间里，尽可能减少交叉感染。从大年三十进入隔离病房，郎观晶一直是这样的状态，算来，已经有 9 天没有见到儿子了。只要有空，她就会和 2 岁的儿子视频聊天。

开始几天，晨晨还似懂非懂，时间长了，晨晨越来越想妈妈。"妈妈很快会回来的。"视频的最后，郎观晶强忍着情绪挂了电话。只见她低下了头，忍不住落下泪水。

"以前每天上班前，我都会和宝宝说，妈妈去上班了，他就知道妈妈晚上会回来。可是这一次，我骗了他。"郎观晶哽咽地说，"宝宝每天早晨醒来都会哭着找妈妈。"郎观晶说，家里只要有人敲门，宝宝就会开心地冲过去开门，说是妈妈回来了。

"工作上的辛苦和压力都是可以承受的，对家人的愧疚更深。"同屋的护士任瑾感同身受，她有一个 2 岁的女儿。"妈妈不要上班！"面对女儿的呼喊，任瑾只好耐心地回答："患者需要妈妈，妈妈在这里，才能让患者尽早见到自己的家人。"

一个个善意的谎言背后，是一个个家庭的理解支持、共同战斗。

这边，两位妈妈抓紧时间和家人们在线上"团聚"，那边，其他医生的手机也没闲着，微信消息的提示音此起彼伏。

"什么时候能回家？"记者忍不住问一位医务工作者。

"战斗什么时候结束，就什么时候回家！"他的回答，是那么坚定、铿锵。

隔离病房楼下，水仙花开得正盛，香气袭人。春天，即将来了。

医生请战书上的 5 个感叹号

媒　体：央视新闻微博
时　间：2020 年 1 月 25 日
作　者：高珧　金坚
原标题：浙江医生：医者仁心！若有战！召必回！战必胜！定不辱使命！

【导语】

这里是浙大一院，是浙江省级新型冠状病毒感染的肺炎诊治的唯一定点医院，从 2020 年 1 月 17 日起，医院全面进入备战状态，并于 1 月 19 日收治了第一例输入性疑似病例。从那一刻起，医院多名医护人员主动请战，要求前往武汉和疫情一线，参与战斗。

在众多请战书中，这封请战书连用了 5 个感叹号，引起了我们的注意。"医者仁心！若有战！召必回！战必胜！定不辱使命！"

【正文】

医院介绍，苏俊威是医院第一批召回进入负压隔离病房的医生，今天刚好是他们换班的日子，像苏俊威这些第一批进去的医生，都会有一天的休息时间，但这一天不能回家只能回宿舍。第一批医护人员进去了 4 天，我也想知道这 4 天他们都经历了

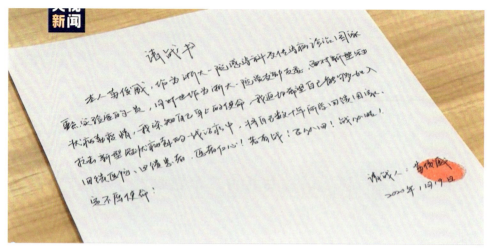

苏俊威的请战书

什么，由于我们的摄像机体积较大，不容易做消毒处理，没有办法进入病房，在对手机进行了消毒之后，这里的护士长带我进入了病房的缓冲区。

【同期声】

感染病科主治医师苏俊威：戴帽子要把头发都遮进去，鬓角处往下拉一点，对！就是防止有任何的东西暴露在外。

【正文】

戴帽、戴口罩、穿防护服、戴鞋套……一切准备就绪，我开始用手机记录着我看到的一切。整个感染病科病房分 3 个区域：清洁区、半污染区和污染区。清洁区是所有医护人员吃饭休息的宿舍区域，外人也可以在经过简单的消毒之后进入，半污染区也就是此刻我到的区域，是负压隔离病房的缓冲区，人员穿上防护服经过必要的消毒之后可以进入；污染区也就是负压隔离病房，所有被收治的病例都在其中，进入要穿最高级别的防护服，外人不得进入。

【同期声】

记者：我们现在是透过玻璃在拍摄，我们看到这位患者此刻正在输液。

感染病科护士长徐燕：是我们医院收治的首例患者，他是 14 号到武汉出差过然后 17 号回来的，回来之后回家自述感觉有点发热，测量体温后到我们医院发热门诊就诊，检测出来是阳性，就收治到我们负压病房。

记者：他现在的情况怎么样啊？

徐燕：他现在情况是有咳嗽，但是痰是不多，体温最高会有 38℃。

记者：所有物品的传递都要通过这样的传递窗进行。

徐燕：我们这个传递窗是互锁的装置，这是单向开的，我这边在打开的状态下，里面是锁住的、开不了的。同样的道理，里面护士在取我送进去的东西的时候，我这儿已经打不开了。它这里有 3 个键——运行、门闭锁、紧急解锁，里面也是同样的装置。放进去之后点运行，它有个风淋装置在里面吹的，起到净化消毒的作用。

【正文】

中午 12 点，第一批进入负压隔离病房的医生陆续出来。

【同期声】

记者：看你鼻子这个地方，是勒的吧。

感染病科李永涛副主任医师：是的，我戴这个口罩都会勒出这个印子。

记者：这个多长时间会下去啊？

李永涛：有时候一两天。

记者：会痛吗？

李永涛：不痛的，稍微有一点点感觉，问题不大。

【配音】

李永涛告诉我苏俊威就在后面，他们脱防护装备的步骤很多，每一步都要洗一次手，而且要尽量不让自己接触到防护服的最外侧，不把污染源带出负压隔离病房。

【同期声】

记者：他的后背，这是湿了吗？

徐燕：是的，因为在里面这个防护服是防水的，是非常闷的、里面不透气。

【正文】

我数了一下，脱衣的整个过程总共有 12 步、持续 15 分钟。

【同期声】

记者：我刚才出来的时候看到你的衣服上、额头上都是汗渍。

苏俊威：对！因为护目镜，还有帽子，然后再加上隔离衣的帽子，其实上面这边会压着3层东西，这时候会特别捂。

记者：每一次您查房或者值班，然后在里面大概要待多长时间保持这样的一种状态？

苏俊威：查房时间会比较长，一般要一个多小时，比如说要气管插管或者要ECMO或者超滤的时候，往往我们医护人员一批次进去可能要待3个小时。

记者：那是不是对体力是一个很大的考验？

苏俊威：其实在我们这个病房就会很渴，的确会很渴，每次出汗比较多。保持体力我们就要多喝水。

记者：这里边是可以喝到水的？

苏俊威：我们一般把工作的一整套做完以后，可以换一件相对干净的洗手衣到生活区喝水、吃饭、休息。

【正文】

苏俊威介绍，他1989年生人，刚工作的时候碰上了H7N9禽流感，这次又遇到了新型冠状病毒，他都奋战在一线。正是因为有经验，所以他才第一时间写了请战书，成为了第一批进入负压隔离病房的医生。

【同期声】

苏俊威：那天晚上，相当于是我带领另外两个原先的值班医生开始收治可疑的患者，我们那天一共收了12例。我进去问病史的时候就会发现，这些患者其实有很多疑问，但作为医务工作者，我们在当时也不能给出一个让患者能够缓解紧张的答案，毕竟这是一个很新的疾病。所以在那种时候，我能感受到每个患者都非常的焦虑，特别是当他与外界隔绝了以后，每天见到的都是全副武装的医务工作者，其实换位思考，如果是我们住在里面也是非常紧张，我们医务人员能做的就是安抚他们。

记者：我注意到在你的请战书上写的是"若有战！召必回！战必胜！定不辱

使命！"你是怎么理解"你的使命"，你的请战书上为什么会提到"使命"两个字？

苏俊威：说到这我突然想起来，因为我是班主任，我带学生们宣誓希伯克拉底的宣誓，这就是我们医生的这个使命，就是无论我们面对怎样的病人、怎样的病情，我们医生都要无条件冲到一线，这就是我们应该做的事情。因为如果医务工作者不把这个使命接起来，那谁来帮助这些患者？所以我觉得所有医生肯定都是众志成城。

记者：那么知道你做这样一份工作，你的家人是怎么看的？

苏俊威：武汉出现（新冠患者）的时候，我爱人问你们会不会有？我说如果有，肯定在我们医院，到时候我们肯定是需要上去的。

记者：其实对于医生的家人来说，他们早已经做好了这样的一个心理准备？

苏俊威：对！肯定会很难过，特别是父母，尤其是我妈妈，她就会比较脆弱一点，会很难过、会哭。但是我会安慰她，因为我们是专业团队，我们有充足的自信可以在救治病人的同时保证自己的安全。

记者：今天是一个很特殊的日子，大年三十，一年中最重要的传统节日，这一天对于所有的人来说都想着要跟家人团聚，但对于你来说，可能必须要坚守在岗位上、没有办法回家去吃这一顿团圆饭。

苏俊威：自从我接到这个命令需要到这里支援，那我就知道这个年夜饭肯定又吃不成了，我觉得对于我来说，这顿饭可能并不是最主要的，可能我在这边来治疗患者，来控制这个病情也是在保护家人，这个意义要大于吃这顿饭。